ライフストーリー分析指標の開発

―― 遺伝カウンセリングへの応用を目指して ――

山本　佳世乃　著

風　間　書　房

目　次

背　景 …………………………………………………………………… 1
1. はじめに …………………………………………………………… 1
2. 本書の構成 ………………………………………………………… 2

第1章　遺伝カウンセリングにおける研究方法論の検討 ……… 5
1. 遺伝カウンセリング ……………………………………………… 5
2. 医療関連分野における質的研究の検討 ………………………… 8
3. ナラティヴ・ベイスド・メディスンと病いの語り …………… 11

第2章　ライフストーリーが表すもの ……………………………… 17
1. ストーリーとはなにか …………………………………………… 17
2. ライフストーリーにおける他者の存在
　　―ストーリー内の他者とナラティヴにおける他者― ……… 19
　2-1. ストーリー内の他者と自己との関係性　19
　2-2. ナラティヴにおける他者と自己との関係性　21
3. ライフストーリー研究法 ………………………………………… 26
　3-1. ライフストーリー法の比較：実証主義・解釈的客観主義と
　　　 対話的構築主義　26
　3-2. 医療分野におけるライフストーリー研究　28
4. 本研究で採用するライフストーリー研究法の決定 …………… 30

第 3 章　語りの構造……………………………………………………33

　1．ストーリーの構造……………………………………………………33
　2．ナラティヴの構造……………………………………………………34

第 4 章　【研究】語りの構造からみる人生の意味づけ
　　　　　―ルビンシュタイン・テイビ症候群をもつ子の母親らの
　　　　　　ライフストーリーから―………………………………………41

　1．研究目的と意義………………………………………………………41
　2．研究方法………………………………………………………………42
　3．分析方法の検討と開発………………………………………………43
　　3-1．ナラティヴに含まれる 2 つの階層　44
　　3-2．「感情」に関する発話の分類についての考察　47
　　3-3．ナラティヴの階層
　　　　「(イ) 話の筋道を省察し，解釈するとともに，聞き手と
　　　　やり取りをしている階層」の緻密化　48
　　3-4．先行研究における指標の検討　49
　　3-5．本研究「ルビンシュタイン・テイビ症候群の母親らの
　　　　ライフストーリー」において用いる指標の検討　53
　4．先行研究の検討から開発した，本研究における
　　　ライフストーリーの分析指標の設定………………………………61
　5．ライフストーリーの構成を把握する―ストーリー移行部の検討―…63
　6．プレ分析結果と分析指標の改良……………………………………65
　　6-1．プレ分析：A さんのライフストーリーに対し，先行研究から
　　　　設定した分析指標【1】，【2】に該当する箇所を抽出する　67
　　　6-1-1．プレ分析：A さんのライフストーリーの構成　68

6-1-2. プレ分析：
　　　　　　分析指標【1】「ライフストーリーに対する意味づけ」
　　　　　　分析指標【2】「ライフナラティヴ：ライフストーリー構築プロセス」
　　　　　　の抽出結果　72
　　6-2. 先行研究から設定している指標に，6-1 で得た実際のデータに
　　　　 おける結果を加味し，分析指標の改良を行う　88
　　　6-2-1. プレ分析：分析指標【1】，【2】の抽出結果の提示　88
　　　6-2-2. 日本語談話に適した分析指標への改良　91
　　　6-2-3. 改良版分析の提示　103

第 5 章　結果と考察 …………………………………………………… 107

1. 分析【1】ライフストーリーに対する意味づけの結果と考察 … 113
　1-1. 分析【1】：A さんの結果と考察　117
　　　1-1-1. 指標「1-3 複数のストーリーを比較して述べられる語り手の
　　　　　　感情や評価」の分類結果　117
　　　1-1-2. 指標該当発話数の推移の結果・考察　127
　　　1-1-3. 指標に該当する発話内容の考察　130
　1-2. 分析【1】：B さんの結果と考察　134
　　　1-2-1. B さんのライフストーリーの構成と，改良版分析指標【1】，【2】の
　　　　　　抽出結果　134
　　　　　1-2-1-1. B さんのライフストーリーの構成　136
　　　　　1-2-1-2. 分析指標【1】「ライフストーリーに対する意味づけ」，【2】「ライフ
　　　　　　　　　 ナラティヴ：ライフストーリー構築プロセス」の抽出結果　140
　　　1-2-2. 指標該当発話数の推移の結果・考察　155
　　　1-2-3. 指標に該当する発話内容の考察　160

1-3. 分析【1】：Cさんの結果と考察　161
　　1-3-1. Cさんのライフストーリーの構成と改良版分析指標【1】,【2】の
　　　　　抽出結果　161
　　　　1-3-1-1. Cさんのライフストーリーの構成　161
　　　　1-3-1-2. 分析指標【1】「ライフストーリーに対する意味づけ」,【2】「ライフ
　　　　　　　　ナラティヴ：ライフストーリー構築プロセス」の抽出結果　164
　　1-3-2. 指標該当発話数の推移の結果・考察　183
　　1-3-3. 指標に該当する発話内容の考察　189
1-4. 分析【1】の総合考察　191
　　1-4-1. ライフストーリー中盤のピークが示すもの　191
　　1-4-2. ライフストーリーに表れた日本語談話の特徴　193
　　1-4-3. 分析指標【1】における最終版分析指標の提唱　197

2. 分析【2】ライフナラティヴ：ライフストーリー構築
　 プロセスとの結果と考察……………………………………………202
　2-1. 語り手の解釈が構成されるプロセスの分類　208
　2-2. 繰り返されるストーリー　208
　　2-2-1. 分析【2】繰り返されるストーリー Aさんの結果・考察　208
　　2-2-2. 分析【2】繰り返されるストーリー Bさんの結果・考察　217
　　2-2-3. 分析【2】繰り返されるストーリー Cさんの結果・考察　219
　　2-2-4. 分析【2】繰り返されるストーリー 総合考察　225
　2-3. 聞き手との直接的な語り　228
　　2-3-1. 分析【2】聞き手との直接的な語り Aさんの結果・考察　228
　　2-3-2. 分析【2】聞き手との直接的な語り Bさんの結果・考察　231
　　2-3-3. 分析【2】聞き手との直接的な語り Cさんの結果・考察　233
　　2-3-4. 分析【2】聞き手との直接的な語り 総合考察　235
　2-4. ライフストーリーにおける「相づち」　237
　2-5. 分析【2】の総合考察　243

3. 分析【3】ストーリー内の他者の結果と考察……………………248
　3-1. 分析【3】Aさんの結果・考察　250
　　3-1-1. 家族との関わり　251
　　3-1-2. 社会との関わり　252
　3-2. 分析【3】Bさんの結果・考察　259
　　3-2-1. 家族との関わり　259
　　3-2-2. 社会との関わり　260
　3-3. 分析【3】Cさんの結果・考察　264
　　3-3-1. 家族との関わり　264
　　3-3-2. 社会との関わり　265
　3-4. 分析【3】の総合考察　268
4. 本研究から開発されたライフストーリーの最終版分析指標と，
　見出されたライフストーリー構築モデルの提示………………269
5. 「語りの構造からみる人生の意味づけ―ルビンシュタイン・
　テイビ症候群をもつ子の母親らのライフストーリーから―」から
　得られた知見の遺伝カウンセリングへの応用…………………273
補足資料　Aさん，Bさん，Cさんのライフストーリーの概要 … 277

第6章　総括的討論……………………………………………285

1. 本研究の総括的討論……………………………………………285
2. 本研究の意義……………………………………………………315
3. 課題と展望………………………………………………………316

引用文献……………………………………………………………317

謝　辞………………………………………………………………323

背　景

1. はじめに

　本研究の出発点の一つには，筆者が，臨床・研究を経験する中で感じた一つの疑問があった。小児病院の遺伝科には，さまざまな遺伝性疾患[1]をもつ子どもと，その母親が訪れる。遺伝性疾患は，疾患の原因が遺伝子にあるという性質上，根治が困難であり，健康管理を目的とした通院歴が20年，30年に渡る人も少なくない。年長の患者になるほど，遺伝科を受診する際には，生命に危険を及ぼすような重篤な合併症に見舞われている場合より，むしろ身体的な症状は安定しており，日常の生活を送っている状況で来院することが多くなってくる。医学的観点からみれば「問題ない」状況であるが，しかし，そのような状況とは，疾患をもつ本人や家族にとっても「問題がない」状況なのだろうか。遺伝科で，そして家族会で，20代，30代をむかえた精神運動発達遅滞を伴う遺伝性疾患の患者の母親たちは，溢れるほどに日々のことを話していた。作業所のこと，学校に通っていたときとの比較，老化が早いような気がすること，将来への不安，告知を受けた幼いころの話。さまざまな話が断片的に表れては消えていき，全容の見えないまま流れて行く。本研究は，「母親たちは，なにを語ろうとしていたのだろう」，「母親たちは，なぜ語るのだろう」，「一体，日常生活のなかで，何を経験されてきたのだろう」という関心からはじまった。

---

[1] 遺伝性疾患：遺伝子や染色体の変化により引き起こされる疾患の総称。俗にいう「遺伝する」疾患である inherited disease と，「遺伝しない」が，疾患の原因が「遺伝情報」である genetic disease の双方を含む。

現在の小児期の遺伝カウンセリングの主たる対象は，子どもを授かることを望む遺伝性疾患に関わりのある方や，胎児・乳幼児期の遺伝性疾患の患児の両親である。遺伝性疾患の診断のための分子遺伝学的な知識や技術は日進月歩であり，合併症に対する治療も進んでいる。しかし，確定診断が得られても，合併症管理が可能であっても，疾患そのものを根治できない限り，患者や家族は，その疾患とともに人生を送っていくことになる。その長い道程にも，遺伝カウンセラーが取り組むべき課題があると考えた。

2. 本書の構成

本書の中心となる研究は，第4章，第5章において論じた『語りの構造からみる人生の意味づけ―ルビンシュタイン・テイビ症候群をもつ子の母親らのライフストーリーから―』である。本研究では，遺伝カウンセリングにおいて，患者や家族が生起した状況を受け入れ，適応していくことを支援するには，どのような対応が有効であるのかを浮き彫りにすることを目的とした。カウンセリングの中核的要素である「語り」に着目し，語り手のライフストーリーを聴取し，分析した。

第1章から第3章は，第4章と第5章において行った研究の論拠である。第1章では，筆者が属する領域である遺伝カウンセリングについて，その概略を述べるとともに，遺伝カウンセリングに訪れるクライエントを支援するための知見を得るには，いかなる研究方法が適しているのかを検討し，病いの語りに着目した。続く，第2章では，第1章において見出した研究の方向をさらに具体化させるべく，語りについての先行研究を俯瞰した。その結果，語りを聞き手と語り手との対話的な構築物であるとみなす，対話的構築主義に基づくライフストーリー法を本研究の研究方法として採用することを決定した。対話的構築主義にもとづくライフストーリー法では，ライフストーリ

ーを〈物語世界：あの時，あの場で起きた筋道のある話〉と〈ストーリー領域：インタビュイーとインタビュアーとの今この場での会話，物語領域への評価や語りの動機〉の二つの位相を合わせ持つものとして分析を行う。このうち，〈ストーリー領域〉には，語り手が自身の人生に対して付与する意味づけや，経験の解釈，聞き手との相互行為によるライフストーリーの変更などが表れてくる。本研究では，遺伝カウンセリングにおける患者・家族の経験を理解し，遺伝カウンセラーの関わり方に指針を与えるものとして，〈ストーリー領域〉を中心的に扱った分析法を検討した。第3章では，ライフストーリーから〈ストーリー領域〉を抽出する分析指標の開発を目的とし，ナラティヴ分析に依拠した分析指標の検討を行った。第4章から第5章では，ルビンシュタイン・テイビ症候群をもつ子の母親のライフストーリーを聴取し，分析した。第2章から第3章において行った先行研究の検討から得られた知見をもとに，第4章において，本研究で用いる3つの分析を決定した。それは，語り手自身が行う人生への解釈の結果，その解釈がライフストーリーインタビューの過程のなかで聞き手と関わり合いながらいかに構成されていったのか，他者との関係性の3つである。人生への解釈が行われている部分の抽出と解釈のプロセスを把握するために方略としては，ナラティヴ分析に依拠した分析指標を設定した。他者との関係性については，〈物語世界〉の内容から分析を行った。先行研究から設定した分析指標が，日本語によるライフストーリーの分析にも適するものなのかを検証するため，プレ分析による指標の修正を行った。プレ分析には，ルビンシュタイン・テイビ症候群をもつ子の母親1名のライフストーリーを用いた。その結果を受けて，分析指標の修正を行った。

　第5章では，第4章で開発した3つの分析法をもとに，ルビンシュタイン・テイビ症候群をもつ子の母親らのライフストーリーの分析を行った。その結果として，語り手のライフストーリーを分析する指標を開発し，遺伝カウンセリングを行う上で，患者・家族の支援に役立つ知見を得た。

第 6 章では全体を総括するとともに，研究が遺伝カウンセリングおよび語りの研究に対して持ちうる意義について考察した。

第1章　遺伝カウンセリングにおける研究方法論の検討

　本章では，遺伝カウンセリングの概要を述べるとともに，遺伝カウンセリングに訪れるクライエントの状況を理解し，支援するためには，いかなる視座に依拠した研究法が有用であるのか，医療関連分野における研究法から検討する。

1. 遺伝カウンセリング

　筆者は認定遺伝カウンセラーであり，本書は遺伝カウンセリング領域におけるライフストーリー研究について論じたものである。そのため，まず遺伝カウンセリングとは何かについて述べる。遺伝カウンセリングとは，遺伝子や遺伝のメカニズムが関与する疾患や体質について，クライエントが理解を深め，納得のいく意思決定や状況の受け入れができるように支援する実践的な医療サービスであり，遺伝の専門医である臨床遺伝専門医や非医師の認定遺伝カウンセラーが担当している。北米では約40年の歴史をもつが，本邦においての歴史はまだ10年に満たない。

　遺伝カウンセリングに訪れるクライエントの多くは，遺伝性疾患に関わる問題に直面している。遺伝性疾患とは，疾患の原因が遺伝子情報に関わる疾患の総称である。「遺伝する疾患（inherited disease）」と「遺伝子に関わる疾患（genetic disease）」は，ともに遺伝性疾患に含まれる。私たちの身体は約60兆個の細胞から構成されているが，遺伝性疾患の原因となる遺伝子の変化は一般に，60兆すべての細胞に共有されている。なぜなら，私たちはたった一つの受精卵から分裂を繰り返した細胞によって作られているからである。体中

の細胞に存在している遺伝子変化を修正することは不可能であることから遺伝性疾患の多くは根治が難しく，慢性である。更に「遺伝する疾患（inherited disease）」の場合には，親子，きょうだい，血縁者も同様の疾患を発症するリスクや，発症はしないものの変化した遺伝子情報を保有する（保因者である）リスクをもつ。このことから，遺伝性疾患以外の疾患と比較して，家族メンバーに対してより直接的に影響を及ぼし，たとえ一人のクライエントの相談であっても家族の問題が関わってくる。アメリカの遺伝カウンセリング指導者の一人であるジョン・ウェイルはこのことを，"Family issues are inherited in genetic counseling（家族の問題は遺伝カウンセリングに元より備わるものである）"（Weil, 2000, p.25）と表現している。更に，近年の分子遺伝学的技術の進歩によって，遺伝性疾患の種類によっては，発症前にその疾患に罹患するかどうかを知ることや胎児が疾患を有しているかを検査することが可能であり，血縁者が同様の疾患に罹患するリスクを算定することもできるようになっている。クライエントは，「遺伝子検査を受けた方がいいのか」，「子どもの検査はどうすればいいのか」，「親戚になんと伝えたらいいのか」など正解のない，倫理的にも難しい悩みを抱えている。

　遺伝カウンセリング担当者は，クライエントの心理社会的な状況や理解の状態をみながら遺伝性疾患についての情報提供を行う。それと同時に，クライエントが，自身の疾患や罹患するかもしれないリスク，障害といった事柄を自身の人生の中に落とし込んでいく作業を手助けしていく。遺伝カウンセリングは，そもそも第二次世界大戦前中に隆盛を極めた優生学への反省をその起源にもっている。優生学によって，遺伝学的情報をもとに国家が市民を迫害したり，個人の生殖に関わる決定に介入する事態を引き起こされた，遺伝カウンセリングでは「クライエント個人の自己決定」，「自律性」を最重視している。そのためには，クライエントの価値観や信念，経験の多様性をより深く理解する必要があるとの認識が広まりつつある（Walker, 2009）。この流れは，遺伝カウンセリングの定義にも反映されている。下記に示す1975年

に米国人類遺伝学会が発表した定義では，遺伝カウンセリングとは，クライエントの疾患に対する正しい理解とそれにもとづく決断を援助するとされていた。

> 遺伝カウンセリングはコミュニケーションの過程であり，家族内で遺伝性疾患が発症したときの人間的問題（human problems），あるいは発症リスクにまつわる人間的問題を取り扱うものである。また，そのために適切な訓練を受けた者が，このコミュニケーション過程を通して，個人や家族が以下のことをできるように援助を試みるものである。
> (1) 診断，考えられる疾患の進行過程，可能な治療方法など，医学上の事実を理解すること
> (2) 遺伝と疾患の関係，特定の親族に疾患が再発するリスクを正しく認識すること
> (3) 疾患の再発リスクがある場合，対処方法にどのような選択肢があるかを 理解すること
> (4) リスクと家族の考え方とを念頭に置いて，その家族にとって最適と思われる行動の方向付けを行い，そしてその決断に沿って実際に行動すること
> (5) 疾患遺伝子を持つ家族が発症した場合，および疾患の再発リスクがある場合に，出来る限り最良の調整を行うこと
> （Ad Hoc Committee on Genetic Counseling of the American Society of Human Genetics. 1975　Genetic Counseling, Am *J Hum Genet,* 1975, 27, 240-242.）

一方，2006年に米国遺伝カウンセラー学会（NSGC: National Society of Genetic Counseling）によって発表された以下の定義では，クライエントの理解・決断だけではなく，状況へ適応できるところまでを支援するものであるとされた。

遺伝カウンセリングとは，人びとが，疾患に対する遺伝的寄与が医学的，心理学的，家族に与える影響について理解し，それに適応することを援助するプロセスである。このプロセスは，次の3つからなる：
1. 疾患の頻度や再発率を算定するために家族歴や医療歴を解釈する
2. 遺伝，検査，管理，予防，活用できる資源，研究についての教育
3. リスクや状況に対する情報に基づく選択と適応を促進するためのカウンセリング

（National Society of Genetic Counselors' Definition Task Force (2006). A new definition of Genetic Counseling: National Society of Genetic Counselors' Task Force report. *Journal of Genetic Counseling,* 15(2), 77-83）

遺伝子検査を受ける・受けないといった「決断」の瞬間が終わった後も，患者や家族は疾患，もしくは罹患する可能性とともに人生を送っている。2006年の定義にあるように，疾患やそれに関するリスクを理解することだけでなく状況に適応してゆけるように支援することにも遺伝カウンセラーの必要性があると考えられ，そのための方法が模索されている。

2. 医療関連分野における質的研究の検討

遺伝カウンセリングが対象とする各遺伝性疾患は，その発生頻度が数万から数十万人に一人と低いものが多数を占める。患者の絶対数が少ないことに加えて，同一疾患であっても対象者の表現型には多様性があることから，量的研究において年齢や身体的状況を揃えた統計学的に有意なデータを取ることが難しい。また，状況への適応というプロセスは，クライエントひとりひとりについて，詳細な調査を行うことによってこそ把握しうるものであると考えた。そのため，本節では，医療関連分野における質的研究法について検討する。

現在,「患者の置かれている状況を理解するためには,患者や家族の言葉は重要な情報源である」という認識のもとに,医療,社会学,看護,福祉など,研究関心や理論背景を異にするさまざまな研究が患者や家族の言葉をデータとして積極的に活用するようになっている。本研究の研究対象者が,ルビンシュタイン・テイビ症候群をもつ児の母親らであることから,ここでは,障害をもつ児の両親についての研究を取り上げる。

患者・家族らの言葉をデータとして用い,これらのデータに根ざした領域密着型理論(grounded theory)を構築することを目的としている質的研究方法論としてグラウンデッド・セオリーがある。日本では,データ対話型理論とも訳されている。グラウンデッド・セオリーは,社会学者のグレイザーとストラウスによって開発された調査方法論であり,社会学の他にも看護・福祉・教育等の分野で幅広く取り入れられている。ある特性をもつ集団(例:障害児の母親)に属する人々から得られた発話データを「たえざる比較法(constant comparative method)」(Glaser & Strauss, 1967=1996, p146.)によって検討し,カテゴリーを生成する。カテゴリーは,現象を概念レベルで把握したものであり,データそのものではない。そして,各カテゴリーとその関係性を表すことのできるセオリーを創出する(Glaser & Strauss, 1967=1996)。医療における質的研究法として,よく用いられるもう一つの方法が,現象学である。現象学の立場では,ある経験(現象)には本質があり,共通の経験をもつ人々の個々の経験を類型化,分析,比較することによって,ある経験の本質が明らかにされるとしている。はじめに調査者は,ある現象の「直観的把握(intuitive grasp)」を行い,その現象の一般的本質の感覚を把握するとともに,何が立ち現われているのかだけでなく,ものごとの立ち現れ方という点からも現象を探究していく。次に,いかにしてその現象が(調査者の)意識のなかに入り込んだかを明らかにするため,その現象への思いを自己内省し,現象の意味を解釈する(Merriam, 1998=2004, pp.21-24)。

また,障害をもつ児の母親らが経験している社会を把握するために,母親

らの言葉をデータの一部として採用している研究も存在している。藤原は，重度重複障害児・重症心身障害児の母親らにインタビュー調査を行い，生活実態を母親らの言葉から照射することで，日々の介護の状況や身体的精神的負担を把握することを目指している。そして，子どもの成長の時間軸を中心として，医療，療育，教育，福祉等の社会機関との関わりのなかで，母親がいかなる役割を要請され，それに対応してきたのかを考察している（藤原，2006）。母親らの言葉は，障害がわかったときのこと，医療・訓練施設・養護学校との関わり，母親自身の加齢にともなう問題等のトピックスに分類されたのち分析されており，一人ひとりの母親のコメントは，文脈からは切り離されて扱われている。そのため，一人ひとりの話の全体像は見えない状態となっている。要田は，日本社会における障害者差別を特に障害児とその母親の問題から論じている。社会を，身近な社会である障害児とその親たちが経験する「世間」と，より大きな社会である福祉制度・システムの2つに大別し，考察しているが，障害児とその親たちが経験する「世間」について論じる部分において，親たちの言葉が中核的に扱われている（要田，1995）。

　これらの研究は，それぞれに異なった特色と特徴をもつものであるが，その共通点としては，ある集団に属しているメンバーの経験を理解することにある。そのため，インタビューによって得られた言葉は個人の文脈からは切り離され分析されている。しかし，遺伝カウンセリングにおいて求められるのは，集団としての疾患や障害をもつ人々のありようを把握することだけではなく，疾患や障害に関わるひとりひとりが，生起した状況を理解し，受けとめ，それとともに生活していくことを手助けすることである。アメリカの遺伝カウンセラーであるDjurdjinovicは，クライエントを力づけ，彼らが状況に適応していくことを支援するためには，クライエントが情報を理解したかどうかを確認するだけではなく，その情報がクライエントにとって，どんな意味をもつものなのかを知ることが重要であると指摘している。そして，このことは，クライエントを取り巻く社会，文化の様相，経済的状態，情報

が喚起した感情，クライエントのこれまでの経験を知ることなしには理解できないと述べている。クライエントにとって，その状況やそれにまつわる情報がもつ意味は，感情的な側面と社会な側面の両方の枠組みに編み込まれているのである（Djurdjinovic, 2009）。

　では，一人ひとりの個別性を損なうことなく，かつ患者・家族が状況に適応していくことを支援するための知見を得るには，どのような研究法が適しているのだろうか。次節「3. ナラティヴ・ベイスド・メディスンと病いの語り」において論じる。

3. ナラティヴ・ベイスド・メディスンと病いの語り

　ナラティヴ・ベイスド・メディスン（NBM：narrative based medicine：語りに基づく医療）は，疾患の経験を全人的に捉えるために表れてきた医療概念である。ナラティヴとは，物語ることを指している。物語ることには語り手から見たさまざまな因果関係の説明が含まれており，物事がなぜそうなっているのかを理解しようと試みるなかで個々人の中に形成されてくるものである。状況に対する説明は，人によって異なるものであるが，特に医療現場においては，専門家である医療者によるナラティヴと患者によるナラティヴには大きな隔たりが生じることがしばしばである。それは，物事の説明様式の相違による場合もあり，ナラティヴの中心的な問題の設定自体が医療者と患者とでは異なっていることが原因である場合もある。アンナ・ドナルドは，グリーンハウシュとハーウィッツが編した『ナラティヴ・ベイスド・メディスン　臨床における物語りと対話』（Greenhalgh & Hurwitz, 1998=2004）において次のように述べている。

　　医療従事者と患者の間には，病い（illness）と疾患（disease）の物語りを巡る葛藤もまたが生じてくる。この葛藤のひとつのタイプは，患者が実際

にする病いの体験と，医療従事者がそれを疾患へと再構成することの間の，存在論的な食い違いから生じてくるものである。例えば，患者が痛みや熱，咽頭痛を**感じている**時に，臨床医はインフルエンザAウイルスの増殖を**見ている**。病いは，病んでいる人が**その中で生きている**現実である。それに対して疾患の分類は，しばしば，健康と病いの二分法における健康者の側から，医療者が病んでいる人の経験を解釈するための，かなりおおざっぱな地図であるに過ぎない(Donald, 1998=2004, p.26, 太字は原文による)。

　和田（和田, 2006）は，医療者と患者とのナラティヴの相違は，医療事故紛争や医療過誤の場においても問題解決の鍵となりえることを指摘している。患者には，自らが経験している「被害」・「苦悩と悲嘆」のストーリーがあり，医療者側には自己に直面した個人としてのストーリー，医学の専門家としてのストーリー，病院組織や訴訟など外部組織との関係の中に位置づけられた者としてのストーリーなど重層的なストーリーが存在している。医療事故では，生命や人身被害などかけがえのない価値の喪失が生じる。このような感情的対立が激しくなる領域での紛争処理には，その初期段階におけるケアを中心とした対応モデルが有効である。このモデルでは，紛争当事者をみずからその葛藤に苛まれた状況を脱却していく自己治癒能力を持った存在として，信頼し，尊重する。中立的な第三者（メディエーター）が，まず当事者のナラティヴを共感的に受け止めていくことに徹し，カウンセリング的なケアを提供する。感情的な混乱が癒されて初めて，当事者は，自ら構築したストーリーとは異なるストーリーの可能性を受け入れる構えができていくとしている。そして，このような過程を経ることにより，大きな隔たりのあった医療者側のストーリーと当事者のストーリーとが深く交錯しあい，訴訟の場で生み出されるストーリーとは異なるストーリーの書き換えによって，状況の解決が導かれていくことが可能になると提言している。

医療人類学者であるアーサー・クラインマンは，NBMの根源的な思想について次のように論じている。これまで疾患や障害とは，生物学的な構造や機能におけるひとつの変化であり，また，変化に伴う痛みなどの身体的感覚としてのみ考えられてきた。しかし，生活世界（life world）の中で経験される疾患や障害とは，患者や家族，より広い社会ネットワークの人びとが，どのように病状や能力低下（disability）を認識し，それとともに生活し，それらに反応するのかを示すものであるとしている。

　罹患していること，疾患により引き起こされた症状は，患者の肉体を越えて，患者の生活世界全体へと影響を及ぼしていく。「ちょうどスポンジのように，病いは患者の世界から個人的，社会的意味を吸収する」（Kleinman, 1988=1996, p.39）のである。クラインマンは，たとえば，喘息を患う人，四肢麻痺があり呼吸器とあらゆる日常的な身体活動や日々の活動の昼夜における介助が必要な人，がんに罹り外科的治療をうけた後に抗がん剤をもちいた管理を受けている人など，現在の医療において解決の手立ての見つからない慢性の疾患や障害，末期の疾患において，これらの特徴は顕著に現れると述べている。そして，定期的な通院や入院，検査，食事内容や活動範囲・雇用形態の変更，そして，それらの変更にともなう家族や友人との関係の変化，痛みや身体が自由に動かないことのもどかしさを理解してもらえないことの孤独，疾患や障害に対する社会的なスティグマ，自分自身の価値やとらえかたの変化など，さまざまな事柄が複合的に組み合わさった状況のなかを生きること，この総体的な経験を「病い（illness）」（Kleinman, 1988=1996, p.4）と定義している。クラインマンは，また，「病い（illness）」は物語（ストーリー）の形，つまり「病いの語り」（Kleinman, 1988=1996, p.iii, 強調点は原文による）として存在し，患者は，自分自身や他人に語ることで，症状の意味を理解し，患うことに特徴的なできごとや，その長期にわたる経過を首尾一貫したものにすると述べている。

　図1-1は，例として慢性の腰痛を持つ男性の「病いの語り」を模式的に表

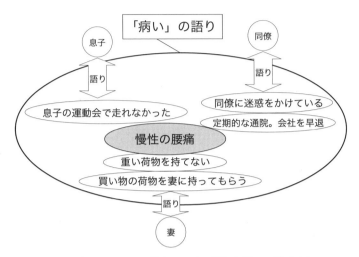

図1-1 病いの語りは，他者との間の語りを繋いで構成される

したものである。病いの経験の中心には，疾患としての慢性の腰痛があり，それは痛みに代表される経験である。しかし，「病い」としての慢性の腰痛は，身体的な痛みの経験に留まらないさまざまな経験をこの男性にもたらす。たとえば，腰痛が原因で息子の運動会で走れない。会社を頻繁に早退する。買い物で重い荷物を持てないといった場面が生じる。この男性は，息子との間に生まれる語りで，「格好悪い父親の自分」を経験するかもしれない。また，同僚との間の語りでは「役に立たない会社員の自分」を，妻との語りでは「頼りにならない夫の自分」を経験するかもしれない。そして，これらの語りを繋いだ物語りが，この人にとっての「病いの語り」となっていく。

　クラインマンは，さらに，「病いの語り」の構築には文化的・社会的な背景があることについても言及している。疾患を抱えている個人も，その個人を取り巻く他者も，ともにより大きな文化や社会の中に組み込まれている。そこには，ある疾患についての社会的なイメージや原型となる物語などの文化的表象の制約が存在している。一人ひとりの病いの語りもこれらの制約や物

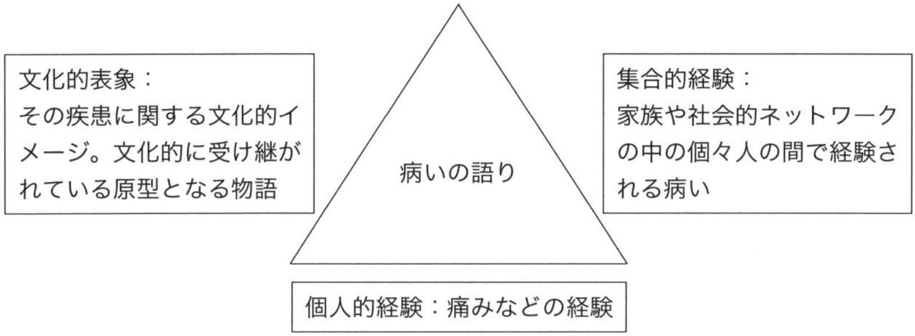

```
┌─────────────────┐           ┌─────────────────┐
│ 文化的表象：      │    △     │ 集合的経験：      │
│ その疾患に関する文化的イ│  病いの語り │ 家族や社会的ネットワーク│
│ メージ。文化的に受け継が│         │ の中の個々人の間で経験さ│
│ れている原型となる物語  │         │ れる病い          │
└─────────────────┘           └─────────────────┘
              │個人的経験：痛みなどの経験│
```

図1-2 病いの語り（物語）の構築される枠組み（Kleinman, 1988=1996, p.iv より引用）

語の原型の影響を受けながら構築されていくわけである。そのため，病いの経験についての語り（物語）は，次ページ図1-2に示したような3つの側面からなる枠組みから構築されていくということができると述べている（Kleinman, 1988=1996, pp.iv-v）。

そして，このようにして構築された「病いの語り（物語）」とは，完結した物語ではなく，時間的状況的な変化と人びとの間での語り直しのなかで常に改訂され続けるものであると指摘されている（Kleinman, 1988=1996, p.61）。

遺伝性疾患を有する患者や家族の経験は，慢性疾患の患者や家族の経験に類似する点が数多くあり，また社会的スティグマに関連する経験である。遺伝性疾患とは，遺伝情報に起因する疾患の総称である。第1章においても述べたように，ヒトは，受精卵という，たった一つの細胞が分裂を繰り返すことで形づくられていくため，受精卵がもっていた遺伝子や染色体の変化は体細胞の全てに共有される。例え遺伝子治療が可能となっても，遺伝性疾患を元から治すためには体中の細胞に存在している遺伝子や染色体の変化を治さなくてはならず，その実現は難しいと考えられている。それゆえ，遺伝カウンセリングには，自身もしくは家族のもつ疾患とともに生きてきて，生きていくクライエントが訪れることが少なくない。また，遺伝カウンセリングで扱われる問題は，「不妊」，「遺伝性疾患」，「障害」，「出生前診断」など，専門

的な医療に関わる事柄であると同時に社会的スティグマや文化的表象の影響を受けやすいものであると考えられる。不妊症の女性は，義母との間の語りから，子孫を残せない自分・期待に添えない自分という自己を経験し続けているかもしれず，遺伝性疾患を有する人は，家族との語りで，子どもに遺伝性疾患を伝える者としての自分をつくりだすかもしれない。遺伝性疾患をもつ児を授かった人は，子をもつ他の友人との語りで健康な子どもを産めなかった自分を経験するかもしれず，すれ違う人との会話から障害のある子を守っていく自分を経験していくかもしれない。そしてこれらの語りは，ジェンダー論や優生思想，障害論などさまざまな社会的言説のなかに絡めとられているのである。

　このような状況を鑑みて，遺伝カウンセリングに訪れるクライエントの言葉を「病いの語り（物語）」の観点から考察することは，クライエントの主観的経験の理解と，遺伝カウンセラーがなし得る支援を探索する上で適当であると考えられた。次章では，「病いの語り（物語）」の背景となる物語論についてさらなる検討を進めていく。

第2章　ライフストーリーが表すもの

1. ストーリーとはなにか

　「病いの語り（物語）」は，社会学・心理学・哲学の領域で見いだされた，ストーリーに関する知見を基盤としている。心理学者のジェローム・ブルーナー（Jerome Bruner）は，人は，系列的様式（paradigmatic mode）とナラティヴ様式（narrative mode）の2つの認識機能—考え方のモデルを有しており，それぞれのモデルにより異なる経験の把握，現実の構築がなされると提唱している。系列的様式による認識は，物事を公式化しようとし，論理，数学，科学などに用いられる。一方，ナラティヴ様式による認識は，人生の道筋のなかでの人々の意図や行動，変遷や帰結を扱い，それは物語（ストーリー）の形で説明される。この2つの認識様式は，互いに補完的であり，どちらが欠けても思考の豊かな多様性は失われてしまうとしている（Bruner, 1986）。ここでは，ナラティヴ様式による認識，つまりストーリーにおける知見について考察していく。

　はじめに，物語（ストーリー）は言語によって紡がれるものであるが，言語には事象や事物を明瞭にする特性があることが知られている。言語化というラベリングを通じて，事物や事象は分類され，類型化され，認識されるようになる。内田は，表象を言語に置換する過程では，表象から言語へという一方向的な動きだけでなく，言語に変換することを通じて，逆に表象自体の形がはっきりとしていくと述べている（内田，1996, pp.2-3）。言語によって構築される物語（ストーリー）もまた，このような明瞭化の特性をもつ。内田は，物語が産出される中で，経験は反省（reflection）され，脈絡づけられる過程を

通して，冷却され，明瞭化されていくと述べている（内田，1996, p.2）。やまだは，物語を「2つ以上の出来事（events）をむすびつけて筋立てる行為（emplotting）」（やまだ，2000, p.3）とし，「意味は，時間の流れのなかで，2つ以上の出来事をむすびあわせる物語行為のなかで発生する」（やまだ，2000, p.11）と述べている。人類学者のエドワード・ブルーナーは，「ストーリーは現在に意味を与え，私たちが現在を過去と未来との関連のなかに位置づけることを可能とする」（Bruner, 1986, p.153）と表現しており，心理療法家であり，ナラティヴ・セラピーの提唱者であるデービッド・エプソンとマイケル・ホワイトは，ストーリーを，「自分の経験を枠づける意味のまとまり」（Epston & White 1992=1997, p.142）と定義している。個々の出来事の記憶は，その物語を語る語り手によって連ねられ，解釈されることで物語化されていく。そして，物語化を通して，私たちは経験した出来事の意味を見いだしていく。

　このような視座から言葉をとらえなおしたとき，自己を規定するものもまた変化していく。精神分析家であるドナルド・スペンスは，私たちのアイデンティティの中核とは，自分の人生に意味を与えるナラティヴの糸のことであり，自分という感覚は，時間のなかを行き来することのできる私という存在，私とは誰か，どうやってこの道を辿り，何処へ行くのかについてのストーリーを紡ぐによって成り立っていると述べている（Spence, 1983）。McLeodは，「刻々と生じる出来事を，整合的なまとまりに統合する唯一の手段こそが，ナラティヴの構造であり，人びとの自己概念は，人生そのもののストーリーを語る自己語りの構築であるからである」（McLeod, 1997=2007, p.85）とまとめている。わたしたちは，自己をも言葉によって形づくっており，それには一定の公式が存在する。それがライフストーリーであるといえるだろう。

　自己概念が自己語りにより構成されているとするならば，自己語りを変えることで自己概念自体に変化をもたらすことができる。このことから，様々な学派の心理療法において，ナラティヴが扱われている。たとえば，認知療法では，心理療法のひとつのゴールとしてクライエントの自伝的ナラティヴ

を再構成することを挙げている（Russell & van den Broke, 1992）。そして、クライエントが、より一貫性の高いナラティヴを構成することは、クライエントが自身の人生をこれまでとは異なった見方で見ることを可能とし、クライエントの心的健康度を向上させるとともに、問題を取り扱う上で有用なストーリーを得ることにつながるとされている（Baerger & McAdams, 1999）。

2. ライフストーリーにおける他者の存在
―ストーリー内の他者とナラティヴにおける他者―

　前節において、ストーリーの基本的性質とライフストーリーが果たしている役割関係性について述べた。そこからは、ライフストーリーは語り手の自己概念を形成している重要な概念であることが見えてきた。遺伝カウンセラーが、語り手の自己概念を把握することは、語り手が行う様々な決定や行動の選択、状況への適応を支援する上で基盤となるため、遺伝カウンセリングにおいて語り手のライフストーリーを知ることの意味は大きいと考えられる。
　それに留まらず、本節では、社会哲学の領域で発展してきた「自己」と「他者」との関係性についての思想をもとに、ライフストーリーはカウンセリングの手法としても、さらなる可能性をもつものであることについて、ここから議論していく。

2-1. ストーリー内の他者と自己との関係性

　前節で参照した研究では、ライフストーリーとは、語り手の自己を表すものであり、ストーリーは語り手の内部に存在していると考えられていた。注目すべきは、語り手の「自己」であり、語り手を取り巻く「他者」が「自己」に及ぼしている影響や「自己」と「他者」との相互作用については言及されていなかった。つまり、「他者」への視点が抜け落ちているわけである。しかし、「自己」とは、他から独立に存在している閉じたシステムではなく、「他

者」との関係性によって表わされるものである。語り手により構成されるストーリーは，常に語り手と，語り手以外の他者（社会）との間で生じた出来事を繋いで成り立っている。たとえば，「私は健康で明るい人間だ」という自己概念は，「小学校では毎年リレーの選手だったこと」・「学生時代も運動部に所属し，いつもレギュラーだったこと」・「友人が多く，みんなから明るいねとよく言われること」・「大人になった今も地域のサークルでスポーツをしていること」といった個々のできごとを，一貫性をもった形で解釈することで構成されたライフストーリーによって表わされる。これらの一つひとつの出来事を注意深く見てみると，そのどれもが「他者（社会）」との関わりの中で経験されていることがわかるだろう。シンボリック相互作用論が呈するように，「ものごとの意味とは，そのものごとに関して，他者がその個人に対して行為する，その様式の中から生じてくるものである」(Blumer, 1969=1991, p.5)。自己という存在，認識もまた他の人々との関わりの中ではじめて立ち現れる。社会哲学者のG・Hミードは，人間とは社会的存在であり，その思想や自我は社会的相互作用を通して形成され，社会過程の一環となるものであるとされている（Mead, 1934=1973）。発達心理学者であるヴィゴツキーもまた，人間の高次の心理的過程や精神機能は社会的な相互作用によって個人に「内在化(internalization)」(Vygotsky, 1981, p.144)され，個人の「認識は社会的な起源をもつ（the social origins of cognition)」(Vygotsky, 1981, p.144)とし，発達における社会との関係性と指摘している（Vygotsky, 1981）。社会哲学者のケネス・J・ガーゲンは，これらの思想を受け，他者とは関わりなく閉じている「個人主義的な自己」(Gergen, 1999 =2004, p.183)から関係性の中の自己へと転換を促している。ガーゲンは，「私」の思想，「私」の行為，「私」という存在とは，他から独立し，完結した一つのまとまりではなく，「私」は，歴史，文化，環境，人々との関係，仕事，物理的環境などの中に深く織り込まれていると指摘している(Gergen, 1999=2004, pp.182-186)。また，ライフストーリーは個人の内面を表すものであると同時に，ライフストーリーが意味をなすためには，それが社会

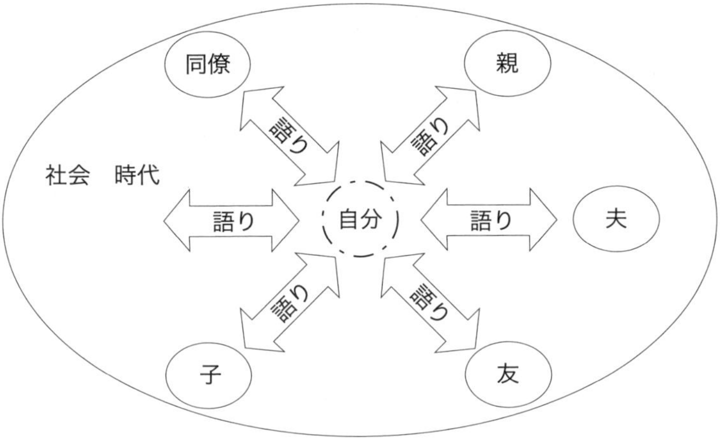

図 2-1 「ストーリー内の他者と自己との関係性」

的・文化的に理解可能な形式を有する必要があるとされている（Linde, 1993; Habermas & Bluck, 2000; McAdams, 2008）。これらの先行研究による知見によれば，語り手が語るライフストーリーも，文化的・社会的な要因を背景として，他者との関わりのなかで生み出されるものであると言うことができる（図 2-1）。そのため，ライフストーリーを分析し，考察していく上で「他者」への視点を加えることは，語り手が経験している社会や文化を理解する手掛かりを与えるものであり，また，語り手が他者をどのように自己概念に取り込むかを理解するために役立つと言える。

2-2. ナラティヴにおける他者と自己との関係性

ここまで，ライフストーリーの中に登場する他者への視点の必要性について論じてきたが，ここで，さらにもう一段議論を発展させよう。「関係性の中の自己」としてライフストーリーを扱う場合，そこに現れる「他者」とは「ストーリー」の中に登場する他者に留まらない。ライフストーリーが語られるとき，そこには「聞き手」という他者が存在しているのである。

ジョン・マクレオッドは，ナラティヴセラピーの総説である『物語りとしての心理療法－ナラティヴセラピーの魅力』(McLeod, 1997=2007) のなかで，ストーリーとナラティヴについて次のように分類している。それによれば，ストーリーとは「ある特定の出来事についての説明」であり，ストーリーとストーリーとの間には，ストーリーについて思い巡らしたり，類型化したり，その真実性に言及するといった一節が存在すると述べている (McLeod, 1997=2007, p.60)。一方，ナラティヴは「ストーリーを物語ることを通して単なるストーリーを示すことを超えたコミュニケーション」(McLeod, 1997=2007, p.60) であり，「語り手の意図や感情状態，信念についての表明」(McLeod, 1997=2007, p.66) であるとしている。このようなナラティヴの性質は，ガーゲンが言及している，パフォーマティヴ（遂行的）な，つまり相手と一緒に何かを行うという性質 (Gergen, 1999 =2004, p.54) を基盤としていると考えることができる。そのため，ナラティヴの視点から語りを見ると，語りは普遍で固定されたものではなく，状況により「動いて」いくものであることに気づく。

エドワード・ブルーナーは，次のように述べている。

「すべてのストーリーは部分的なものであり，すべての意味は未完成なものである。過去について固定された意味はなく，新たに語られるたび，その文脈は変わり，聴衆が変わり，ストーリーは改編されて，Gorfain が本書のエッセイに書いたように"再び語ること (retellings) が予め語ること (foretelling) になっていく"」 (Bruner, 1986, p.153)

ブルーナーが，「それぞれの語りは，それが語られる文脈や，聴衆，媒体の様式に依存している」(Bruner, 1986, p.146) と指摘しているように，インタビューの中で語られるストーリーは，語り手の単なる一人語りではない。ストーリーが生み出されるとき，語り手は，常に聞き手へと語りかけているのであ

る。「聞き手は誰か」、「この聞き手に対して自分が表現したいことは何か」、「自分と聞き手の関係性とはどんなものか」、「どうすれば、聞き手をひきつけることができるか」、私たちがストーリーを話すときには、これらの点を意識している。そして、聞き手の反応を受けてストーリーを変化させていく。

ライフストーリーの場合には、聞き手との相互作用によるストーリーの変化は、自己意識の変化に直結している。このことは、バフチンによる自己の概念の定義に表れている。ミハイル・バフチンによる対話原理によれば、自己の概念は以下のように示されている。

「単一の意識はそれだけでは自足的に存在しえない。私が自己を意識し、自己自身となるのは、ただ自己を他者に対して、他者を通じて、そして他者の助けをかりて開示するときのみである。自己意識を組織する最も重要な行為は、他者の意識との関係によって規定される」

(Bakhtin 伊東他（訳）, 1988, p.250)

このことは、自分ではないものが一切存在しない世界において、自己を認識することが不可能であるということに言い換えることもできるだろう。

野村は聞き手と語り手の関係性を図2-2のように示しており、語り手が聞き手に対して、自身の経験や人生を語るとき、同時に自分自身でも過去を省察していると述べている（野村直樹, 2006）。

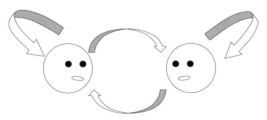

図2-2　野村直樹（2006）p. 15 図1を参照し作図

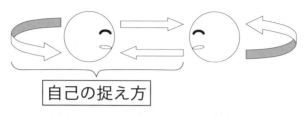

図 2-3 ナラティヴにおける自己―他者関係

　人は，人と対話し，それと同時に自己とも対話する。この時，私たちは，私たち自身のことを，自己-他者，自己-自己の重なり合う 2 つのループから捉えていると考えることができるのではないだろうか（図 2-3）。

　やまだは，バフチンの理論から，「自己と他者との対話」という概念について，次のように言及している。それまで対話とは，「自己と他者が現前の場で互いに向き合い対話する」というイメージを基本としていた。しかし，バフチンによれば，この他者とは，目の前にいる他者のみを対象として行われるものではなく，「自己のなかに住みつき，内的論争をかわす他者のことば」や「自己の発話の聴衆となる明示されない他者」をも対象としているのである（やまだ，2008）。このことを言い換えれば，語り手は聞き手と対話すると同時に，先に述べた「ストーリー内の他者」とも対話していると言える。そして，時に「ストーリー内の他者」の他者との対話は，聞き手へのことばとして投影されて語られるとも考えられる。「対話」とは，このように多重的な構造をもつのであることが見えてきた。

　第 2 章 2-1. と 2-2. の議論から，ライフストーリーは，ストーリーの語り手が一人で作り出すものではなく，他者との相互関係のもとに作りだされる対話的構築物であることが示唆された。そして，ライフストーリーにおける他者には，2 つの異なる他者が存在することが浮かび上がってきた。その一つは，「1. ストーリー内の他者」であり，もう一つが，「2. ナラティヴにおける他者，すなわち聞き手」であった。これらのことから，「対話」とは次ページに示した図 2-4 のような関係性をもつものとして理解できる。語り手は聞き

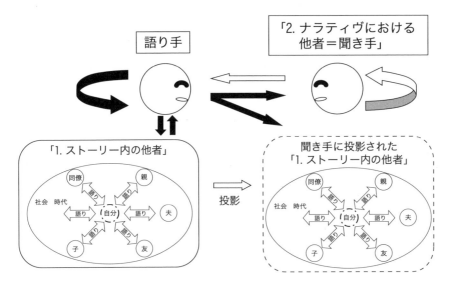

図 2-4　対話の多重性：ストーリー内の他者と，ナラティヴにおける他者

　語り手は聞き手と対話すると同時に，その語りを自分自身の中に落とし込む。それと同時に自己のなかの「ストーリー内の他者」と対話している。さらに，「ストーリー内の他者」が聞き手へと投影され，聞き手への語りとして「ストーリー内の他者」への対話が行われる。

手と対話すると同時に，その語りを自分自身の中に落とし込む。それと同時に自己のなかの「ストーリー内の他者」と対話している。さらに，「ストーリー内の他者」が聞き手へと投影され，聞き手への語りとして「ストーリー内の他者」への対話が行われるのである。

3. ライフストーリー研究法

3-1. ライフストーリー法の比較：
実証主義・解釈的客観主義と対話的構築主義

　ライフストーリーに関する研究法として，社会学領域で発展してきたのが，ライフストーリー研究法である。ライフストーリー研究法は，インタビューにより得られたライフストーリーを中核データとして扱う研究法であり，本邦でも Domestic violence などのフェミニズム領域における研究や被差別部落の研究（桜井，2007），薬害 HIV 感染被害問題の当事者への調査（好井，2008）など，問題の性質上，社会における母集団を把握することが難しく，これまでの量的研究では実態の掴みにくかったマイノリティーの経験を明らかにするために用いられている。その特質は，個人の主観的経験とそこに含まれる多義性や変化を把握できることである（桜井，2002）。本邦におけるライフストーリー研究法は，ライフヒストリー研究法（実証主義的ライフストーリー法）を古典とする研究法として発展してきた。ライフヒストリー研究法では，語り手による人生の語りであるライフストーリーを，研究者が文字記録や公の歴史資料に照合し，位置付け，註記することでライフヒストリーへと構成していく。ライフヒストリーとは，個人の語りを歴史的現実としての信憑性をそなえた歴史として再構成したものであり，社会史の資料源にもなりうるものである（中野，1995）。ライフストーリー研究について，社会学者 D. ベルトーは，〈リアリスト〉と〈アンチリアリスト〉の立場があるとしており（Bertaux, 1997=2003, p.31），桜井はそれぞれを「解釈的客観主義アプローチ」，「対話的構築主義アプローチ」と名付けている（桜井，2005, p.29）。リアリストの立場によるライフストーリー研究法では，ライフストーリーを「（客観的にそして主観的に）本当に生きられたヒストリーに迫る描写を構成すると断言」

表2-1 ストーリーとナラティヴの特性の比較

用語	意味	語句の性質	日本語訳	ライフストーリー研究における対応
ストーリー	物語文法をもつ一群の発話もしくは文章	名詞的	物語	（実証主義的ライフストーリー）解釈的客観主義によるライフストーリー
ナラティヴ	ストーリー＋聞き手―語り手の相互作用等，ストーリーの構築過程の情報も含有	動詞的	物語り	対話的構築主義によるライフストーリー

（Bertaux, 1997=2003, p.31）する。そして，複数のケースを重ねることで，「繰り返し recurrence」（Bertaux, 1997=2003, p.31）を発見し，「繰り返し」を〈概念と仮説においていく〉（Bertaux, 1997=2003, p.31）ことで一般化を目指す（Bertaux, 1997=2003）。ライフヒストリー研究法（実証主義的ライフストーリー法）と解釈的客観主義は異なる理論背景により成り立っているが，そのいずれも解釈の軸は語られた内容に照準している。一方，対話的構築主義に基づくライフストーリー法では，インタビューで得られた語りとは，過去の出来事や語り手の経験を再現表象したものではなく，「インタビューの場で語り手とインタビュアーの双方の関心から構築された対話的混合体である」（桜井，2002, p.31）とする。この立場は，第2章2-2.において論じた「ナラティヴ」における他者への視点をもつものであると言えるだろう。

　ここで一旦，さまざまな用語が示す意味を整理しておこう（表2-1）。現在のところ，ストーリーとナラティヴ，物語と物語りについての明確な定義は定まっておらず，研究者により，その指し示す意味が少しずつ異なっている。しかし，本章において参照した先行研究から，各用語に付与されている意味の傾向を知ることができる。「ストーリー」と「物語」とは，ほぼ同一の意味をもち，それは第3章に示す物語文法を有する一群の文章もしくは発話であ

る。「ナラティヴ」と「物語り」もほぼ同じ意味をもつものとして扱われている。「ストーリー」や「物語」が名詞的であるされるのに対し、「ナラティヴ」と「物語り」は動詞的な意味合いが強い。「ナラティヴ」や「物語り」は、「ストーリー（物語）」の内容だけではなく、今この場において、ストーリー(物語)を語るという行為そのものを指しているということができる。「ストーリー」を語る行為である「ナラティヴ」には、聞き手の存在が必要であり、また、いかにして語るかという語りのプロセスが含まれている。

対話的構築主義については、続く 4. 本研究で採用するライフストーリー研究法の決定 において詳細を述べる。

3-2. 医療分野におけるライフストーリー研究

医療分野においても、ライフストーリーに着目した研究は徐々に増加してきている。その多くが、解釈的客観主義に基づくライフストーリー研究法を採用している。そのため、これらの研究では、語り手の発話をもとに、研究者が出来事の因果関係や人生のテーマを解釈している。

Fisher & Goodley は、2004 年から 2005 年にかけて、特殊なケアを必要とする乳児と幼児 25 名の両親を対象として行われた研究である「シェフィールド大学 ESRC 研究プロジェクト、特殊なケアを必要とする乳児と両親、医療者: 有効なケアの特定を目指して」の一貫として、両親の語りの特徴に着目した研究をまとめている。両親らが提示するナラティヴには、「将来を見つめ、回復、そして正常になることを求め努力し続ける直線的ナラティヴ」、「障害は社会が生み出すとして、社会に挑戦し続けるナラティヴ」、「将来ではなく、今を見つめ、今ここにいることを楽しむナラティヴ」の 3 つがあると指摘し、それぞれのナラティヴが理論的にどのような背景をもつものなのかを先行研究や概念から検討している（Fisher & Goodley, 2007）。両親らの言葉は、一部が抜粋され、3 つのナラティヴに関する検討に埋め込まれる形で提示されてい

た．しかし，どのような基準によって抜粋が行われたのかについての記述は存在していなかった．

　田中は，「精神障害・当事者」の語りから構成したライフヒストリーを，語り手の体験と生活史を語り手の視点からみたものと捉え，「ありのままに提示された世界」を研究者である"私"の理解（存在論的解釈）により解釈することで，語り手にとっての病いの意味を理解することを目指している（田中，2000）．ライフストーリーが，語り手の発話によって，時系列に沿う形で提示されたのち，研究者による存在論的解釈を経て語り手の人生が一つのテーマに集約されている．

　遺伝性疾患を対象とした研究として，中込（中込，2003）は，自身が軟骨無形成症をもち，かつ同疾患を有する子どもをもつ母親を対象としたインタビューを通して，遺伝的特質を受け継ぎ，引き継ぐことの意味を探求している．個々の体験の全体構成を記述することが目的とされ，母親らの言葉は個別の事例ごとに記述されている．それぞれの事例において，母親らの言葉は語りの内容別に分類され，語りの意味内容をまとめた文に埋め込まれる形で引用されており，研究者による解釈の最終的な結果として，人生のテーマが導き出されるとともに，母親らの語りの共通項目が挙げられている．

　田垣は，語りの内容に焦点を当てて，障害という経験世界を明らかにしようとする立場にたち，中途重度肢体障害が障害をどのように意味づけるかをライフストーリーから考察している．外傷性脊髄損傷により両下肢機能が全廃している男性10名に対して，過去のある時点で，障害をどのように意味づけていたかを時系列的に振り返ってもらうことで，研究対象者ひとりひとりの障害の意味づけの時系列的変化を調査するとともに，現在の生活における肯定的な側面・障害に伴う不利益への意味づけを明らかにすることを試みている（田垣，2004）．田垣の研究は，語り手自身が障害に対して行っている意味づけの発話を抽出する手法をとっていることから，研究者の解釈により構成されたライフストーリーとは異なっていると言えるだろう．しかし，過去

の時点での障害の意味づけをしているのは，あくまで現在の語り手である点への言及がなされていない。

ここまで，医療分野におけるライフストーリー研究について考察を行ってきた。次節では，これらの先行研究についての議論から本研究で採用することとしたライフストーリー法について論じる。

4. 本研究で採用するライフストーリー研究法の決定

先に述べたように，ライフストーリー研究は，様々な主義を背景として実施されている。このうち，第5章より紹介する本研究は，対話的構築主義に基づいたライフストーリー法を用いて実施された。その根拠について述べる。

遺伝カウンセリングに訪れるクライエントは，疾患や障害が生起した状況を受け入れていくことや，難しい判断をする機会に直面している。これらの状況を支援していくためには，クライエントひとりひとりがこれまでの人生をいかなるものとして解釈しているのか，そして，そこからどのような価値観を形成してきたかを理解することが有効であると考えられる。また，聞き手としての遺伝カウンセラーとクライエントとの相互関係がクライエントの語りに与える影響について示唆を得ることは，遺伝カウンセリングを実施する上で有用な情報となると考えられる。これらを明らかにするために，対話的構築主義に基づいたライフストーリー法に着目した。

桜井による対話的構築主義に基づくライフストーリー研究法では，語りを〈物語世界：あの時，あの場で起きた筋道のある話〉と〈ストーリー領域：インタビュイーとインタビュアーとの今この場での会話，物語世界への評価や語りの動機〉の二つの位相を合わせ持つものとして分析を行う。本研究では，このうち特に〈ストーリー領域〉に注目した。〈ストーリー領域〉には，語り手が自身の人生に対して付与する意味づけや，経験の解釈，聞き手との相互

行為によるライフストーリーの変更などが表れてくる(桜井, 2002, pp.119-126. 2005, p.43, p.163)。語り手の自己概念は，語り手自身による人生の解釈によって築かれるという，第2章1において述べた知見に依拠するならば，出来事を関連づけ，意味を見出し，テーマを抽出するのは，研究者ではなく，あくまで語り手本人であるべきである。そのため，語り手が，いかに出来事を繋ぎ，意味づけをしたのかは，語り手自身の具体的な発話から掬い取ることが適当であると考えられる。〈ストーリー領域〉に着目することで，ライフストーリーのなかから，語り手が，いかに出来事を繋ぎ，意味づけをしたのかを抽出しうると考えられた。

　さらに，〈ストーリー領域〉には，ライフストーリーを構築する際の聞き手と語り手とのメタ・コミュニケーションの次元での語りが含有されている。そのため，語り手と聞き手との間に共有される語りの文化的枠組み，語り手と聞き手との社会的関係, 制度的コンテクストを照射しうると考えられる(桜井, 2002, pp.139-171, pp.246-289)。第2章2からは，「ライフストーリーには，「ストーリー」の中における他者と，ストーリーが物語られる際，つまり「ナラティヴ」における他者が存在している」という結論が導かれた。この結論を，ライフストーリー研究に適応する場合，ストーリー内に登場する他者やストーリーの背景となる他者関係や社会的要素に着目すると同時に次の点を考慮する必要がある。それは，「ナラティヴ」における他者の機能である。対話的構築主義に基づいたライフストーリー，言い換えるならば「ナラティヴ」としてのライフストーリーは，完成された自伝ではなく，語り手が聞き手の反応とともに構成していくライフストーリーの一つのヴァージョンであるとされる。この視座をもつことによって，ライフストーリーのもつ可塑性を把握しうる可能性を確保すると同時に，第2章2-2.で論じた聞き手を含む他者や社会と語り手との相互作用をも明らかにすることが期待できる。第1章3・第2章1において，病いや人生がストーリーのかたちで存在していることを論じたが，解釈的客観主義に基づくライフストーリーでは，他者はそのス

トーリーになんら働きかけることができない．しかし，対話的構築主義に基づいたライフストーリーでは，他者は語り手とともに語り手のストーリーに関与し，参加していく存在である．この視点によりライフストーリーを分析することは，遺伝カウンセラーが，病いや障害をもつ患者・家族の紡ぐ物語の構築に関わる際の有り様に示唆を与えるものであると考えられた．

　以上を受けて，次章では，〈ストーリー領域〉を抽出するための分析方法について検討する．

第3章　語りの構造

　対話的構築主義に基づいたライフストーリーの研究者である桜井は,〈ストーリー領域：インタビュイーとインタビュアーとの今この場での会話，物語世界への評価や語りの動機〉を同定するために，社会言語学者のラボフが提唱したストーリー内の「評価」機能に着目している。しかし，インタビューで得られたトランスクリプトから，ライフストーリーがいかに語られたのか，語り手と聞き手の相互関係の有り様，語り手の自身のライフストーリーについての解釈を明確化する具体的方略については，検討の余地があり，語りの構造についてより詳細な議論が必要である。語りの構造は，ストーリーの構造とナラティヴの構造に分類されるが，それぞれについての先行研究による知見を示す。

1. ストーリーの構造

　ストーリーの構造については，心理学における物語文法の研究が多くの示唆を与えている。物語が，それ以外の文と区別できるのは，物語にはある一定の構造が存在するためである。被験者に文章を提示し，それが物語と判断できるか否かを判定させるという手続きを主として，複数の研究者が物語の構造について言及している。スタインとグレン（Stein & Glenn, 1979）は，物語文法の構造には，「場面の設定」，「手始めの出来事（事件）」，「主人公の内的な反発や反応・目標」，「解決の試み」，「結果」，「一連の出来事に対する反応や物語のモラル」の六つの要素が含まれると提起している。スタインとポリカストロ（Stein & Policastro, 1984）は，「活躍する主人公」と「何らかの因果関係」を含んだテクストが，物語とみなされると定義しており，マンドラーと

ジョンソン（Mandler & Johnson, 1977）は，伝統的な物語について検討し，物語は場面設定から開始され，その後にストーリーが続くという物語文法を提示している。

2. ナラティヴの構造

　ナラティヴの構造は，言説分析の一派であるナラティヴ分析によって詳細に分析されてきた。

　社会言語学者のラボフとワレツキー（Labov & Waletzky, 1997）は，4つの言語学的研究で収集された600インタビューのうち，10歳から72歳のさまざまな人種的・社会的背景をもつ14名の「人生で危機的な状況にあったときの話」の録音分析を行い，語りの構造を「方向づけ」，「複雑化」，「評価」，「解決・決定」，「終結」の5つの要素に分類した。「方向づけ」は，語りの開始に先立ち，語り手が聞き手に対して，これから展開される話がどのような人物・時間・場所等の状況下でのものなのかといった情報をあらかじめ提供する機能をもっている。「複雑化」は，起承転結といった話の筋（プロット）を構成している。「評価」は，語り手が強調する話のポイントや重要性を示している。「結果・決定」は，語りの行き着いた先を示しており，これは「評価」に引き続いて語られる話の筋である。したがって，「評価」のない語りでは，「複雑化」と「結果・決定」を判別することが困難となる。「終結」は，語りの筋の時間を離れて，現時点での会話に戻る働きをしている。

　ラボフらは，また，語りのもつ二つの機能を明らかにした。その機能とは，「指示性」と「評価」である。「指示性」は，話の筋（プロット）を構成している機能であり，「複雑化」「結果・決定」は「指示性」の機能をもつ。「評価」は，前述のように，語り手が強調する話のポイントや重要性を示しており，それは語り手が自分自身の望む立ち位置に自らを位置づける働きをもつとしている。ラボフらは，「評価」の機能を，語りを意味のあるものとする重要な要素

表 3-1 「評価」の指標

A. 語義的に定義される評価（Semantically defined evaluation） 　A-1. 直接的な言及（例「自分自身に言ったんだ，まさにこれだって」） 　A-2. 語句の強調（例「彼は徹底的にやっつけられたんだ，本当に，本当にひどくね」） B. 文型的に定義される評価（Formally defined evaluation） 　B-1. 「複雑化」部分と「解決・決定」部分の間にある，時系列を担わない節内に見出される 　B-2. 繰り返し（例「そして，彼は帰って来なかった。帰って来なかったよ」） C. 文化的に定義される評価（Culturally defined evaluation） 　C-1. 象徴的な行動・メタファー（例「自分を，十字架にはりつけたんだ」，「ロザリオが砕ける音が聞こえただろう」） 　C-2. 聞き手への語り。語りの筋に登場しない第三者である聞き手に，語りの全体像が語られる部分 　　　　　　　　　　　　　　　　　　　　　　　　　（Labov & Waletzky, 1997）

とみなしており，語り手が話す理由，語り手個人の主張や，聞き手に対する意図を示す手段であると述べている。語りは，外部からのなんらかの刺激への返答として話される。聞き手に対して，ある体験がどのような意味をもっていたのかを伝えるために「評価」機能は存在していると言えるため，「評価」のない語りでは，聞き手は，その語りのどこを聞くべきなのかが判別できないといった事態が生じる。「評価」は，表 3-1 に示したように多様な方法によりなされると述べている。

ラボフにより提唱されたこれらのナラティヴ構造分析枠組みは，ラボビアンモデルと呼ばれ，教育分野において，教育者や学習者のもつ信念や価値観が教育実践や学習への取り組みに与える影響を調査するために用いられている（小玉・古川, 2001. 三宅・福島, 2005）

Habermas & Bluck（Habermas & Bluck, 2000）は，青年期における認知発達研究のレビューにおいて，ライフストーリーの生成が青年期に可能となることを示唆しているが，ライフストーリーを生成するためには，物語に構造一貫性を付与する能力が獲得される必要があると述べている。彼らは，物語の構造一貫性には 4 つの要素が存在し，それぞれを，時間的一貫性（Temporal

Coherence)・伝記の文化的構成（Cultural Concept of Biography)・因果的一貫性（Causal Coherence)・主題的一貫性（Thematic Coherence）としている。時間的一貫性は，複数のストーリーの時間軸上での関係性を示すものであり，伝記の文化的構成は，ライフストーリーの語り手の所属する文化において「在り得る」とみなされるライフストーリーの構成を表すものである。因果的もしくは説明的因果的一貫性は，語り手が自身の人生を意味あるものとして構築するために欠くことのできない要素である。因果的説明は，語り手の自己と出来事，状況をつなぐ上で主要な役割を果たしており，自分の性格に関連づけて行動や出来事を説明するタイプのものと，自身の変化についての説明として，例えば，過去の特定の状況や出来事，気づきを得たことにより，語り手の価値観や態度の変化が説明されるタイプのものとがある。主題的一貫性は，1. 語り手自身の自己の中心的メタファー，2. ストーリー間の比較することや，特定のストーリーをその他のストーリーと明確に区別すること，3. 人生の軌道についての評価的コメント（例：「私の人生は，上ったり下ったりの繰り返しだ」）という3つの方法により構成されると考察している。認知発達研究の考察から，時間的一貫性・伝記の文化的構成は，ライフストーリーの骨格を成す要素であり，10歳前後には獲得されうるが，因果的一貫性と主題的一貫性は，語り手により構成される解釈を表すものであり，これらの構造一貫性の構成能力は青年期になることを示唆している。また，因果的一貫性と主題的一貫性をもつ物語が，良い物語と見なされることを提言している（表3-2）。

　語りの一貫性に着目した研究の一つとして，Baerger & McAdams によるライフストーリーの一貫性と語り手の well-being の関連を調査した研究が知られている。ライフストーリーの一貫性を「方向づけ」，「構造」，「影響」，「統合」の4つの要素から得点化し，その得点と複数の心理尺度の得点とを比較している。その結果，一貫性得点とうつ病尺度得点には負の相関が有意に見られ，幸福尺度得点とには正の相関が有意に見られたと報告している（Baerger & McAdams, 1999）。一貫性の4要素は Labov & Waletzky による語りの構造に

表 3-2　Habermas & Bluck による物語の構造一貫性

1. **時間的一貫性**（Temporal Coherence）：複数のストーリーの時間軸上での関係性を示す
2. **伝記の文化的構成**（Cultural Concept of Biography）：ライフストーリーの語り手の所属する文化において「在り得る」とみなされるライフストーリーの構成を表す
3. **因果的一貫性**（Causal Coherence）：語り手の自己と出来事，状況をつなぐ上で主要な役割を果たす
   3-1. 行動についての説明：自分の性格に関連づけて行動や出来事を説明する
   3-2. 自身の変化についての説明：過去の特定の状況や出来事，気づきを得たことによって，語り手の価値観や態度の変化が説明される
4. **主題的一貫性**（Thematic Coherence）：
   4-1. 語り手自身の自己の中心的メタファー
   4-2. ストーリー間の比較することや，特定のストーリーをその他のストーリーと明確に区別すること
   4-3. 人生の軌道についての評価的コメント
       （例：「私の人生は，上ったり下ったりの繰り返しだ」）

(Habermas & Bluck, 2000)

類するものとなっており，「構造」は Labov & Waletzky「複雑化」・「結果・決定」に，「影響」は「評価」に該当している。

　Angus ら（Angus et al., 1999）は，心理療法のセッションで得られたクライエントのナラティヴを分析するためのシステムを提案している。NPCS（The Narrative Processes Coding System）と名づけられたそのシステムでは，インタビューの録音記録から作成したトランスクリプトを外的ナラティヴ，内的ナラティヴ，内省的ナラティヴの3つに分類する。外的ナラティヴは，「何が起きたか」に対応する部分であり，出来事に対する描写から成っている。内的ナラティヴは，出来事に対する主観的・感情的・経験的な描写であり，「その時，何を感じたか」，「今，何を感じているか」といった質問に対応している。内省的ナラティヴは，外的・内的ナラティヴを含め，状況を振り返って物事を内省し，解釈している部分であり，「それには，どんな意味があったのか」といった内容がこれに該当している。

表 3-3　NPCS（The Narrative Processes Coding System）によるストーリー移行部

ストーリーの移行部位の同定 　i) 主移行：新しい領域のストーリーの描写や概要の提示 　ii) 部分移行：既述のストーリーの精緻化 新たなストーリーの開始 　a) セラピストの質問をきっかけとした新たなストーリーの開始 　b) クライエントが明確に新たなストーリーの開始を告げる 　c) 特定の内容もしくは過去の経験において，時制が変化する 　d) 話し手（セラピスト・クライエントのどちらも含む）の沈黙に続く開始 ストーリーの終了 　A) 述べられた内容についてのセラピストもしくはクライエントが理解し，肯定したことの表現（例：うんうん。"Mm-hm"） 　B) 会話の停止・間 　C) ストーリーのまとめ

（Angus *et al*., 1999）

　NPCSでは，はじめに，トランスクリプトをストーリーごとに分類する。ストーリーの移行，新たなストーリーの開始，ストーリーの終了を示す部位は次のように分類されている（表 3-3）。

　上記の分類に従い，ストーリーを同定したのち，各ストーリーについてラベルづけを行う。ラベルには，a) 関係性，b) ストーリーの内容の2つを示す。a) 関係性は，ストーリーの中で言及される人と，その関係について表す。自身について，他者について，他者との関係のなかでの自身についてなどがある。b) ストーリーの内容は，そのストーリーについて話している箇所での話し合いの焦点を指している。

　2名以上の裁定者により，ストーリーとその移行を決定し，その後，各ストーリーが前述した外的ナラティヴ，内的ナラティヴ，内省的ナラティヴのいずれに該当するかを同定していく（表 3-4）。

　以上，語りの構造についての研究を概観してきたが，これによって，本研究の目的である語り手自身による人生の解釈を抽出するための指標を開発するための手掛かりが見えてきた。これらの研究から得られた知見をもとに，

表 3-4 NPCS（The Narrative Processes Coding System）によるナラティヴの分類指標

外的ナラティヴの同定
a) 個人的な記憶の描写，それにともなう時制の変化は，外的ナラティヴの開始を示す
b) 内容を明確に示すための具体的な例
c) ある出来事もしくは，複数の出来事を合わせたものの描写
内的ナラティヴの同定
a) セラピストがクライエントに直接，クライエントがどう感じたか尋ねる
b) 頻出する感情を表す言葉（例：悲しい，怒りを感じる，不満だ）
c) 溜息や，泣くこと，叫ぶことなどの感情表現
d) 外的状態についての比喩的描写（例：私は，爆発しそうに感じた）
e) 経験を表すのに適当な語を探しているように見受けられる長い間（long pauses）
内省的ナラティヴの同定
a) その状況もしくは関係の中での，自身の行動の考察
b) 将来の行動選択についての計画
c) その状況においての自身の考えの考察
d) その状況下での自身の感情についての省察
e) 自身や他者の行動のパターンについての言及
f) 「なぜ」，「たぶん」，「〜ではないかと思う」，「わかった」，「〜だと思う」，「できるなら」，「私には，わからない」といった，自分自身への問いかけの語句

(Angus *et al*., 1999)

次章では，本研究に適応する指標を具体化していく。

第4章 【研究】語りの構造からみる人生の意味づけ
― ルビンシュタイン・テイビ症候群をもつ子の母親らのライフストーリーから ―

1. 研究目的と意義

　遺伝性疾患を抱えるひとりひとりの患者やその家族には，それぞれに固有の疾患や障害の経験があり，意味づけがあり，疾患や障害と共に生きている人生がある。患者や家族が，何らかの決断をしなければならない時や生起した状況に適応していかなければならないとき，遺伝カウンセラーが，彼らがもつ疾患や障害についての意味づけ，さらには人生をどのように解釈しているのかを把握し，さらにそのような意味づけがいかにして構成されていくのかを知ることは，患者・家族への支援を行う上で意義深いものであると考えられる。

　第3章までの議論によって，この目的を達するためには対話的構築主義に依拠したライフストーリー研究法が適切であること，また，語りの位相に着目した分類法を導入することによって，語り手自身がライフストーリーに意味づけをする部分を抽出しうる可能性が示唆された。そのため，本研究では次の2つを具体的な目標として設定し，さらなる検討を進めていく。

| 目的1 | 患者・家族のライフストーリーを分析する手法の開発 |
| 目的2 | ライフストーリーから遺伝カウンセリングを行う上で患者・家族の支援に役立つ知見を明らかにする |

2. 研究方法

〈研究対象者〉

10代後半以上のルビンシュタイン・テイビ症候群をもつ児の母親3名。

〈研究対象疾患の概要〉

ルビンシュタイン・テイビ症候群は，常染色体優性遺伝形式をとる遺伝性疾患の一つであり，罹患者のほとんどは弧発例である。同定されている責任遺伝子は16q13.3に座位する *CREBBP* 遺伝子と22q13.2に座位する *EP300* 遺伝子であり，各遺伝子は，罹患者のそれぞれ約50%と約3%で変異が検出される。先天性の精神運動発達遅滞と特徴的な顔貌，幅の広く角ばった母指趾等の奇形を有する。これまでの報告では，IQは30-79（平均51）。IQ50以下のものが全体の52%を占める。新生児・乳児期には呼吸器感染や便秘，体重増加不良等が問題となり，集中的な医療管理が必要となる例がある。平均的な発達では，座位獲得が11ヶ月，単語の発話が25ヶ月，独歩開始が30ヶ月，トイレット・トレーニングの終了が62ヶ月である。肥満，先天性の心疾患や滲出性中耳炎による難聴，停留精巣等さまざまな症状が起こることがある。児童期から成人期にかけては，症状に応じて，遺伝科，内科，外科，皮膚科，耳鼻科，眼科，整形外科，泌尿器科，内分泌科等，複数の科への定期的通院による複合的な管理が継続的に必要であるが，多くの患者は就学し，卒後も社会的な活動に参加している（GeneReviews HP，黒澤健司ら，1993）。

〈ルビンシュタイン・テイビ症候群を対象とした理由〉

　ルビンシュタイン・テイビ症候群は，精神発達遅滞・奇形を有する一方，身体的に安定して成人期まで迎えることから，母親らは児と長い時間を共有している。このことから，「疾患を持つ子と生きる人生」・「適応」など心理・社会的側面を含む豊かなライフストーリーの構築が期待できる。

〈語りの収集手続き〉

　対話的構築主義に基づくライフストーリーインタビュー法によった。調査時期は2008年4月から7月までであり，3人の調査対象者に対して，180分から300分の面接を各1回行った。インタビュー場面は，Aさん，Bさんは自宅であり，Cさんは，公共の障害者支援施設を利用した。研究者によるインタビュー導入時の指示は次のものである。「ルビンシュタイン・テイビ症候群をもつお子さんを授かった前後から，現在に至るまでどんなことがあり，どんな思いをしたかをお話しください」。インタビュー内容は，書面による対象者の許可を得て，ICレコーダーに録音した。研究者の発話も含めた逐語録を作成し，分析を行った。

3. 分析方法の検討と開発

　これまでの章において議論してきたように，疾患や障害をもつ患者や家族を支援する際に重要なのは，研究者が患者・家族の言葉を素材として，彼らの人生を読み解くことではない。患者・家族自身が自らの言葉によっていかに人生や現状を理解し，意味づけているかを把握することである。そのための方略として，本研究では，第3章で述べたナラティヴの構造に着目した。ナラティヴの構造に関する研究から得られた知見によれば，ナラティヴには，出来事そのものを詳細に描写する部分だけではなく，語り手が出来事を描写する部分を意味を生み出す形で繋ぎあわせ，出来事に対する意味づけと解釈

を行っている部分とがある。本研究では，語り手により構成される解釈はどのようなものか，そしてそれは，聞き手とのいかなる相互作用の過程を経て生み出されるのかを分析することを通じて，患者・家族が自身の人生を再構成し，意味づける過程と有り様を浮き彫りにすることをはじめの目標とする。

また，第2章で論じたように，自己とは関係性の中に存在するものであるとする思想に依拠し，語り手が語るライフストーリーにおける他者・社会についても分析を行う。これにより，ライフストーリーから語り手が経験してきた社会を照射しうるとともに，語り手が他者をどのようにライフストーリーに織り込んでいくのか，その傾向を知ることができる。この事は，語り手の経験の社会的側面をより深く理解するために重要であると同時に，語り手にとっての他者の一人である遺伝カウンセラーの行動や反応が，語り手にどのように捉えられライフストーリーの中に編み込まれていくかを予測することができる。語り手の他者の捉え方の傾向を理解することは，クライエントを中心とした遺伝カウンセリングを行う上で有意義な情報となり得ると考えられる。

以上のことを背景とし，次節3-1.から具体的な分析軸と分析手法の検討を行う。

3-1. ナラティヴに含まれる2つの階層

本節では，第3章で考察したナラティヴの構造に関する先行研究をもとに，語り手が自らの人生をいかに解釈しているのかを把握するための指標を作成していく。

表4-1に示したように，語りの構造に関する先行研究では，ナラティヴには，大きく2つの階層があることが指摘されている。

各先行研究における名称と，その対応関係を表4-2に示す。なお，Baerger & McAdams (1999) の指標は，Labov & Waletzky の指標に準ずると判断され

表 4-1　ナラティヴに含まれる2つの階層

（ア）ストーリーの筋道を担う階層
あの時，あの場で起きた筋道のある話。登場人物が，なんらかの出来事を経験する部分であり，時間軸は，現時点（＝インタビュー時点）以外に照準している。

（イ）話の筋道を省察し，解釈するとともに，聞き手とのやり取りをしている階層
語り手が，現時点（＝インタビュー時点）に存在している自分として発話している部分。（ア）への省察と意味づけ，解釈，語りの意図，聞き手との関係性などが示される。

表 4-2　ナラティヴの階層と，先行研究による指標の関係

ナラティヴの階層	該当する指標	語りの構造を捉える枠組み	研究者
（ア）ストーリーの筋道を担う階層	―	物語文法	Mandler & Johnson, Stein & Glenn
	時間的一貫性	ストーリーの構造一貫性	Habermas & Bluck
	外的ナラティヴ 内的ナラティヴ	NPCS	Angus ら
	物語世界	対話的構築主義によるライフストーリー	桜井
	ストーリーの指示機能部（「複雑化」「結果・決定」）	ナラティヴ分析	Labov & Waletzky
（イ）話の筋道を省察し，解釈するとともに，聞き手とやり取りをしている階層	因果的一貫性と主題的一貫性	ストーリーの構造一貫性	Habermas & Bluck
	内省的ナラティヴ	NPCS	Angus ら
	ストーリー領域	対話的構築主義によるライフストーリー	桜井
	ストーリーの評価機能部	ナラティヴ分析	Labov & Waletzky

ること，Labov & Waletzky の指標の方が具体的例示に富むことから個別の解析対象とはしていない。「(ア) ストーリーの筋道を担う階層」の構造は Mandler & Johnson や Stein & Glenn が明らかにした物語文法に従う。Habermas & Bluck によるストーリーの構造一貫性の指標のうち時間的一貫性，そして，Angus らが考案した NPCS（The Narrative Processes Coding System）のうち，外的ナラティヴ，内的ナラティヴ，そして桜井の物語世界，Labov & Waletzky が提唱したストーリーの指示機能部（「複雑化」「結果・決定」）が該当する。一方，「(イ) 話の筋道を省察し，解釈するとともに，聞き手とやり取りをしている階層」は，ナラティヴのもつ，物語るというプロセスが現れる部分であり，物語世界ではなく，ライフストーリーを語っている現時点の語り手としての発話である。桜井のストーリー領域，Labov & Waletzky によるストーリーの評価機能部，Angus らの内省的ナラティヴが当てはまる。また，Habermas & Bluck による因果的一貫性と主題的一貫性は，それらが，出来事の描写を担っているわけではなく，「個人に特有の解釈的スタンス（the unique interpretative stance of the individual）」（Habermas & Bluck, 2000, p.750）を表すものであるため，これらの指標に該当する箇所は，(イ) に当てはまると判断した。Habermas & Bluck による伝記の文化的概念は，「(ア) ストーリーの筋道を担う階層」であるものの，桜井の〈ストーリー領域〉の一部としても該当するものであり，(ア)，(イ) の区分けにはあてはまらないため，後述の3-5. 本研究「ルビンシュタイン・テイビ症候群の母親らのライフストーリー」において用いる指標の検討において検討に加えた。また，Habermas & Bluck による一貫性をもとにした研究として，野村によるナラティブ分析研究がある（野村晴夫, 2005）。高齢女性1名に対して，人生の節目となった出来事を尋ね，転機の内容とその前後の生活史を含む語りについて，時間的・因果的・主観的一貫性の観点から分析することでそれぞれの一貫性の下位カテゴリーを同定している。しかし本研究では，語り手が自らの人生をいかに解釈しているのかを把握するために，語りの位相の違いに着目した指標開発を目指すこと，また転

機に限定しない長期間にわたるライフストーリーの分析を目的としていることから，Habermas & Bluck らの指標を直接的な検討材料とした。

3-2. 「感情」に関する発話の分類についての考察

表 4-1, 4-2 に示したように，ナラティヴは，大きく二つの階層に分けることができるが，実のところ，この分類には，（ア），（イ）のどちらに分類されるべきか，研究者により定義の異なるもう一つの階層が内在している。それは，語り手の感情についての階層である。「どう感じたのか」を表す発話は，その内容によって「（ア）ストーリーの筋道を担う階層」にも「（イ）話の筋道を省察し，解釈するとともに，聞き手とやり取りをしている階層」にも分類しうる。表 4-3 に，例を挙げる。

表 4-3 の例 1) は，語り手がその時「どう感じたのか」を含んでおり，

表 4-3　ナラティヴの階層が異なる「感情」についての発話プロトコル例

例1)　（ア）ストーリーの筋道を担う階層：ストーリー内での感情を含む例
　　　（下線部が，ストーリー内の登場人物としての語り手の感情）

「バスを降りる時に，車イスがバスの扉に挟まってしまったんですけど，周りの人が，それを運転手さんに知らせてくれて，みんなで車イスを降ろしてくれました。有難かったけれど，迷惑をかけて申し訳ないような気分になりました。」

例2)　（ア）ストーリーとしての性質をもつ階層と，（イ）話の筋道を省察し，解釈するとともに，聞き手とやり取りをしている階層：
　　　ストーリー内での感情，現時点の語り手としての感情を含む例
　　　（下線部 1 が，ストーリー内の登場人物としての語り手の感情。下線部 2 が，現時点の語り手としての感情）

「バスを降りる時に，車イスがバスの扉に挟まってしまったんですけど，周りの人が，それを運転手さんに知らせてくれて，みんなで車イスを降ろしてくれました。とても有難かった[1]。でも，毎日がこんなことばかりで，自分はいつも周りに迷惑をかけて生きているのかな思って落ち込むこともありますね[2]。」

Angusらの内的ナラティヴやStein & Glennの「主人公の内的反応」にあてはまる部分である。例示されたストーリーのなかでの内的反応であるため，このような場合はナラティヴの階層のうち（ア）に当てはまると言える。

　しかし，例2）では，別の要素が含まれていることがわかる。例2）の下線部1「とても有難かった」という発話は，例1）と同じ性質をもっており，このストーリーのなかでの語り手の感情である。しかし，例2）の下線部2の部分では，発話内容が，提示されている特定のストーリーを超えて，自身の人生全般へ波及している。これは，提示されたストーリーのみならず，ここには明示されていないストーリーに対して語り手が抱いた感情やこれまでに経験したことへの理解を参照し，意味づけた結果として得られた発話であると考えることができる。そのため，例2）の下線部2は，ナラティヴの階層のうち（イ）に該当していると言える。

　語り手により構成される解釈を把握するためには，感情に言及している発話であっても，それが単にそのストーリーのなかだけの経験を示したものなのか，語り手の主観的経験の根幹を構成しているような，より高次の発話であるのかを見分ける必要があるわけである。Labov & Waletzkyが提唱したストーリーの評価機能部は，ナラティヴの階層のうち（イ）を表す部分である。「評価」には，語り手の感情も含まれているが，それは感情の観点というよりは，聞き手へアピールしている部分として捉えられている。語り手により構成される解釈を把握する上で，語り手の「感情」についての発話は，分類上の工夫が必要であろうとの指摘をし，考察を進めていくことにする。

3-3. ナラティヴの階層
「（イ）話の筋道を省察し，解釈するとともに，聞き手とやり取りをしている階層」の緻密化

　先に述べたように，ナラティヴには，「（ア）話の筋道を担う階層」と「（イ）話の筋道を省察し，解釈するとともに，聞き手とやり取りをしている階層」

がある。この二つの分類を基本形として，さらに分析方法を検討していく。語り手自身の解釈とそのプロセスを把握するという本研究の目的から鑑みて，(イ) の分類をさらに精緻化させる必要があると考えられる。そこで，具体的な分類指標が示されている先行研究から，「1. Labov & Waletzky によるストーリーの評価機能」，「2. Angus らの内省的ナラティヴ」，「3. Habermas & Bluck による因果的一貫性と主題的一貫性」について，それぞれの関係性を明確化していく。

3-4. 先行研究における指標の検討

1. Labov & Waletzky によるストーリーの評価機能

　Labov & Waletzky は，「評価」を語り手が聞き手に向き直り，話のポイントや，その体験がどのような意味をもっていたのかを伝える部分であるとしており，語り手の感情に関する内容も評価の一種と見なしている。「評価」は，以下の表 4-4 に示したように分類されている。

表 4-4　Labov & Waletzky による「評価」の指標

A. 語義的に定義される評価
　A-1. 直接的な言及（例「自分自身に言ったんだ，まさにこれだって」）
　A-2. 語句の強調（例「彼は徹底的にやっつけられたんだ，本当に，本当にひどくね」）

B. 文型的に定義される評価
　B-1. 「複雑化」部分と「解決・決定」部分の間にある，時系列を担わない節内に見出される
　B-2. 繰り返し（例「そして，彼は帰って来なかった。帰って来なかったよ」）

C. 文化的に定義される評価
　C-1. 象徴的な行動・メタファー（例「自分を，十字架にはりつけたんだ」，「ロザリオが砕ける音が聞こえただろう」）
　C-2. 聞き手への語り。語りの筋に登場しない第三者である聞き手に，語りの全体像が語られる部分

「第2章2. ライフストーリーにおける他者の存在」で論じたように，語りとは，聴衆を十二分に意識し，聴衆の反応を受けて構成されていくものである。それゆえに，語り手は，「聴衆は，誰か」，「聴衆に，自分は何を伝えたいのか」，「聴衆の，興味は何か」，「自分の語りにどんな反応を示しているか」という聞き手への意識をもちながら語り，聞き手は，頷いたり，質問をしたりしながら，語りの構築過程に関与していく。Labov & Waletzky は，語りとは，外部からのなんらかの刺激への返答として話されるものであるとし，それには，語り手個人の主張や，聞き手に対する意図が内包されていると指摘している。「評価」とは，語り手が，聞き手に対して「ここが重要だ」，「私が言いたいのはこの事だ」と旗を立てている部分であり，語り手が自分自身の望む立ち位置に自らを位置づける働きをもつのである。語り手が聞き手に語りたいと強調する部分は，語り手により構成される解釈を知る上でも重要な目印となるだろう。桜井は，ライフストーリーにおける「評価」を，語り手と聞き手との関係性を透過しうる機能として位置づけている。語り手と聞き手との関係性に意識的になることは，2つの意味をもつとしており，その1つは，インタビューの場における語り手と聞き手が存在している社会や権力関係を明らかにすることができるという点である（桜井，2002）。「障害者の母親」と「大学院生」，「女性」と「女性」，「既婚者」と「未婚者」，「患者」と「医療者」など，人は，さまざまなカテゴリーに属している。語り手と聞き手は，それぞれの社会をもち，それを背景としてインタビューの場で出会っているのである。インタビュー場で，互いが互いを，何者であるとみなしていたかを認識した上で語りの分析を行うことは，社会役割のなかでの語りの位置を明らかにすることに有用であると考えられる。もう1つの点は，語り手と聞き手との，具体的な言葉や反応のやり取りから，語りの共同的な構築過程を把握することができる点である。聞き手とのいかなる相互作用を経て語り手により構成される解釈が明らかにされていくのかを知ることは，遺伝カウンセリングにおいて，カウンセラーが取るべき対応に示唆を与えるも

表 4-5　Angus らの内省的ナラティヴ

1. その状況下での自身の感情についての省察	2. その状況においての自身の考えの考察	3. その状況もしくは関係の中での，自身の行動の考察	4. 自身や他者の行動のパターンについての言及	5. 将来の行動選択についての計画	6. 自分自身への問いかけの語句

のであると考えられる。

2. Angus らの内省的ナラティヴ

　次に，表 4-5 に示した Angus らの内省的ナラティヴについて考察していくことにしよう。Angus らの提示した内省的ナラティヴは，語り手が自身の感情，考え，行動（パターン）を省察する部分と，将来についての計画，自分自身への問いかけから成り立っている。省察部は，「その状況下」についてなされるものとされているため，単一のストーリーを想定していることがわかる。ライフストーリーは，複数のストーリーが連なることで意味が生じるため，この指標では，ライフストーリーにおける語り手により構成される解釈を照射するには十分とは言えないだろう。しかし，将来についての計画と自分自身への問いかけという項目は，本研究の目的からして意義を認められるものである。それは，ライフストーリーでは，単に過去の出来事が語られるだけでなく，将来について言及されることもあるためである。また，Labov & Waletzky の「評価」における聞き手と語り手との相互作用でも触れたように，語り手により構成される解釈のプロセスを把握する上で，「語り手がインタビューの場で，内省し，言葉を探す」状態を指標として取り入れることは遺伝カウンセリングを行うことを視野に入れた研究として有用であろう。

3. Habermas & Bluck による因果的一貫性と主題的一貫性

　最後に，Habermas & Bluck による因果的一貫性と主題的一貫性の指標につ

表 4-6 Habermas & Bluck による因果的一貫性と主題的一貫性の指標

〈因果的一貫性〉語り手の自己と出来事，状況をつなぐ上で主要な役割を果たす
1. 自分の性格に関連づけて行動や出来事を説明する
2. 過去の特定の状況や出来事，気づきを得たことによって，価値観や態度の変化を説明する

〈主題的一貫性〉
1. 語り手自身の自己の中心的メタファー
2. ストーリー間の比較することや，特定のストーリーをその他のストーリーと明確に区別する
3. 人生の軌道についての評価的コメント

いて検討する。その指標は以下の表 4-6 の通りである。

第 3 章において述べたように，因果的もしくは説明的因果的一貫性は，語り手が自身の人生を意味あるものとして構築するために欠くことのできない要素である。因果的説明は，語り手の自己と出来事，状況をつなぐ上で主要な役割を果たしており，出来事の意味づけ構築をする上で重要な働きを担っている。「徹夜をした」・「風邪を引いた」という 2 つの事実を「徹夜をしたから風邪をひいた」とするのかどうか，「子どもが障がいをもっている」・「再婚した」という 2 つの事実を「子どもが障がいをもっていたので再婚した」とするのかどうか，個々の出来事を因果で結ぶことによって，出来事の意味と個々の出来事を超えた意味とが生成されていくのである。

主題的一貫性は，一連のストーリーを俯瞰して構築される「その語りのテーマ」を示している。個々の出来事をあるテーマに集約させて語ることで，自己や人生という総括的な概念を表現するとき，語りに主題的一貫性があるとされる。因果的一貫性と主題的一貫性は，語り手により構成される解釈を表すものであり，これらの構造一貫性の構成能力は青年期になることが示唆されている。

3-5. 本研究「ルビンシュタイン・テイビ症候群の母親らの ライフストーリー」において用いる指標の検討

　ここまで，先行研究において設定されている指標である「1. Labov & Waletzky によるストーリーの評価機能」，「2. Angus らの内省的ナラティヴ」，「3. Habermas & Bluck による因果的一貫性と主題的一貫性」について述べた。ここでは，これらの指標の関係性について考察し，本研究「ルビンシュタイン・テイビ症候群の母親らのライフストーリー」に適応するための指標を検討する。

　はじめに，Angus ら指標と，Habermas & Bluck による指標がいかなる関係にあるものなのかを図 4-1 に示す。

　図 4-1 に示したように，Habermas & Bluck による因果的一貫性と主題的一貫性は，Angus らの内省的ナラティヴの省察部が複数個繋がり，解釈されたものになっている。因果的一貫性と主題的一貫性に指標は分類されているが，注目すべきはこれらが共に複数のストーリーを俯瞰することで導かれている

「2. Angus らの内省的ナラティヴ」

1. その状況下での自身の感情についての省察	2. その状況においての自身の考えの考察	3. その状況もしくは関係の中での，自身の行動の考察	4. 自身や他者の行動のパターンについての言及	5. 将来の行動選択についての計画	6. 自分自身への問いかけの語句

あるストーリーについて省察した結果が，自身の人生への理解の中に組み込まれる

「3. Habermas & Bluck による因果的一貫性と主題的一貫性」

図 4-1　語りの構造指標の関係
（日本遺伝カウンセリング学会誌第 30 巻 3 号 pp.175-187 を基に作成）

という点である。複数のストーリーを対象とできることは，ライフストーリーにおける語り手により構成される解釈を把握する上で重要な特質である。なぜなら，ライフストーリーを語る時，語り手は，現在という地平に立って，過去のあらゆる時点に自由にアクセスすることができる位置に座している。そしてその場所から，あるストーリーを他のストーリーと比較し，関連づけていく。この作業のなかにおいて，過去におきた出来事は，現在に生じた出来事によってその意味を改編され，過去と現在を参照して形作られる将来もその姿を絶えず変化させていくことになる。つまり，ライフストーリーにおいては，複数のストーリーがいかに関連づけられて提示されるのかが，語り手により構成される解釈の根幹を成しているのである。また，1つのライフストーリーには数十のストーリーが含有され，その発話量は膨大である。そのため Labov & Waletzky の「評価」や Angus らの内省的ナラティヴの指標のみに依拠して分析を行った場合，該当箇所が多すぎ，語り手により構成される解釈の本筋が見えにくくなる恐れがある。その観点からすれば，本研究の語り手により構成される解釈の同定は，Habermas & Bluck による因果的一貫性と主題的一貫性の指標を雛型として，分析指標を設定することが適切と考えられた。

　ここまでの議論から，本研究では，Habermas & Bluck による因果的一貫性と主題的一貫性に加えて，Angus らの内省的ナラティヴの「将来への計画」と「自分自身への問いかけ」，Labov & Waletzky の「評価」機能にあった「聞き手への語り」を包括する指標を作成することとした。

　本研究で用いる指標として，分析指標【1】「ライフストーリーに対する意味づけ」，分析指標【2】「ライフナラティヴ：ライフストーリー構築プロセス」の2つを設定した。

　分析指標【1】「ライフストーリーに対する意味づけ」(表4-7) は，個々のストーリーを超えた全体的なストーリーを把握している部分を把握するため

表 4-7　本研究で設定した分析指標 その 1

分析指標【1】ライフストーリーに対する意味づけ

指標番号	指標となる発話内容	専攻研究における指標
1-1	自分の性格に関連づけて行動や出来事を説明する	Habermas & Bluck による因果的一貫性
1-2	経験による学び：過去の特定の状況や出来事，気づきを得たことによって，価値観や態度の変化が起きたことが説明される	Habermas & Bluck による因果的一貫性
1-3	複数のストーリーを比較して述べられる語り手の感情や評価	Habermas & Bluck による主題的一貫性
1-4	メタファーを用いた出来事の総括や自己の表現	Habermas & Bluck による主題的一貫性
1-5	過去から現在までの省察の結果としての将来への言及	Angus らによる内省的ナラティヴ

（日本遺伝カウンセリング学会誌第 30 巻 3 号 pp.175-187 を基に作成）

の項目である。具体的項目は，Habermas & Bluck の提唱した物語の構造一貫性の指標である因果的一貫性と主題的一貫性と，Angus らの内省的ナラティヴの「将来への計画」をもとに作成した。ただし，本研究では，主題的一貫性における人生の軌道についての評価的コメントはメタファーに類するものと考えた。Habermas & Bluck による指標は過去に起きた出来事についての語りのみを対象範囲内にしているが，ライフストーリーには，「現在」と「将来」についての発話も組み込まれているため，Angus らによる「将来への計画」を含有し，設定した。

　もう一つの指標である**分析指標【2】「ライフナラティヴ：ライフストーリー構築プロセス」**には，Angus らの内省的ナラティヴの「自分自身への問いかけ」と，Labov & Waletzky の「評価」の項目を基本として，「2-1 解釈の過程」,「2-2 聞き手との相互的反応による変化」,「2-3 聞き手への直接的な語り」の 3 つの項目を設けた。2-1 は，Angus らの内省的ナラティヴの「自分自身

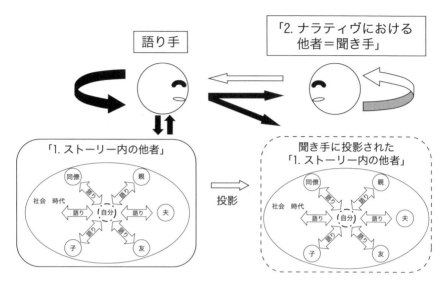

図 2-4 対話の多重性：ストーリー内の他者と，ナラティヴにおける他者（再出）

への問いかけ」から設定したものであり，2-2，2-3 は，Labov & Waletzky の「評価」から設定したものである。Angus らの内省的ナラティヴの「自分自身への問いかけ」は，語り手がライフストーリーを語るなかで省察を深めるプロセスを指し示す項目であり，Labov & Waletzky の「評価」は，語り手が聞き手に向き直り，話のポイントや，その体験がどのような意味をもっていたのかを伝えている部分である。分析指標【2】により明らかにされるものとは，語りを構築するという行為，つまりナラティヴの過程である。「第 2 章 2-2.ナラティヴにおける他者と自己との関係性」において論じたように，語りとは，語り手と聞き手との間に交わされる多重的な対話から構築されるものである。第 2 章において指摘したように，ライフストーリーには，「ストーリー」の中における他者・社会と，ストーリーが物語られる際の聞き手，つまり「ナラティヴ」における他者が存在している（図 2-4）。ナラティヴの過程においては，語り手は聞き手と対話すると同時に，その語りを自分自身の中

に落とし込む。それと同時に自己のなかの「ストーリー内の他者」と対話している。さらに，聞き手のもつ属性と同様の属性をもつ「ストーリー内の他者」が聞き手へと投影され，聞き手への語りとして「ストーリー内の他者」への対話が行われることも生じ得る。聞き手の属性には，「女性」，「社会人」，「学生」といった社会的なものも表れることが予測される。

　対話に見られる聞き手と語り手との複雑な交互作用は，メタ認知について理解することによって，より理解に近付くことができる。メタ認知とは，「認知についての認知」と定義される。丸野は，私たちが何か物事を理解するに至る思考過程は，対象レベルでの"活動主としての私"とメタレベルでの"監視主としての私"とが絶えず自己内対話を繰り返すことで進んでいくと述べている。メタレベルの認知は，対象のモニタリング（「気づき：（例）ここの表現が曖昧」，「予想：（例）この問題なら解けそう」，「点検：（例）この表現でよいか」，「評価：（例）納得がいくか」）をすると同時に，モニタリングの結果を受けて自身の行動や思考をコントロールしていく。その例には，「目標設定：（例）自分なりに納得できるものにしよう」，「計画：（例）理解できるものから手をつけよう」，「改良：（例）今までとは異なる考え方をしてみよう」といったものがあり，私たちは，自分の知的な営みを絶えずオンラインでモニタリングしながら，その時点時点での状態に応じて状況依存的に思考の仕方を柔軟に変化させていると指摘している。さらに丸野は，メタ認知は自己の中に閉じた働きだけでなく，他者や状況にも開かれていると述べている。その文脈でのメタ認知の働きは，場の状況を読み取るモニタリング，他者の思考を省察する他者モニタリングなど，全体の状況を鳥瞰的視点を働かせながら省察し，全体の動きを方向づけることである。「問いかけ」，「迷い」，「躊躇」，「逆説的」といったメタ認知的発話には，"内なる声や心の葛藤"の表明といった「自己に向かう発話」と話し手と聞き手が互いの思考の明確化を図る「他者に向かう発話」とが含まれている。他者状況に開かれた文脈で機能する適応的なメタ認知は，自己の中に閉じた確固たるシステムではなく，他者や状況との

間に分散されたシステムとして機能すると論じている（丸野，2008）。

　Angusらの内省的ナラティヴの「自分自身への問いかけ」の項目は，自己の中におけるメタ認知的な発話であり，語り手が聞き手に向き直り，話のポイントや，その体験がどのような意味をもっていたのかを伝えている部分である。そして，Labov & Waletzkyの「評価」の基準は，他者との間に生じるメタ認知的発話である。さらに，分析指標【2】の項目のうち，「2-2 聞き手との相互的反応による変化」，「2-3 聞き手への直接的な語り」は，聞き手の存在を含有した項目である。「第2章 2-2. ナラティヴにおける他者と自己との関係性，4. 本研究で採用するライフストーリー研究法の決定」で論じたように，本研究では語りを，語り手と聞き手とが，関係し合いながら構成していく対話的構築物（桜井，2002）と見なしている。またHabermas & Bluckの一貫性に着目したナラティヴ分析を実施した野村も，その分析を通じて，聞き手や話題への意識を状況一貫性という新たな一貫性として提唱している（野村晴夫，2005）。そのため項目2-2，2-3により，語りを構築する際に，語り手と聞き手との間に共有される「語り」の文化的枠組み，語り手と聞き手との社会的関係，制度的コンテクストを照射しうると考えられる。

　このように，分析指標【2】の項目が対象とする発話はどれも，ライフストーリーを語る際の動的な側面であることから，分析指標【2】の名称を「ライフナラティヴ：ライフストーリー構築プロセス」と定めた。

　本研究で設定した分析指標である，分析指標【1】と分析指標【2】を次ページ表4-8に提示する。分析指標【1】によって，語り手が，自らの言葉で構成する出来事への解釈を明らかにすることができ，分析指標【2】によって，ライフストーリーが構築されるプロセス，そして聞き手との関係性つまりナラティヴの観点からみた他者との関係性を抽出することができると予想される。

　これまでの検討から，分析指標【1】と分析指標【2】を設定した。分析指標【1】によって，語り手が，自らの言葉で構成する出来事への解釈を明らか

表4-8 本研究で設定した分析指標

分析指標【1】ライフストーリーに対する意味づけ

指標番号	指標となる発話内容	該当する専攻研究における指標
1-1	自分の性格に関連づけて行動や出来事を説明する	Habermas & Bluckによる因果的一貫性
1-2	経験による学び：過去の特定の状況や出来事，気づきを得たことによって，価値観や態度の変化が起きたことが説明される	Habermas & Bluckによる因果的一貫性
1-3	複数のストーリーを比較して述べられる語り手の感情や評価	Habermas & Bluckによる主題的一貫性
1-4	メタファーを用いた出来事の総括や自己の表現	Habermas & Bluckによる主題的一貫性
1-5	過去から現在までの省察の結果としての将来への言及	Angusらによる内省的ナラティヴ

分析指標【2】ライフナラティヴ：ライフストーリー構築プロセス

指標番号	指標となる発話内容	該当する専攻研究における指標
2-1	解釈の過程（言葉を探す，沈黙，「なんでだったんだろう」，「こういうことだったのかな」，「○○のような気がする」）	Angusらの内省的ナラティヴ
2-2	聞き手との相互的反応による変化：聞き手側の反応や働きかけによって，語りの流れに変化が生じている箇所	Labov & Waletzkyの「評価」
2-3	聞き手への直接的な語り	Labov & Waletzkyの「評価」

にすることができ，分析指標【2】によって，ライフストーリーが構築されるプロセス，そして聞き手との関係性つまりナラティヴの観点からみた他者との関係性を抽出することができると考えられる。

しかし，第2章2.ライフストーリーにおける他者の存在―ストーリー内の

他者とナラティヴにおける他者― において考察したように，ライフストーリーには，「ストーリー」の中における他者・社会と，ストーリーが物語られる際の聞き手，つまり「ナラティヴ」における他者・社会が存在している。分析指標【2】によって，ナラティヴにおける他者との関係性については抽出することができるが，ストーリーに織り込まれている他者との具体的関係性については網羅できていない。このことから，ストーリー内の他者と語り手との関係性を把握するために，本研究では「**分析【3】ストーリーから照射される他者・社会との関係**」を設定した。なお，本指標による他者とは，個人だけでなく，学校・施設・作業所・近隣の住人等のより幅広い社会集団を指すものとする。この分析の設定により，桜井の〈ストーリー領域〉により照射しうるとされている，語り手と聞き手との間に共有される語りの文化的枠組みや，Habermas & Bluck はストーリーの一貫性指標のうち，伝記の文化的構成（Habermas & Bluck, 2000）に該当する部分についても網羅しうると考えられる。分析【1】，【2】は，語り手が構成するライフストーリーの骨格構造であることからナラティヴ分析による検討を行ったが，分析【3】は個々のストーリーの内容を拾い上げる部分であるため，その分析は意味内容から行った。具体的には，ライフストーリーから，語り手が他者もしくは社会について直接的に言及している部分を抽出した（表 4-9）。

この分析を行うことによって，語り手が他者をライフストーリーに編み込む際の傾向（（例）ライフストーリー内に他者についての言及が多く，他者からの影響を強く受ける。家族関係に関する発話が圧倒的に多い。医療者を「良い人」，「悪い人」という表現でカテゴライズするなど。）と，語り手を取り巻く社会の状況（（例）入院を受け入れてくれる病院がないなど。）を照射しうると考えられる。このこと

表 4-9 分析指標【3】ライフストーリー内の他者

分析【3】ライフストーリー内の他者
ライフストーリーから，語り手が他者もしくは社会について直接的に言及している部分を発話内容から抽出する

は，遺伝カウンセリングを行う上でも，語り手の他者観に留意した遺伝カウンセラーを可能にすると同時に，ケースワーカー等との連携などの具体的な支援に繋がる情報となると考えられる。

4. 先行研究の検討から開発した，本研究におけるライフストーリーの分析指標の設定

ここでは，これまでの議論から明らかになった知見をもとに，本研究において行う分析指標を設定する。

表 4-10 に示したように，本研究では，ひとりひとりのライフストーリーついて，分析【1】，分析【2】，分析【3】の 3 つの分析を行う。分析【1】では，語り手自身が人生に対して意味づけを行っている部分を抽出する。分析【2】では，語り手が人生への意味づけを構成するプロセスと，語り手―聞き手の関係を明らかにする。分析【3】では，ライフストーリーがストーリー内の他者とのいかなる関わりの中で構成されているのかを拾い上げる。

表 4-10　本研究において行う分析

分析【1】ライフストーリーに対する意味づけ
分析【2】ライフナラティヴ：ライフストーリー構築プロセス
分析【3】ライフストーリー内の他者

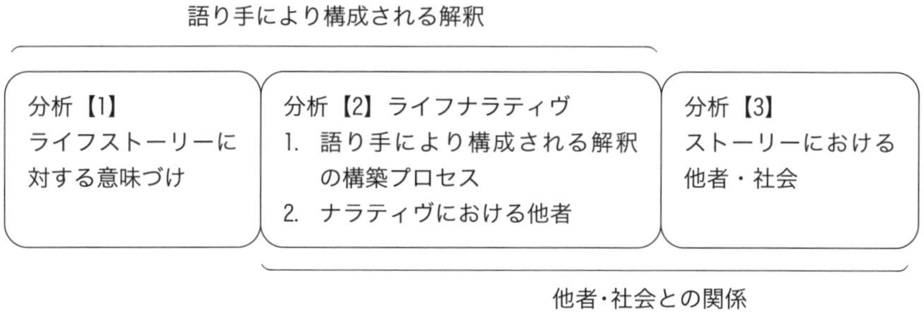

語り手により構成される解釈

分析【1】 ライフストーリーに対する意味づけ	分析【2】ライフナラティヴ 1. 語り手により構成される解釈の構築プロセス 2. ナラティヴにおける他者	分析【3】 ストーリーにおける他者・社会

他者・社会との関係

図 4-2　3 つの分析の関係性

表 4-11　先行研究の検討により本研究で設定した分析指標一覧

分析指標【1】ライフストーリーに対する意味づけ

指標番号	指標となる発話内容
1-1	自分の性格に関連づけて行動や出来事を説明する
1-2	経験による学び：過去の特定の状況や出来事，気づきを得たことによって，価値観や態度の変化が起きたことが説明される
1-3	複数のストーリーを比較して述べられる語り手の感情や評価
1-4	メタファーを用いた出来事の総括や自己の表現
1-5	過去から現在までの省察の結果としての将来への言及

分析指標【2】ライフナラティヴ：ライフストーリー構築プロセス

指標番号	指標となる発話内容
2-1	解釈の過程（言葉を探す，沈黙，「なんでだったんだろう」，「こういうことだったのかな」，「〇〇のような気がする」）
2-2	聞き手との相互的反応による変化：聞き手側の反応や働きかけによって，語りの流れに変化が生じている箇所
2-3	聞き手への直接的な語り

分析指標【3】ライフストーリー内の他者

分析【3】ストーリーから照射される他者・社会との関係
ライフストーリーから，語り手が他者もしくは社会について直接的に言及している部分を発話内容から抽出する

　表 4-10 で示した 3 つの分析の関係性は，図 4-2 のように表すことができる。

　3 つの分析を設けることにより，語り手自身が人生に対して行っている人生への意味づけ，それが生じるプロセスとそのプロセスにおける聞き手の役割，語り手が経験している他者や社会との関係を包括的に捉えることができると考えられる。

　本研究で用いる指標もしくは基準の詳細な項目を表 4-11 に示す。

5. ライフストーリーの構成を把握する―ストーリー移行部の検討―

　実際にライフストーリーの分析を開始するにあたっては，インタビュー内の，どのタイミングで，どのようなストーリーが話されたのか。個々のストーリーの境界をいかに定めたのかを明確化する必要がある。

　Angusらの考案したNPCS（The Narrative Processes Coding System）では，ストーリーの移行部を次のような方法で同定している。ストーリーの移行には，新しい領域のストーリーの描写や概要を提示する主移行と，既述のストーリーの精緻化をする部分移行とがあるとし，さらに，ストーリーの開始と終了について詳しく分類している。新たなストーリーの開始には，セラピストの質問をきっかけとした新たなストーリーの開始／クライエントが明確に新たなストーリーの開始を告げる／特定の内容もしくは過去の経験において，時制が変化する／話し手（セラピスト・クライエントのどちらも含む）の沈黙に続く開始／が挙げられている。そして，ストーリーの終了は／述べられた内容についてのセラピストもしくはクライエントが理解し，肯定したことの表現（例：うんうん。"Mm-hm"）／会話の停止・間／ストーリーのまとめ／に分類されている。これらの分類法の開発においては，Angusら（1999）は，心理療法のセッションの逐語録を対象としていた。そのため，一つのストーリーと他のストーリーとが比較的判別しやすかったことが推測される。

　しかし，Angusらのストーリー移行部の同定方法をライフストーリーに適応する際には，ライフストーリー特有の困難さが生じる。なぜなら，本研究のように，障害をもつ子を授かった母親のライフストーリーでは，ストーリーは基本的に，子どもの誕生前後から現在に至るまで，時系列に沿って展開していく。子どもが生まれた頃の話，療育施設に行きはじめた頃の話，小学校，中学校，高校，作業所でのストーリーが，様々な局面から，子どもの成長をなぞる形で，アナログ波形のように継ぎ目なく変化していき，ストーリ

一自体は，常に緩やかに変わっていく状態にある。そのため，Angus らの提示した語句や間による同定方法のみでは，ストーリーを判定できない場合が出てくる。

桜井は，ライフストーリーにおけるストーリーの境界について，次のように指摘している。なお（＝）内の語は，本論文内で使用している語句との対応を示してある。

「語りのなかにある多数のストーリーの，それぞれのストーリー同士の境界はかならずしも輪郭のはっきりしたものではない。また，ひとつのストーリーが終わるところで，もう一つのストーリーが始まるわけだが，そうはいっても前に語られたストーリーがいま語られているストーリーと重複するところもあって，そこに厳密な境界があるわけではない。また，ストーリーの展開途中で，語り手がふと気がついたそれまでの文脈と異なるストーリーを語りだしたり，他の参加者が語られているストーリーとまったく異なる発話で割り込んでくることもあって，ストーリーのなかにストーリーが入る展開になったり，中断，そして再開を余儀なくされることもある。ストーリーの意味が明らかになるのは，前後するストーリーから区別される差異が存在することであるが，その差異はとりもなおさず〈物語世界〉（＝ストーリーの階層（ア）筋道のある話）のリアリティの違いであり，時空間の枠組みの違いによって表わされる。」

(桜井，2002, p.216)

ストーリーの移行を，移行部の発話のみから決定しようとすると，境界が明瞭でない移行部は捉えられなくなる。一方，なんの指標もなく「話の内容から分けた」のでは，再現性に問題が残る。それに対して，ストーリーの内容が展開された「時間」と「場所」の両者を併用して，ストーリーを分類する方略をとるならば，まずは，インタビューデータ内で，「時間」と「場所」

を示す語句を手掛かりにすることができる。特に，指標に「場所」を入れることは，ストーリーの内容をストーリーの分類に反映させやすくする。時間軸上は，同じ時点であっても，その時間には複数の出来事が起きている。同じ時間内を指し示す語りであっても，ストーリーの内容が展開された「場所」が異なれば，文脈上も異なった内容についての語りである場合が多いのである。これらの理由から，本研究では，ライフストーリーの全体の構成を把握する方法として，語りが示す「時間」と「場所」を採用することとする。

次節では，ここまで設定してきた分析法を用いて実際のライフストーリーの分析を試みる。

6. プレ分析結果と分析指標の改良

【研究】「語りの構造からみる人生の意味づけ―ルビンシュタイン・テイビ症候群をもつ子の母親らのライフストーリーから―」で設定した具体的な目的は，以下のものであった。

目的1　患者・家族のライフストーリーを分析する手法の開発
目的2　ライフストーリーから遺伝カウンセリングを行う上で患者・家族の支援に役立つ知見を明らかにする

　この目的を達するプロセスとして，本節では，実際のライフストーリーを分析するためのプレ分析を行う。表4-11に示した分析指標【1】，【2】に従って，1名のライフストーリーを分析し，語り手により構成される解釈と聞き手―語り手関係について抽出する。このプレ分析の目的は，先行研究から作成した分析指標が，適切に日本語によるライフストーリーの分析に用いることができるかを確認し，改良を加えることにある。抽出過程で生じた指標と実際に捉えたいデータの差異から，分析指標に改良を加える。

表 4-12　ライフストーリーを分析する手続き

1. プレ分析として，1名のライフストーリーに対し，先行研究から設定した分析指標【1】，【2】に該当する箇所を抽出する（第4章6-1節）

2. 抽出結果から，分析指標の改良を行う（第4章6-2節）

3. 改良版分析指標を，全ての語り手のライフストーリーに適応して分析し，改良を加えることで最終版分析指標を提唱する（第5章4節）

4. 分析の結果から，ライフストーリーから遺伝カウンセリングを行う上で患者・家族の支援に役立つ知見を明らかにする（第5章5節）

（日本遺伝カウンセリング学会誌第30巻3号 pp.175-187 を基に作成）

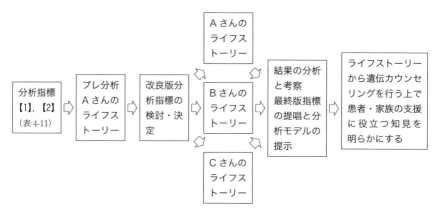

図 4-3　ライフストーリーを分析する手続きの流れ図

なお，分析【3】は発話内容からの分析であり，他言語による先行研究から設定された分析ではないことから，プレ分析は行わないこととした。

その後，改良版指標を全3名の語り手のライフストーリーに適応することで，より現実のデータに即した分析・分析指標を開発する。分析結果の考察を経て，本研究における最終版の分析指標を提唱し，遺伝カウンセリングにおいて有用なライフストーリーモデルを明らかにしていく。プレ分析と，第5章に示す全体分析の流れを表 4-12，図 4-3 に示す。

6-1. プレ分析：Aさんのライフストーリーに対し，先行研究から設定した分析指標【1】，【2】に該当する箇所を抽出する

1. ライフストーリーの全体的な構成を把握するために，インタビュー開始から終了にいたるまで，インタビュー内の時間軸に沿って，各ストーリーを同定する。ストーリーの同定方法は，そのストーリーが指し示す時間と，そのストーリーの内容が展開される場所の枠組みの違いとした。時間は，障害をもつ子の年齢もしくは，小学生，中学生などの社会的所属により標記する。なお，語りに変化が見られる要因になる可能性も考えられるため，インタビュー内での休憩，もしくはインタビューが一旦終了したタイミングも示した。

2. インタビューで得られたライフストーリーから，表4-11に示した分析指標【1】「ライフストーリーに対する意味づけ」に該当する箇所を抽出する。該当する発話は網掛け（■）してあるが，文脈を明らかにするために前後の発話も合わせて表記している。太字の発話は，音声による強調を示し，「・」は，1個につき，1秒の沈黙を表している。分析指標【1】により抽出するのは，個々のストーリーを超えたストーリー，語り手が自身の人生について意味づけをしていると予想される部分である。

3. インタビューで得られたライフストーリーから，表4-11に示した分析指標【2】「ライフナラティヴ：ライフストーリー構築プロセス」に該当する箇所を抽出する。該当する発話は網掛け（■）してあるが，文脈を明らかにするために前後の発話も合わせて表記している。太字の発話は，音声による強調を示し，「・」は，1個につき，1秒の沈黙を表している。語り手と聞き手との相互作用が生じている箇所もしくは，インタビューの発話を省略すると意味が捉えられない箇所については，インタビュアーの発話

表 4-11　先行研究の検討により本研究で設定した分析指標【1】,【2】(再出)

分析指標【1】ライフストーリーに対する意味づけ

指標番号	指標となる発話内容
1-1	自分の性格に関連づけて行動や出来事を説明する
1-2	経験による学び：過去の特定の状況や出来事，気づきを得たことによって，価値観や態度の変化が起きたことが説明される
1-3	複数のストーリーを比較して述べられる語り手の感情や評価
1-4	メタファーを用いた出来事の総括や自己の表現
1-5	過去から現在までの省察の結果としての将来への言及

分析指標【2】ライフナラティヴ：ライフストーリー構築プロセス

指標番号	指標となる発話内容
2-1	解釈の過程（言葉を探す，沈黙，「なんでだったんだろう」,「こういうことだったのかな」,「○○のような気がする」)
2-2	聞き手との相互的反応による変化：聞き手側の反応や働きかけによって，語りの流れに変化が生じている箇所
2-3	聞き手への直接的な語り

（イ：）を表記した。

　実際の分析を開始する前に，先行研究から設定した分析指標のうち，分析指標【1】,【2】を再度示しておく（表 4-11）。

6-1-1. プレ分析：A さんのライフストーリーの構成

背景

家族背景：A さんは，50 代半ばの女性であり，20 代後半になる息子がルビンシュタイン・テイビ症候群と診断されている。子どもは，長女，息子，次女の三人きょうだい。現在の同居家族メンバーは，A さ

ん，Aさんの夫，息子，次女であり，長女は，近くに独居していて頻繁に帰ってくる。

息子さんの履歴：地域の小学校―隣の学区の中学校―養護学校―S通所施設―A通所施設（現在4年目）

　表A-1.は，Aさんのライフストーリーの全体的な構成である。インタビュー開始から終了にいたるまで，インタビュー内の時間軸に沿って，ストーリーを同定した。インタビュー開始時のストーリーが，番号1，終了時のストーリーが24である。各ストーリーの名称は，ストーリーの主な内容から定めた。

表A-1．ライフストーリーの構成表

ストーリー番号	ストーリーの名称	時間（息子）	場所
1	てんかん発作を起こす	生後3か月	自宅／O病院
2	てんかん発作で入院するまで	誕生から生後3か月	自宅
3	てんかん発作で入院中のこと	生後3か月	O病院の入院棟
4	1歳を過ぎると楽になっていった。成人期になり，息子が調子を崩してからとの比較	幼児期と成人期	―
5	地域訓練会での活動	2歳から成人期まで	Z市の地域訓練会
6	学校（作業所）への通学方法	小学生から社会人まで	自宅から学校（作業所まで）
	〈沈黙〉		
7	社会人（成人期）になってから，息子が精神的に調子を崩した	20歳前後から	自宅／通勤途中／作業所
8	精神科受診のきっかけ。息子がバス停で人を押し倒した	22歳	駅のバス停
9	作業所を変える	23歳	新しい作業所

10	社会人になり調子を崩してからと，小さい頃との比較・振り返り	学童期と成人期	―
11	夫とともに，息子を精神科に連れていく	23歳	O病院精神科
12-1	夫は協力してくれない。夫とわかりあえない：1回目の言及	23-25歳前後	自宅
12-2	夫が理解を示してくれるようになった：1回目の言及	現在	自宅/自宅周辺
12-3	夫は協力してくれない。夫とわかりあえない：2回目の言及	23-25歳前後	自宅
12-4	夫が理解を示してくれるようになった：2回目の言及	現在	自宅/自宅周辺
12-5	夫は協力してくれない。夫とわかりあえない：3回目の言及	23-25歳前後	自宅
12-6	夫が理解を示してくれるようになった：3回目の言及	現在	自宅／自宅周辺
12-7	夫は協力してくれない。夫とわかりあえない：4回目の言及	23-25歳前後	自宅
12-8	夫が理解を示してくれるようになった：4回目の言及	現在	自宅／自宅周辺
12-9	夫は協力してくれない。夫とわかりあえない：5回目の言及	23-25歳前後	自宅
12-10	夫が理解を示してくれるようになった：5回目の言及	現在	自宅／自宅周辺
12-11	夫は協力してくれない。夫とわかりあえない：6回目の言及	23-25歳前後	自宅
12-12	夫が理解を示してくれるようになった：6回目の言及	現在	自宅／自宅周辺
13	夫もいいところは沢山ある	―	自宅／自宅周辺
14	息子は老化が早いといわれた	現在	O病院

15	息子は，いま何が楽しいんだろう。現在と過去の対比：1回目の言及	中高生の頃と現在	—
16	また，少しずつ状況を良くしていきたい	現在	—
	〈休憩〉		
17	施設に入所させることについて。自宅だときめ細かく看てあげられる：1回目の言及	現在から将来	入所施設／自宅
18	発達障害児が留置された事件を新聞で読んで。不安を感じる	現在から将来	—
19	親がしてあげられること		—
20	年長児には，病院がない	現在	O病院／その他の病院
21	施設に入所させることについて：2回目の言及	現在から将来	入所施設／自宅
22	息子が好きだった動物園のライオンが死んだ話	現在	動物園
23	息子は，いま何が楽しいんだろう：2回目の言及	現在	—
24	家族再生へ。光が行く方向に自分をもっていきたい	現在	—

（日本遺伝カウンセリング学会誌第30巻3号 pp.175-187を基に作成）

　ライフストーリー全体の構成が明らかとなったところで，ライフストーリーの発話から，各分析指標に該当する箇所を抽出した。その結果を6-1-2.に示す。

6-1-2. プレ分析：
分析指標【1】「ライフストーリーに対する意味づけ」
分析指標【2】「ライフナラティヴ：ライフストーリー構築プロセス」
の抽出結果

ストーリー番号3：てんかん発作で入院中のこと

表 A–2.

発話	分析指標【1】,【2】の該当箇所とその種類
O病院で，こういう病名がつけられてルビンシュタインってことがわかって，でも，なんだか聞いてもなんだかよくわからないし，「なんなの」って感じですよね。でも，私，そのときに今でもよく覚えているけど，すごく悲しいとかそういう気持ちは不思議となかったの。育ててやろうって思った。なんでかっていうとね，こどもの病院だから，いろんな難病の赤ちゃんいらっしゃるじゃないですか。はじめてそういう赤ちゃん病棟の，いろんな大変な合併症を抱えた人たちのなかにこの子も入ったわけですよ。酸素ボックスに，こんなちっちゃい子もいればね。「うちなんか，全国に一人だけしかいないよ，こういう病名なのよ」っていうお母さんたちが，ものすごく明るくって，「あらこれってなにかしら」って（思った）。「肺炎なんて，病気じゃないよ。治る病気は病気じゃないのよ」みたいにね。「ああ，そうなんだ」って。この子みてると，酸素も入れられたこともあったし，でも，周りのお母さんから元気をもらえたのかもしれない。すごーくショックっていうのがなかった。 必死に生きてるこの子の様子をみたときに，知的に遅れても，私，この子をちゃんと育ててあげようって。「約束するから助かって」ってと誓ったような気がした。すごくそういう思いが強かった。だから，自分に枷を，なんていうのかな，「どんなことがあっても，知的にハンデがあってもあなたを育ててやるから，命を助けて」って。「それを引き換えに私もがんばるから」って思いをすごく込めたと思う。	⇐【1】1-2 経験による学び ⇐【1】1-4 メタファー

第 4 章 【研究】語りの構造からみる人生の意味づけ　73

〈考察 A-2〉
分析指標【1】「ライフストーリーに対する意味づけ」のうち，1-2 経験による学び，1-4 メタファーによる総括に該当する発話が見られる。子どもを授かったことに対する抽象度の高い，俯瞰的なコメントである。

ストーリー番号 4：1 歳を過ぎると楽になっていった。成人期になり，息子が調子を崩してからとの比較

表 A-3.

発話	分析指標【1】,【2】の該当箇所とその種類
やっぱりルビンの子って一歳までは色々あるんですよ。ミルクの飲みが悪いし肺炎とか尿路感染とか熱，月の三分の二くらいは風邪。風邪ひかせたらずっと尾を引いて，治りにくくて，肺炎になっちゃったとか。なにか普通の子とは違う，そんな思いして必死でしたよね。だけどね，笑顔がかわいいの！「にこーっ」って，すごい素晴らしい笑顔なの。だからもう，みんなそれに励まされて。だから笑顔と共にっていうのは，本当にそうだったと思う。いつもね，怒ることを知らない。「それだけで，もういいやー」っていう思いで，私は育ててきたと思う。だから青年期になって，不安定になりこだわりや問題行動とか，これは大変だなって思ったけど，それまでの間は，そんなこと一つも思わなかった。いろんな体験させてあげようとか，この子なりのペースでいけばいいんだとか。なにか普通になるようなことしてね，訓練してとか（は）もう全然（考えなかった）。だから，この子は知的にそういう風だって，言われたし，どんな風になるかもわからないけど，そのまんまなんかスッと受け入れた感じかな。	←【1】1-3 複ストーリー感想
（イ：ふーん）私はね。（イ：あっ，ええ，ええ）私は。（イ：うん，うん）そうだったと思う。（イ：ふーうん）「この子のために」という感じは，きっとあったと思う。（イ：うん，うん）障害児のお母さんとか，ルビンちゃんに限らず，（イ：ええ，いろいろ）沢山いるんですよ。この団地にも，いろんなタイプのお子さんいますよね（イ：	←【2】2-2 聞き手相互

ですよねぇ)。もう本当に大変で，小さいときから多動 (のお子さんもつ方) とかいろんな方もいらっしゃるじゃないですか。(イ：ええ，ええ) もう本当に，ショックで大変だったと思う。それは正直な気持ちだったと思う。(イ：うんうん) 私，きれいごとじゃないんだけど，私はそういう風に思ったの。(イ：うんうんうん) 一生懸命育ててやるよって感じの思いで，ずっと来たかなって思いますね (イ：ふんーんー)。(イ：・・・そうだったんですねぇー)。そうなの。よく他のお母さんたちも言うんですけど，やっぱり生まれた頃って，夜，息してるのかしらって(思った)。息してないような感じがするの。静かーになっちゃってるし。((中略)) いつでも，私自身もエネルギー取られてた。必死だったと思う。夜中になにかあってもいいようにって，パジャマ着て寝ないで，服着て寝てました。こんな近い距離なのに。(イ：もうすぐ) そう，(イ：行けるように) そう，そう。なんかね。すごく気を張ってた日々だったわね。でも，物が食べれるようになって，ちょっとずつ，ちょっとずつ本当に体力つくんですよね。だからもう，どこでも連れて行ったし。一歳までは本当に大変でしたけど，その後はゆっくりだけども体力面はついていくし，情緒が安定。これが一番の特徴だったかな。今と違って，情緒が安定していて，言葉は単語だけど表情豊かだからコミュニケーションがすごくとれて，「おいしいね」っていえば，「おいしー！」って言ってくれるし，イエス・ノーもまあちゃんとできるし，「こうだからね」って言えば「うん」って素直だし，なんか，とても情緒が安定してる子だなって，ルビンはそういう子なんだなって，ずっとそう思ってました。青年期にこうやって緊張感や不安感があり精神的に不安定になる前は。ほんと，そうでしたよ。やりやすい子で。	←【1】1-3 複ストーリー感想

〈考察 A-3〉
成人期とそれ以前という時間軸上の異なる点を比較している。これは，分析指標【1】「ライフストーリーに対する意味づけ」のうち，「1-3 複ストーリー感想に該当する発話」であると見なせる。子どもを授かったことに対する抽象度の高い，俯瞰的なコメントである。分析指標【2】「ライフナラティヴ：ライフストーリー構築プロセス」のうち，2-2.聞き手との相互的反応による変化：聞き手側の反応や働きかけによって，語りの流れに変化が生じている箇所として，障害の受け入れについてのやり取りが含まれている。

ストーリー番号5：地域訓練会での活動

表 A-4.

発話	分析指標【1】,【2】の該当箇所とその種類
((地域訓練会には))ずっと四歳くらい高校生まで長くいましたし，サークルの活動もあり余暇を仲間やボランティアと楽しんでました。旅行でも，親から離れてとか，いっぱいしてきましたね。だから，それをやっておいて，今は良かったなぁって思いますよ。だって，崩れたら，もうどこにもね，前のようにはね・・・行きたいって言わなくなって・・・だからそういう意味では，高校生くらいまでは，本当になんか順調にこれたなぁって・・・。	←【1】1-3 複ストーリー感想
〈考察 A-4〉 時間軸上の異なる複数の点への言及。分析指標【1】1-3 複ストーリー感想に該当する。現在と比較することで生成される過去の意味づけ。	

ストーリー番号7：社会人（成人期）になってから，息子が精神的に調子を崩した

表 A-5.

発話	分析指標【1】,【2】の該当箇所とその種類
なんだろう本当に，顔が強張っちゃって。それこそ，強迫観念じゃないんだけど，本当は行きたくないんでしょうね，帰ってくると，ほっとして，名前を言って，「誰々さんがこわいこわいこわいこわい」って言いながらも（行ってた）。「じゃあ今日はゆっくり休めばいいじゃない」って言っても，（息子自身が自分の気持として）休めないっていうのが大変だった。時間になると行くって（言って）。だから，よくバス停でね，「わー」って，「ばかー」って1度大きな声で叫んでましたもん。でも，なんかきっと自分に気持ちを奮い立たせて，やってるのかなぁっていう印象で最初は思ってたんだけど，	←【1】1-3 複ストーリー感想

発話	
その辺からね，やっぱりちょっと様子が変でしたよね。後になって思えば，後になって考えるとね。(イ：それは，お勤めはじめられてからどのくらいたって) そう・・いつからって言われても，まあ徐々に社会人になってからこだわりが目立ってきて変だなぁ感じていましたが，なにが決定的なことなのかって，たぶん本人だってわからないと思う。うん，わからないんだと思う。行き帰りに関して(は)，「(一緒に)来ないで」って，言ってるくらいだから，通うことへの不安じゃなくて，たぶん人間関係だとか(だと思う)。高校生の時までは，ある程度同じレベルだったりとか，同じ年まわりの子達だから，先生たちもうまく対応できるんだけど，年齢の幅が広いからね。症状もいろんな方がいらっしゃるでしょ？だから，なのかなってって思ったり。刺激には小さなころから弱かったところもあるのでそういう見るのも嫌なものもあったのかなって。大きな声出してたりとか，なんか，あの，お互い様ってのはあるんですけど，彼の中では，うまく消化できないものが他にもあって溜まっていったのかなぁって。そんな気がしてる。だから，誰がなにをしたっていうのじゃなくて。たぶんね，許容が狭いし言葉でうまく伝えられないのでを形を変えて表現していたんでしょうね。	←【2】2-1 解釈の過程 ←【1】1-3 複ストーリー感想

<考察 A-5>
小さい頃と成人期との比較，現在と比較することで過去の意味づけが生成されていくプロセスが表れている。分析指標【1】1-3 複ストーリー感想，分析指標【2】2-1 解釈の過程に該当する発話が見られる。

ストーリー番号8：精神科受診のきっかけ。息子がバス停で人を押し倒した

表 A-6.

発話	分析指標【1】，【2】の該当箇所とその種類
・・で，やっぱり・・一番決定的だったのはね，もう精神科いかなきゃって思ったのは，((息子が，肩に力が入ってまっしぐらに歩きバス停に並んでいる人の列に突進して，おばあさんを倒してしまった出来事の詳細))そう，それが決定的なこと。なんとなく変だ変だって思ってたけど，自分の気持ちがコントロールできないし，「だめ	←【1】1-3 複ストーリー感想

だよ」とか言ってもそれが耳に入らない。歩く姿や行動面にもなにか不安感や緊張感があり、本人のなかで目一杯のものがあったんだろうなって・・	
〈考察 A-6〉 時間軸上の異なる複数の点への言及。分析指標【1】1-3 複ストーリー感想に該当する。語り手が過去の出来事の意味づけを明言している部分。	

ストーリー番号 10：社会人になり調子を崩してからと，小さい頃との比較・振り返り

表 A-7.

発話	分析指標【1】,【2】の該当箇所とその種類
一年半！ やっと陶芸の部屋に入れて。安心感もつまでにそれくらいかかった。今は，入ってます，ちゃんと。すごく過敏で，崩れたら「こんなにデリケートだったんだ」って。(イ：うーん，昔は，なにかそんなこともなく？)いやっ，でもね，やっぱりルビンちゃんはデリケートですね。ちっちゃいときからその過敏なところは。無茶なことはしないし，慎重さはあったし，やっぱり線の細い面は感じましたよね。((中略))ボランティアさんとかと，お泊りしてて，楽しい雰囲気のなかで朝ごはんとか出ますでしょ，自分たちで作ったもの。その時ね，息子は，いつも食欲ないの，でも，顔は笑ってるから，「なんで食べないのかなぁ」ってその頃は思ってたけど，後になって考えれば，やっぱり環境の変化に弱かったから食べれなかったんでしょ。うちじゃ，ぱくぱくぱくぱく食べてるのに。だけど，外からはわからない ((中略)) 最初の頃はやっぱりそうでしたもんね。後で考えてみるとそうだった。だからやっぱりこの子達の崩れ方ってわからないなって，緊張してることが。アピールが全然足りないもん。そこでパニックになっちゃったりしてくれれば（わかるけど），そのパニックになること自体がまるでないから。大人になってからの方が，あるんだけどね，自己主張でパニックになったりする。そういうことが全然なかったから。このギャップが	←【2】2-2 聞き手相互 ←【1】1-3 複ストーリー感想

ねぇ，すごくお母さんは，びっくりする。すごく扱いのいい子だったから。	
〈考察 A-7〉 分析指標【1】1-3 複ストーリー感想に該当する。現在と比較することで過去の意味づけが生成されていくプロセスが表れている。この生成プロセスは，聞き手からの質問がきっかけとなっており，分析指標【2】2-2 聞き手との相互作用に該当する発話が見られる。	

ストーリー番号 12 群　次節分析【2】にて考察

ストーリー番号 14：息子は老化が早いといわれた

表 A-8.

発話	分析指標【1】，【2】の該当箇所とその種類
・(先日，医師から，息子は加齢が早いということかもしれないと言われて) やっぱり，現実に興味の範囲も狭くなってるし，意欲は前ほど無いし，そうなのかなって。かといって，バンバン刺激を与えるためにね，バンバン，前のように連れて行けるかっていうと，そうではないしね。楽しむことでも選びながら，体調を考えながらってところもありますでしょ？・・・ヘルパーを使ってっていうのもなかなか。前もちょっと，やってたんですけど，やっぱり読めないんですね。(イ：どこかお出かけするときとかに？) そうねぇ。億劫になっちゃいけないのかもしれないんだけど，どうしても慎重になっちゃいますよね。体調とか，(脳)梗塞のことで。この子が，どういう気分なのかなって。	⇐【1】1-3 複ストーリー感想
・身体の力が抜け自分では立てないし様子を見てやっぱり気になり病院に連れて行きました。検査の結果，多発性小脳梗塞って言われて 2 週間入院したんですが，(脳梗塞の) 跡がいくつもあるって (言われて)。「これは前から起きてますよ」って言われ時に，確かに動きも悪かったし，「なにか食べても，よく詰まるなぁ」って，感じはしてたし。(でもその時は) 「運動不足だったから，筋力が低下してるのかしら」くらいにしか思ってないし。それが，すごく目に余る	⇐【1】1-3 複ストーリー感想

ような感じでもなかったからね。思い起こせばって感じでね。うまく不調を訴えられないじゃないですか。どこがどうっていうのが，よくわからない。	
〈考察A-8〉時間軸上の異なる複数の点への言及。分析指標【1】1-3複ストーリー感想に該当する。比較させることで生成される現在と過去の意味づけ	

ストーリー番号15：息子は，いま何が楽しいんだろう。現在と過去の対比：1回目の言及

表A-9.

発話	分析指標【1】，【2】の該当箇所とその種類
コミュニケーションは，言葉もね，人の名前だとかはいっぱい言うし，本当に取れそうな感じ。あの，取れるんですよ。嬉しいことは表情豊かに喜びを表現するし楽しいですよ。でも，内面の気持ちはうまく伝えられないから本当の気持ちがわからないんですけどね。微妙な事とかは，伝えられないし，痛いとか，かゆいとかは伝えられますけどね。(イ：うん，その，込み入ったところみたいな)そうです。だから，今のとこ（作業所）行ってもね，いろんな行事があって，旅行だとか，ありますでしょ。今はもう，全然参加できてませんもんね。前までは，学校のとき，高等部の時なんかは，「夏休みも，まあ盛りだくさんですねぇ！」って言われたくらい，いろんなところにね，退屈しないように行ってたんですよ。(イ：うん，いろんな，その会で)そうそうそう・・今，もう何かね，家にいるのが好きで連れ出すのが，大変だし，本当に楽しめてるのかも良くわからないって感じなの。親以外の人だったら，楽しめるかっていうと，そういう問題じゃないような気もする。やっぱり，青年期とか，思春期あたりはね，私から離れて，ボランティアさんと一緒に行った時期が，きっと楽しかったんだと思いますよ，ボランティアさんと会うことが。仲間同士はうまくコミュニケーション取れなくても，うまく関わってくれる人がいるから，楽しく過ごせたんだと思うけど・・・今は，もう「行く」って言いませんもんね。うん，だいたい・・みんなと同じような行動とれないしね。体力面でね。	←【1】1-3複ストーリー感想，【2】2-1解釈の過程

コハイキングだとか，歩いたり，するようなこともやってましたからね・・・だから，本当に，その，老化っていわれてねぇ，「あー，そうなのかぁー」って思いながらもね。

〈考察 A-9〉時間軸上の異なる複数の点への言及。分析指標【1】1-3 複ストーリー感想に該当する。過去と比較させることで生成される現在の意味づけ。

ストーリー番号 16：また，少しずつ状況を良くしていきたい

表 A-10.

発話	分析指標【1】，【2】の該当箇所とその種類
フェリーとか乗るの好きで，久里浜とかね。でも，乗ることが目的で，着いて食事をしたら，もう帰る。だから，自閉症の（方の）目的と同じですよね。（イ：あっ，乗ること自体に意味がある）うん，そうそうそう，意味がある。それはそれで，その楽しみ方なんですもんね。（イ：そうですよね）そうなの。（イ：うんうん）そうなの。だから，ちょっと自閉傾向，傾向っていうか，はっきり自閉とは言い切れないんだけど，そういう傾向はあるなって，楽しみ方がそうなってきたんだろうなって，私いまそう捉えてますけどね。（イ：うーん，なるほどねぇ。どうも自閉傾向だなっていうのは，やっぱり二年くらい前あたりから？）いやー，そういう風に今までは思いませんでしたけどね。ただ，成人期になってこだわり強くなって自閉症の方と似てるなって。親の会でも，自閉症の方のお母さんの友達いっぱいいるんですけどね（(中略)）知的障害の子は，そういう「こだわり」ってのは小さい時からある子もいるけど，青年期，思春期あたりからは強く出るんだなっていうのは，他のお母さん方と話していてもそうですね。（イ：そっかぁ，結構，地域でいろんなその障害ある方のお母さんたちとの繋がりみたいのもずっとあるって感じ？）ずっとね，その地域訓練会って長年入ってたんですけど，息子がこうして精神面で不安定だしネフローゼの再発になる前頃からは，その会自体にもう行けないから，作業所を中心にって思ったので，やめました。もう，卒業しましたね。行事にも何も参加できな	⇐【2】2-2 聞き手相互，【1】1-3 複ストーリー感想 ⇐【2】2-2 聞き手相互

フリし，親自体も参加することが出来ないし．・・・んー，でも，今までそういうことやってきたから，はぁー，ほんと，んー，なんかつまずくとね，やっぱリズムを立て直すのが大変ですね．んー．(イ：やっぱり，ひとつこう，変わったところがねぇ，あったじゃないですか．その，高校生くらいまで，ずっとこうやってたリズムと)そうです，そうです，そうそうそう．そうなの．(イ：んー)．そうなんですよねぇ・・・(イ：んー)・・・(イ：なるほどねぇ)だからまた，ちょっとずつね，(イ：うん)まあ，ちょっと，お父さんの気持ちが，少しずつこう，良い方に，今までにない良いほうに，変わってきてるかなっていうところで，またちょっと，なんでしょう，家族のなかで，お父さんも含めて，息子も安心していられるような，お父さんを信頼できるような，関係を築いていく，行くことも，いまは必要かなって，思いますねぇ	←【1】1-3 複ストーリー感想，1-4 メタファーによる総括 ←【1】1-2 経験による学び

〈考察 A-10〉
前半部は，過去との対比によって現在の意味づけを行っている箇所であり，分析指標【1】1-3 複ストーリー感想に該当する．現在の意味づけの過程には，聞き手からの介入が見られ，これは分析指標【2】2-2 聞き手との相互作用に当てはまる．後半部は，過去・現在・将来を俯瞰した発話である．時間軸の異なる複数の地点について言及していることから分析指標【1】1-3 複ストーリー感想に該当する．この発話は，聞き手からの発話によって引き出されているため，分析指標【2】2-2 聞き手との相互作用に当てはまる．

ストーリー番号 17：施設に入所させることについて．自宅だときめ細かく看てあげられる：1回目の言及

表 A-11.

発話	分析指標【1】，【2】の該当箇所とその種類
他人には，表面的なことしか見えないわけじゃないですか．(イ：過ごしてる時間も違いますしねぇ)そうなの，だから，割り切れない！ただ，今の息子みてると，老人問題と重複しちゃうよね．((中略))なかには老人介護だって，「私みれないからって，もう預けるわ」っ	←【1】未設定指標．一般化，1-5 将来への言及

て（人もいる）。でも，でもそれはもう間違いじゃないと思いますよ。選択としてね，ちゃんと声を上げて，「私は，ここまでだったらできるけども，これ以上のことはできないから，もう，そういう専門のとこに任せちゃう」って，一つの選択ですよね。だから，きっと，私もそのような気持ちになったら，そうするのでしょうけど，そういう考えになった時がそうであって，（今から）「入所させる為に，お泊りの練習もさせなきゃいけないのよ」とかって言う人がいるけど，そのために，お泊りするのは，ちょっと違うんじゃないかって思っちゃうのね。冠婚葬祭など親の予定もあったりすることも出てくるし，そんな時の為にも時々通っている慣れたところでお泊りもすることはとは考えていますが。

〈考察 A-11〉
将来についての発話が，他人の例を引き合いに出して語られている。分析指標【1】未設定指標 一般化，1-5. 将来への言及に該当する発話。

ストーリー番号 18：発達障害児が留置された事件を新聞で読んで。不安を感じる

表 A-12.

発話	分析指標【1】,【2】の該当箇所とその種類
((発達遅滞の少年が留置された新聞記事，パソコンのインターネットのページを開きつつ))確かに発達障害って，ねぇ，全部が犯罪に関わるとは限らないけど，ちょっと確かにこの，ケースはね，難しいですよね。最近多いですよね，発達障害の（事件）。((中略))いやー，だから‥‥Tくん((息子の名前))‥‥‥‥‥やっぱり，あの，人を殺めたっていう，決定的なことがあった場合にね，なかなか本当に，障害があるからって，「ごめんなさい！」で済まない。（イ：そうですねぇ）ねぇー。だから，すごく注意を払ってないといけないってのは，私も，息子の，教訓にありますよ。本人はやるつもり(なくって)。ちょうど本屋の前がバス停で並んでますでしょ。（イ：うん，そうですねぇ）そう，（イ：いく	⇐【2】2-1. 解釈の過程，【1】未設定指標 一般化，【1】1-2 経験による学び

発話	
手にいた，みたいな）そうなんです。（イ：やっぱり，一回，そういうことがあると，一緒に行くときに）気をつけなきゃと思います。今までないことだから，やっぱり頭の片隅には，置いてますね。	
〈考察 A-12〉 他者の起こした事件と，息子が起こした出来事とを重ね合わせている。それにより，一般化を行うと共に経験から得た教訓を示している。分析指標【2】2-1 解釈の過程に該当する部分として，この教訓を述べるまでの過程も表れている。	

ストーリー番号 19：親がしてあげられること

表 A-13.

発話	分析指標【1】,【2】の該当箇所とその種類
・（調子は良くなってきているが，最近でも，息子さんは朝に不安を訴えるという話の後）（イ：どうしてあげるのが，一番・・）わかんない，良くわかんないんですけど，毎日ではないんですけど，5〜10分間くらい心配とか言って不安になったり，その場に関係ないこと言って答えると安心するのですが何度も繰り返したり切なくて泣くこともあります。時間の経過時間の経過でね，みて行く感じなのかなぁ。だから，最初（は）ずっとパソコンで記録してましたよ。((日中，施設に預ける時にも))親の思いとか，この子に対する思いっていうのは伝えなきゃいけないじゃないですか。事実経過みたいのを伝えていかなきゃいけないでしょ？今までのこと。（それが）すっごくエネルギー使います！だんだん年取るとね，書くことも実際は大変なんですよ。本当にね，エネルギー使います！でもね，本人が似合う言葉でしゃべれない以上，親が思いをくみとって，わかってもらいたいっていうのは，これ，親の役目かなぁって，思ってね・・・だから，苦しいですよね，もう，どうにでもなれって思うんだったらね，もう，「ある程度まできたら，みんな一緒なのよ」みたいにね，割り切ってね，言う人もいるんですけど，なかなかね。その人がだめって言うわけじゃないけど，自分は，なれないってことね，今はね，まだね，まだまだ，いまの状態をみながら，ま	←【2】2-2 聞き手相互，2-1 解釈の過程 ←【1】未設定指標一般化，1-5 将来への言及

発話	
あ，じっくり，時間はかかる，かかるんだろうけども，ちょっとずつ，少しずつ，今よりもよくして行こうねって思う気持ちが（ある）。私も，いつまで続けられるかね。（イ：今までよりも，少しずつ少しずつ，よくというか）そうです。親があきらめたら，進んでいかないと思う。	←【1】1-2 経験による学び
〈考察 A-13〉 将来について，また親がしてあげられることについて考えを深めている部分。聞き手の発話をきっかけとして語り手により構成される解釈が進行している。当初，どうすればよいかわからないと述べていたが，考察の結果一つの結論が導かれている。他者を例に挙げての対比が見られる。	

ストーリー番号 20：年長児には，病院がない

表 A-14.

発話	分析指標【1】，【2】の該当箇所とその種類
脳梗塞起きたときに，「本当は，小児科を超えてる」みたいなこと（言われて）。「小児科超えてるって言っても先生，どこの病院行っていいかわからないし，うちはいけません」って（言ったんです）。ネフローゼの再発の時，(冬場でベットが万床だったこともあって入院できなくて)ステロイド毎日60ミリを使って，うちで看たんですよ((中略))（イ：本当に年長の方になった後が，病院がなくって）ないんです。だから，なんでこども病院をつなげる病院作らないのって。（イ：そうそうそうそう）本当にね，もう，老人医療とおんなじですよ，すっごく・・・（イ：だってあの，歯医者さんいくだけでも大変じゃないですか）そう，だから，O病院でうちもずっとみててね。歯医者も外来でこの子ちゃんと見てましたよ。だけど，(緊張が強いんだろうなと思ってしまい歯医者に行けないので)今はわからない。今はわからないから，虫歯にしないように，（イ：はい）してますけどね。（イ：なるほどねぇ）（イ：ちょっと，どうにかその辺ねぇ）だからね，みんな言いますよ，他の障害児のお母さん，近くにいっぱいいるんですけど，肝臓はS病院，O病院切られたら，ここ	←【2】2-2 聞き手相互，【1】1-3 複ストーリー感想，【1】未設定指標 一般化
	←【1】未設定指標 一般化

第4章 【研究】語りの構造からみる人生の意味づけ

にはP病院ってとこがあるのね。精神科専門，知的障害者の。でも，そこ患者あふれちゃってて。内科でも，外来で見る程度の事しかできなくて，もうほとんど，あの薬漬けですよね，はっきり言って。知的障害者の成年になったらほとんどそこに行くみたいな感じで。だからね，身体がわりと丈夫にできてる方はいいんですけど，ルビンの子みたいにね，身体がしっかりできてない子っていうのは，本当に大変ですよね・・・

〈考察 A-14〉
病院をめぐる現状が，他者も例に挙げることで一般化されて語られている。このストーリーが語られるきっかけは，聞き手からの働きかけによるものである。

ストーリー番号21：施設に入所させることについて：2回目の言及

表 A-15.

発話	分析指標【1】，【2】の該当箇所とその種類
幸せなことかどうかわかりませんけど，本人（息子）にとっては幸せなことかもしれない。すごく大事にされてるから。・・生きがい，みたいなものになっちゃってるよね，逆にね。でも，悪く言えば，縛られてるところもありますし。「この子と対」みたいなところあるから，もっと自分の人生考えたらって（言われる事もあるけど）。「ある程度，成年期になったら，普通の子だって，親と離れて生活するでしょ」って。「子どもは子どもの世界があって，親は親の世界があるのよ」って。それはそうかもしれないけど，そういう風に考えられた日が来たら，それは受け入れるけど，まだ迷ってるときはそうじゃないと思う。（イ：うん，無理やりやるもんじゃないですから）無理やりやることじゃない。そうなの！（イ：ええ，ええ）そうなの。（イ：そう思いますよ）だからきっと段階があってね，自分の体調もまだ，どっか悪いっていうところもないし，今はまだ家庭のなかで，大事にみてあげたほうが，幸せなのかなぁって思います。本人が崩れてしまう前に，ちゃんと将来への目的をもって「18歳過ぎたら，分かれて暮らす」って考えて，生活があんまり崩れないうち	←【1】1-4 メタファー ←【2】2-1 解釈の過程，2-2 聞き手相互，【1】1-5 将来への言及， ←1-3 複ストーリー感想

に,そういう目標立てて,決めて行く方法もあると思うんですけど。崩れてしまって,まして病気したりっていうとね。後ろ髪引かれちゃう。(イ:そうですよ。心配でね,たまらないというか)そうなんですよ。だから,そこがね・・・(イ:そうなんですよねぇ)ねぇ。(イ:ほんと,無理にやるもんじゃ)じゃないですよね。だから,練習するって,場数を踏むことっていうけど,そうかなって思うし。一理あるかなってところはあるし,慣れないよりは慣れた方がいいって思うけど,そこもね,ちょっとずつ,その子のその子に合わせたやり方があるのかなって・・
〈考察 A-15〉 将来についての考察を深めている箇所。解釈の過程は,聞き手との相互作用によって進行している。メタファーを用いた息子の存在の表明,他者の意見に対比させた自己の意見の構築が行われている。

ストーリー番号 23:息子は,いま何が楽しいんだろう:2回目の言及

表 A–16.

発話	分析指標【1】,【2】の該当箇所とその種類
いま何が楽しいんだか,それがちょっとよくわからない。んー。だから,あの子は一瞬一瞬ね,誰かと話して,「おいしいね」,とかね,他愛もないこと,たとえばお姉ちゃんがきて息子に話しかけてくれたり,「あー,今日は,おもしろい(ことがあったの)。こうだったの」って私と娘達とがいろんな事をしゃべって,けらけら笑ってる,その笑い声にうれしくて反応して,そういうことが好きみたい。(イ:穏やかそうな雰囲気が)そう,幸せな,そう,そうなの。そういうことが,幸せで,聞いててね。けらけらけらけら笑って,(イ:なるほどねぇ)そうなの。だから,どこかへ行って何かを見たりして,それがすごくたのしかったー!っていう楽しみ方(より),そこは自閉症の方みたいな楽しみ方と同じなのかしら,フェリー乗ったときのようにね((フェリーに乗ること自体が楽しくて,フェリ	←【2】2-1 解釈の過程(ストーリー 23 全体),【1】1-2 経験による学び

第 4 章 【研究】語りの構造からみる人生の意味づけ

発話	分析指標【1】,【2】の該当箇所とその種類
一に乗ってどこかに行くことが目的ではない））（イ：うんうんん，なるほどねぇ。でもなんかその，コミュニケーションのなかで，喜びをっていうのは）それは，ルビンちゃんの，もともとあの子の持ってたもの。（イ：ですねぇ）それはすごくねぇ，（イ：うんうん）嬉しいのよね。（イ：そうですねぇ）だから，みんなが幸せ（なのが嬉しい），もう，ちっちゃいときから，そうですよ。平和主義者っていうか，和らいだ空気のなかで，幸せを感じることが，いっちばんいい顔してる。（イ：うーん，なるほどねぇ）うーん・・・	←【2】2-2 聞き手相互
〈考察 A-16〉「息子は楽しんでいるのか」ということについて考察を深めている部分。考察のプロセスと，考察の結果としての学びが表れている。考察の過程には，聞き手との相互作用も関係している。	

ストーリー番号 24：家族再生へ。光が行く方向に自分をもっていきたい

表 A-17.

発話	分析指標【1】,【2】の該当箇所とその種類
((休憩後))今は，ちょっとお父さん和らいできてるから，なんかお父さんの捉え方って，ちょっと違うんだよね。私，時々，このごろ言いますよ，夫に対して。「あっ，今だったら言えるな」っていうようなこと。「そういう捉え方，それはお父さん独自の判断だよ」っとかって言うように，してるんですよ。（イ：うんうんうん，あー，すばらしい）そうそうそうそう。言ってるんです。本当にそう。「それは，お父さんだけの判断だよ」って。そんな風にして，ちょっとずつ，気づいて。だから，いま家族再生って，私，勝手にいい言葉でいったんですけど，本当に自分（は），今エネルギーに変えてるんですよ，いろんなモンモンをね。そういう風にしていった方が。あれも大変，これも大変っていうより，大変ながらも，光がいく方向に，こう，自分をもっていきたいって，そのほうがちょっとほら，エネルギーに変えられるじゃないですか。友達みてると，愚痴しか言わな	←【1】1-2 経験による学び，1-4 メタファー

い友達もいるんですよ。ただ、聞いてもらいたいだけとかね。いつも言ってることは同じことだなとかね。でも、それは、それで、本人のストレス発散なんだけど、あんまり建設的じゃないっていうか、ねっ？（イ：うんうん）。結局、堂々巡りだけ。（イ：そう、そうですねぇ、いつ聞いてもみたいな）そうそうそう。だけど、あきらめなければ、なんか夫も変わっていくっていうのを、今までの時間のなかで、なんかちょっとは確信もてる。変わってきてるな、少しずつだけどって。((中略))お父さん自身も、「きっと大変だったんだろうな」って、理解しちゃうよね。理解とは、違うかな、見方変えたら？気持ちが楽になった。「わからないから、言ってもだめだ」とか、「言わないほうが、トラブルがない」って言って、ずっと生きてきましたからね。（イ：でもやっぱり、見方を変えて、付き合い方を特徴に合わせて？）合わせて。やっぱり息子を、通して、そういう目で物事を見えるようになったっていうのも、なんでしょうねぇ・・うん、息子がこうなったから、まあ、いろんな繋がりのなかでそういう風に考えられるようになったのかもしれませんよね。たぶんね。	⇐【1】1-2 経験による学び ⇐【1】1-2 経験による学び ⇐【1】1-2 経験による学び

〈考察 A-17〉
分析指標【1】1-2 経験による学びに該当する発話が集中的に表れている部分。ライフストーリー全体の総括がなされている。「1-2 経験による学び」に該当する発話は、これまで語られてきたストーリーに対応している。

6-2. 先行研究から設定している指標に，6-1 で得た実際のデータにおける結果を加味し，分析指標の改良を行う

6-2-1. プレ分析：分析指標【1】,【2】の抽出結果の提示

前節では、A さんのライフストーリーを例として、先に提示した分析指標【1】,【2】（表 4-11）に基づいた抽出を行った。その結果を次ページの図 4-4 に示す。それぞれ、X 軸はストーリー番号、Y 軸は指標に該当していた発話数である。次節、「6-2-2. 日本語談話に適した分析指標への改良」において、

図 4-4 の結果について考察を行う。それと同時に，先行研究の比較検討から作成した分析指標がデータの内容に即したものとなっているかを検討し，その結果から分析指標【1】，【2】の改良を行う。下に，A さんのライフストーリーの分析で用いた，「先行研究から設定した指標」を示しておく。

表 4-11　先行研究の検討により本研究で設定した分析指標【1】，【2】（再出）

分析指標【1】ライフストーリーに対する意味づけ

指標番号	指標となる発話内容
1-1	自分の性格に関連づけて行動や出来事を説明する
1-2	経験による学び：過去の特定の状況や出来事，気づきを得たことによって，価値観や態度の変化が起きたことが説明される
1-3	複数のストーリーを比較して述べられる語り手の感情や評価
1-4	メタファーを用いた出来事の総括や自己の表現
1-5	過去から現在までの省察の結果としての将来への言及

分析指標【2】ライフナラティヴ：ライフストーリー構築プロセス

指標番号	指標となる発話内容
2-1	解釈の過程（言葉を探す，沈黙，「なんでだったんだろう」，「こういうことだったのかな」，「〇〇のような気がする」）
2-2	聞き手との相互的反応による変化：聞き手側の反応や働きかけによって，語りの流れに変化が生じている箇所
2-3	聞き手への直接的な語り

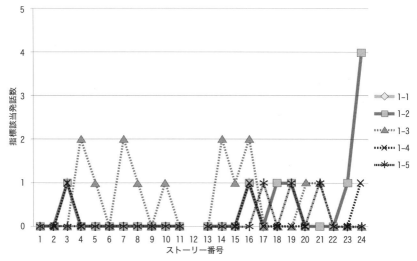

(日本遺伝カウンセリング学会誌第 30 巻 3 号 pp.175-187 を基に作成)

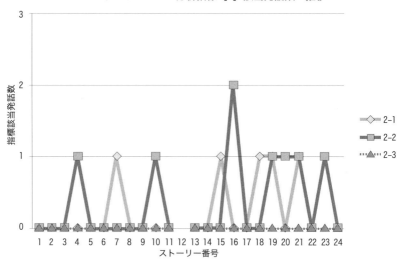

図 4-4　A さんのライフストーリーからの抽出結果

表 4-13　指標改良についての考察

〈分析指標【1】の改良についての考察〉
1. 語り手の省察の深まりの差を反映するために，分析指標【1】1-3「複数のストーリーを比較して述べられる語り手の感情や評価」に該当する発話を 2 つの項目に細分化する。新たな指標項目は，改良版分析指標【1】I-1「ストーリー間の比較による体験の意味づけ」と改良版分析指標【1】I-7「出来事の比較による省察」とした

2-1. 日本語談話の形式の特徴を反映させた分析項目の重みづけ。
　　分析指標【1】の項目を，中心指標と補佐指標の 2 つの階層に分類する
2-2. 改良版分析指標【1】I-7「出来事の比較による省察」については，中心指標と補佐指標のどちらの性質をもつか検討を重ねる必要がある

3. 分析【1】への新たな指標項目の設定。日本人に多い一般化（例：「みんな」，「親というものは」等）を示す指標項目「出来事や自己の体験の一般化」を導入する

〈分析指標【2】の改良についての考察〉
4. ライフストーリーにおける「相づち」：文化的背景の違いがもたらす対話形式の差異の反映

6-2-2. 日本語談話に適した分析指標への改良

先行研究から設定した指標（表 4-11）にしたがって，A さんのライフストーリーを分析した。その結果を受けて，表 4-13 に示した改良を行うこととした。本節では，その根拠を示し，改良版の指標を作成していく。

〈分析指標【1】の改良についての考察〉
はじめに，分析指標【1】の改良について考察を行う。

1. 語り手の省察の深まりの差を反映するために，分析指標【1】1-3「複数のストーリーを比較して述べられる語り手の感情や評価」に該当する発話を 2 つの項目に細分化する

図 4-4 A さんのライフストーリーからの抽出結果より，インタビューの前半部から中盤部では，分析指標【1】1-3「複数のストーリーを比較して述べられる語り手の感情や評価」の該当箇所が多いことが読み取れる。分析指標【1】1-3「複数のストーリーを比較して述べられる語り手の感情や評価」は，Habermas & Bluck により提唱された指標（表 4-6）のうち，主題的一貫性の指標の一つである「ストーリー間の比較することや，特定のストーリーをその他のストーリーと明確に区別する発話」から設定した。以下の図 4-5 に示したように，分析指標【1】1-3 に該当する発話箇所の最大の共通点は，「時間軸上の異なる複数の点」を同時に含有している点にある。過去と現在，未来について同時に言及されている場合もあれば，それぞれ異なった時間軸上の点にある過去同士について言及する場合もあり，他にも多くのバリエーションがある。A さんのライフストーリーでは，分析指標【1】1-3 に該当する箇所が多数存在している。

　分析指標 1-3 に該当している発話は全て，時間軸上の異なる点を比較させている箇所である。しかし，発話内容を詳しく検討することにより，次元の異なる発話が，同じ指標内に入り込んでいることがわかった。それは，「出来事の比較による省察」と「省察の結果としての意味づけ」である。それぞれの例を表 4-14 に挙げる。

　「1-3 複数のストーリーを比較して述べられる語り手の感情や評価」として抽出した発話には，複数のストーリーを比較し，出来事の省察を行っている

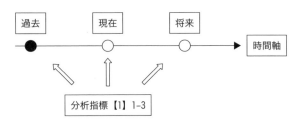

図 4-5　分析指標 1-3 は時間軸上の異なる点を同時に捉えた発話を示す

表4-14 分析指標【1】1-3「複数のストーリーを比較して述べられる語り手の感情や評価」に含まれる次元の異なる発話例

「出来事の比較による省察」
1. ストーリー番号14（表A-8）の分析指標1-3該当箇所の発話より抜粋
   確かに動きも悪かったし、「なにか食べても、よく詰まるなぁ」って、感じはしてたし。（でもその時は）「運動不足だったから、筋力が低下してるのかしら」くらいにしか思ってないし。それが、すごく目に余るような感じでもなかったからね。思い起こせばって感じでね。

2. ストーリー番号15（表A-9）の分析指標1-3該当箇所の発話より抜粋
   今はもう、全然参加できてませんもんね。前までは、学校のとき、高等部の時なんかは、「夏休みも、まあ盛りだくさんですねぇ！」って言われたくらい、いろんなところにね、退屈しないように行ってたんですよ。（イ：うん、いろんな、その会で）そうそうそう・・今、もう何かね、家にいるのが好きで連れ出すのが、大変だし、本当に楽しめてるのかも良くわからないって感じなの。

「省察の結果としての意味づけ」
3. ストーリー番号4（表A-3）の分析指標1-3該当箇所の発話より抜粋
   だから笑顔と共にっていうのは、本当にそうだったと思う。いつもね、怒ることを知らない。「それだけで、もういいやー」っていう思いで、私は育ててきたと思う。だから青年期になって、不安定になりこだわりや問題行動とか、これは大変だなって思ったけど、それまでの間は、そんなこと一つも思わなかった。

4. ストーリー番号8（表A-6）の分析指標1-3該当箇所の発話より抜粋
   ・・で、やっぱり・・一番決定的だったのはね、もう精神科いかなきゃって思ったのは、（（息子が、肩に力が入ってまっしぐらに歩きバス停に並んでいる人の列に突進して、おばあさんを倒してしまった出来事の詳細））そう、それが決定的なこと。

部分がある。この部分では、比較は行われているものの、あくまで事実の比較に留まり、「意味づけ」が生じるところまでは至っていない。

したがって、改良版の指標では、図4-6に示すように、「1-3 複数のストーリーを比較して述べられる語り手の感情や評価」を「I-1 ストーリー間の比較による体験の意味づけ」、「I-7 出来事の比較による省察」を二つに分ける事とした。

分析指標【1】1-3
　「複数のストーリーを比較して述べられる語り手の感情や評価」

　├─ 改良版分析指標【1】I-1 「ストーリー間の比較による体験の意味づけ」：時間軸上の異なる点を比較した結果である，語り手により構成される解釈
　└─ 改良版分析指標【1】I-7 「出来事の比較による省察」
　　　：時間軸上の異なる点での出来事を比較し，省察を行っている部分。語り手により構成される解釈を構成していく過程としての発話

図4-6　分析指標【1】1-3の改良

2-1. 日本語談話の形式の特徴を反映させた分析項目の重みづけ。
分析指標【1】の項目を，中心指標と補佐指標の2つの階層に分類する

　Aさんのライフストーリーを分析した結果，最終部のストーリーにおいて，分析指標【1】1-2「経験による学び：過去の特定の状況や出来事，気づきを得たことによって，価値観や態度の変化が起きたことが説明される」に該当する箇所が特に多く存在していた。これは，分析指標【1】1-2がライフストーリーの総括を指し示している可能性を示唆している。前述した「1.語り手の省察の深まりを反映するために，分析指標【1】1-3「複数のストーリーを比較して述べられる語り手の感情や評価」と1-2「経験による学び：過去の特定の状況や出来事，気づきを得たことによって，価値観や態度の変化が起きたことが説明される」がAさんのライフストーリーでは頻出していた。このことは，日本談話のもつ特徴から説明することが可能である。日米の小学生の談話構造の違いを調べた研究（渡辺，2001）では，日本語談話では物語で重要なことを，反省や教訓の形をとって文章末に述べると指摘されている。時系列的に出来事を述べたのちに学びや教訓で物語を締めくくる形式は，日本語談話に特徴的なものである（内田，1999，内田・大宮，2002，Watanabe, 1998,

渡辺，2004)。Aさんのライフストーリーの分析からは，インタビューの前半部から中盤部では，分析指標【1】1-3「複数のストーリーを比較して述べられる語り手の感情や評価」の該当箇所が多いという特徴と，インタビューの最終部では，分析指標【1】1-2「経験による学び：過去の特定の状況や出来事，気づきを得たことによって，価値観や態度の変化が起きたことが説明される」に該当する箇所が多いという特徴が見出されていた。これは，日本語談話のもつ性質によって理解することができる。語り手がライフストーリーを構成していく際には，基本的には経時に沿って出来事を述べていく。このときに，分析指標【1】1-3「複数のストーリーを比較して述べられる語り手の感情や評価」に該当する発話が生じていると考えられる。そして，ライフストーリーの最終部における，分析指標【1】1-2「経験による学び：過去の特定の状況や出来事，気づきを得たことによって，価値観や態度の変化が起きたことが説明される」に該当する箇所によって，学びや教訓で物語を締め括っていると考えられる。したがって，分析指標【1】1-3，分析指標【1】1-2は，日本語談話によるライフストーリーの分析において中心的な指標となると予想された。先に行った考察より，分析指標【1】1-3は，改良版分析指標【1】I-1「ストーリー間の比較による体験の意味づけ」と，改良版分析指標【1】I-7「出来事の比較」の2つに分類しうることが示唆された。語り手自身による解釈の構成に際して，重要度が高い発話は，改良版分析指標【1】I-1「ストーリー間の比較による体験の意味づけ」の方であると考えられる。また，日本語談話の特徴を反映しやすくするために，分析指標【1】1-2「経験による学び：過去の特定の状況や出来事，気づきを得たことによって，価値観や態度の変化が起きたことが説明される」は，学びや教訓に重点を置くことを明確化したものとし，改良版分析指標【1】I-2「経験による学び・教訓」と定めた。

　これらのことから，日本語談話によるライフストーリーの分析には，

中心指標 { ・改良版分析指標【1】 I-1 「ストーリー間の比較による体験の意味づけ」
・改良版分析指標【1】 I-2 「経験による学び・教訓」

以上，2つの指標項目を他の分析指標と区別し，重きを置いた分析指標が適当であると予想された。そのため，改良版分析指標【1】I-1「ストーリー間の比較による体験の意味づけ」と，改良版分析指標【1】I-2「経験による学び・教訓」を中心指標とした。この部分は，これまでに指摘した日本語談話特徴から，語り手が構成する解釈の中心を担っており，出来事に対する俯瞰的意味づけ示すと考えられる。

先行研究から設定していた他の項目は，そのほとんどが中心指標に伴って，中心指標の文脈で用いられていたことから，中心指標を補佐するものとして補佐指標と定義した。このように，指標を分類することで，Aさんのライフストーリーで表れた上記の特徴が，他のライフストーリーにおいても同様の傾向を示すものであるか否かを判定できるようにした。

2-2. 改良版分析指標【1】I-7「出来事の比較による省察」については，中心指標と補佐指標のどちらの性質をもつか検討を重ねる必要がある

本節，「1. インタビューの前半部から中盤部では，分析指標【1】I-3「複数のストーリーを比較して述べられる語り手の感情や評価」の該当箇所が多い。」における考察から作成した改良版分析指標【1】I-7「出来事の比較による省察」については，中心指標ほど解釈性の高い発話ではないことから，補佐指標と定めた。しかし，もともと改良版分析指標【1】I-1「ストーリー間の比較による体験の意味づけ」より派生した項目であるため，その性質についてはこの後のライフストーリーにおいて更なる検討を行うこととした。

3. 分析【1】への新たな指標項目の設定。日本人に多い一般化（例：「みんな」，「親というものは」等）を示す指標項目「出来事や自己の体験の一般化」を導入する。

　ここまで，Ａさんのライフストーリーから読み取ることのできる 3 つの大きな特徴に即して，指標の検討を行った。これらの特徴の他に，表 4-15 に示したように，Ａさんのライフストーリーからは，「親は・・・」という表現の箇所や，他者の事柄と重ね合わせて省察を行っている部分が見受けられた。Ａさんライフストーリーには，障がいのある子の親というカテゴリーに属する人としての一般化がみられていたが，日本人の場合，文化的な背景から，「私は」という表現よりも，「親は」，「みんな」といった表現を用いて主張や省察，解釈を述べることが生じることが考えられた。また，他者の問題や意見と重ね合わせることで，自身の抱えている問題やなんらかの意見を，より一般化して語る箇所も表れていた（分析指標【1】「ライフストーリーに対する意味づけ」，【2】「ライフナラティヴ：ライフストーリー構築プロセス」の抽出結果中に，「未設定指標．一般化」と表示）。野村は，Habermas & Bluck の主題的一貫性の下位カテゴリーの一つとして，一般化を抽出している（例：「誰だって」，「あたしの年代」）（野村晴夫，2005，p.114）。そしてこれにより，「聞き手を含めた他者との間に，出来事を理解する共通の基盤がもたらされるだ

表 4-15　「出来事や自己の体験を一般化する」発話例

---
1. ストーリー番号 17
　　でもね，本人が似合う言葉でしゃべれない以上，親が思いをくみとって，わかってもらいたいっていうのは，これ，親の役目かなぁって，思ってね

2. ((息子がバス停で人を押し倒して怪我をさせた出来事に関連させて)) いやー，だから・・・・T くん((息子の名前))・・・・・・・・・・・・・・・・・・やっぱり，あの，人を殺めたっていう，決定的なことがあった場合にね，なかなか本当に，障害があるからって，「ごめんなさい！」で済まない。

表 4-16　改良版分析指標【1】ライフストーリーに対する意味づけ

指標の位置づけ	改良版の指標番号	改良版指標で抽出する発話内容
中心指標	I-1	ストーリー間の比較による体験の意味づけ
	I-2	経験による学び・教訓
補佐指標	I-3	自分の性格に関連づけて行動や出来事を説明する
	I-4	出来事や自己の体験を一般化する
	I-5	メタファーを用いた出来事の総括や自己の表現
	I-6	過去から現在までの省察の結果としての将来への言及
	I-7	出来事の比較による省察
分析【1】検討項目		
1.「中心指標」と「補佐指標」の分類は，Aさん以外の語り手のライフストーリーにもあてはまるか		

表 4-17　分析指標【1】ライフストーリーに対する意味づけ の改良版分析指標：新旧指標の対応表

指標の位置づけ	改良版の指標番号	改良版指標で抽出する発話内容	改良前の指標番号	先行研究から設定した改良前の指標（表 4-11）
中心指標	I-1	ストーリー間の比較による体験の意味づけ	1-3	複数のストーリーを比較して述べられる語り手の感情や評価
	I-2	経験による学び・教訓	1-2	経験による学び：過去の特定の状況や出来事，気づきを得たことによって，価値観や態度の変化が起きたことが説明される
補佐指標	I-3	自分の性格に関連づけて行動や出来事を説明する	1-1	自分の性格に関連づけて行動や出来事を説明する
	I-4	出来事や自己の体験を一般化する	未設定	出来事や自己の体験を一般化する
	I-5	メタファーを用いた出来事の総括や自己の表現	1-4	メタファーを用いた出来事の総括や自己の表現
	I-6	過去から現在までの省察の結果としての将来への言及	1-5	過去から現在までの省察の結果としての将来への言及
	I-7	出来事の比較による省察	1-3	複数のストーリーを比較して述べられる語り手の感情や評価

（日本遺伝カウンセリング学会誌第 30 巻 3 号 pp.175-187 を基に作成）

ろう」(野村晴夫，2005, pp.114-115) と考察している (野村晴夫，2005)。プレ解析結果と先行研究の知見から，一般化を日本人のライフストーリーに表れる可能性がある指標として，改良版指標の補佐指標として設定し，出来事や自己の体験の一般化を把握できるようにした。

ここまで，表4-13指標改良についての考察のうち，分析指標【1】に関連する項目について考察を行ってきた。その結果，改良した分析指標【1】を以下の表4-16に示す。

表4-17に，改良前の指標と改良後の指標の対応を記載する。

〈分析指標【2】の改良についての考察〉

表4-13に挙げた指標の改良点のうち，これまで分析指標【1】の改良について考察を行ってきた。その結果，表4-16に示した改良版指標を開発した。次に，分析指標【2】の改良について考察を行う。

4. ライフストーリーにおける「相づち」：文化的背景の違いがもたらす対話形式の差異の反映

分析指標【2】「ライフナラティヴ：ライフストーリー構築プロセス」は，ストーリーを物語るという行為，すなわちナラティヴに関する指標である。

表4-11　先行研究の検討により本研究で設定した分析指標【2】（再出）

分析指標【2】ライフナラティヴ：ライフストーリー構築プロセス

指標番号	指標となる発話内容
2-1	解釈の過程（言葉を探す，沈黙，「なんでだったんだろう」，「こういうことだったのかな」，「〇〇のような気がする」）
2-2	聞き手との相互的反応による変化：聞き手側の反応や働きかけによって，語りの流れに変化が生じている箇所
2-3	聞き手への直接的な語り

表 4-11 に示したように，分析指標【2】では，ナラティヴにおけるメタ認知，聞き手と語り手との間のコミュニケーションについての項目を設定していた。

　Aさんのライフストーリーのプレ分析を行った結果，分析指標【2】では把握しきれない，聞き手と語り手との間の特徴的なやり取りがあることがわかった。それは，聞き手による「相づち」にである。表 4-18 に示すように，Aさんのライフストーリーにおいては，聞き手による「相づち」が非常に頻回になされていることがわかった。

表 4-18　聞き手と語り手とのやり取りにおける「相づち」発話例

ストーリー番号4
1歳を過ぎると楽になっていった。成人期になり，息子が調子を崩してからとの比較

① 　分析【1】，【2】における抽出例の表記
　一歳までは本当に大変でしたけど，その後はゆっくりだけども体力面はついていくし，情緒が安定。これが一番の特徴だったかな。今と違って，情緒が安定していて，言葉は単語だけど表情豊かだからコミュニケーションがすごくとれて，「おいしいね」っていえば，「おいしー！」って言ってくれるし，イエス・ノーもまあちゃんとできるし，「こうだからね」って言えば「うん」って素直だし，なんか，とても情緒が安定してる子だなって，ルビンはそういう子なんだなって，ずっとそう思ってました。青年期にこうやって緊張感や不安感があり精神的に不安定になる前は。ほんと，そうでしたよ。やりやすい子で。

② 　実際のトランスクリプトにおけるやり取り
　一歳までは本当に大変でしたけど，その後はゆっくりだけども（イ：うん）体力面はついていくし（イ：うん），情緒が安定（イ：あっ！）。これが一番の特徴だったかな（イ：はああー）。今と違って，情緒が安定（イ：安定）していて，言葉は単語だけど表情豊かだからコミュニケーションがすごくとれて，「おいしいね」っていえば，「おいしー！」って言ってくれるし（イ：ええ，ええ），イエス・ノーもまあちゃんとできるし，「こうだからね」って言えば「うん」って素直だし（イ：うんうんうん），なんか，とても情緒が安定してる子だなって（イ：ふうーん），ルビンはそういう子なんだなって，ずっとそう思ってました（イ：うんうんうん）。青年期にこうやって緊張感や不安感があり精神的に不安定になる前は（イ：うんうんうん）。ほんと，そうでしたよ（イ：ああ）。やりやすい子で（イ：ああ，ああ）。

「第4章6-1. Aさんのライフストーリーに対し，先行研究から設定した分析指標【1】，【2】に該当する箇所を抽出する」では，聞き手側の反応を「語り手と聞き手との相互作用が生じている箇所もしくは，インタビューの発話を省略すると意味が捉えられない箇所については，インタビュアーの発話（イ：）を表記する」と定めた。しかし，Aさんのインタビューの前半部・中盤部における聞き手と語り手とのやり取りは，表4-18「② 実際のトランスクリプトにおけるやり取り」に示したような聞き手による相づちが主であった。これは分析指標【2】では，把握することのできていない関わりである。さらにライフストーリー前中盤部のみならず，聞き手はAさんのライフストーリーの全ストーリーを通じて頻回に相づちを入れている。それは，表4-18「② 実際のトランスクリプトにおけるやり取り」に示したように，文節ごとに近い頻度とタイミングで打たれていた。

「相づち」については，語用論（pragmatics）や語学教育の立場から研究がなされてきた。他の言語においても，語り手の発話に呼応する形で表れる短い発話（例："un huh"，"yeah"，「啊」など）の存在が知られている。それらは，back-channel (Yngve, 1970)，continuers (Schegloff, 1982)，reactive tokens (Clancy et al., 1996) などと呼称されている。これらの短い発話は，発話権の移動を伴わない聞き手からの反応である。しかし，日本語における相づちはこれらの短い発話に比べ，その回数の多さ，また性質の違いが際立っている。他言語における相づちと，日本語における相づちの最も異なる点は，それが打たれるタイミングである。Clancyら (Clancy et al., 1996) は，英語，中国語（北京語），日本語での会話に表れるreactive tokensの種類，頻度，タイミング等について詳細な検討を行っている。その結果として，英語，中国語（北京語）では，相づちが文末に打たれるのに対し，日本語の「相づち」は，文の途中で打たれる傾向が明示された。英語，中国語（北京語）では，相手の主張を最後まで聞いてから発言するということが礼に適う行為と捉えられている。そのため，文の途中の「相づち」は「中断された」という感覚をもつことが認識されて

いる（水谷, 1993, Clancy et al., 1996, Kita & Ide, 2007）。水谷（水谷, 1988, 1993）は，日本語の対話は，頻繁に相づちを打ち，相手の言ったことを確認し，補強し，時には相手の文を完成しながら，話を聞くという聞き方が，積極的な聞き方として歓迎されると指摘している。そして，日本語における対話形式とは，聞き手と語り手がともに話を作り上げていく「共話」であると述べている。

Aさんのライフストーリーについてのプレ分析において，聞き手による「相づち」は非常に頻回に打たれていた。このことは，前述した日本語における対話の特徴を示している可能性が示唆された。そのため，改良版指標における分析では，分析指標【2】で把握し得る，聞き手の「発話」以外に，聞き手による頷きや相づちの在り様についても考察する必要があると考えられる。以上の考察から，この後に行うライフストーリー分析では，分析指標【2】の改良点として，聞き手と語り手とのやり取りの分析における「相づち」についても検討を行うこととする。

以下の表4-19に改良した分析指標【2】を示す。

表4-19 改良版分析指標【2】ライフナラティヴ：ライフストーリー構築プロセス

分析指標【2】ライフナラティヴ：ライフストーリー構築プロセス

指標番号	指標となる発話内容
2-1	解釈の過程（言葉を探す，沈黙，「なんでだったんだろう」，「こういうことだったのかな」，「○○のような気がする」）
2-2	聞き手との相互的反応による変化：聞き手側の反応や働きかけによって，語りの流れに変化が生じている箇所
2-3	聞き手への直接的な語り
分析【2】検討項目	
1. 聞き手と語り手とのやり取りの分析における「相づち」の在りようと役割についての検討	

6-2-3. 改良版分析の提示

前節までに，分析指標【1】，【2】について改良点の考察を行ってきた。本節では，第5章においてライフストーリーの分析に用いるための改良版の分析と分析指標を提示する。

第4章「3-3-5. 本研究「ルビンシュタイン・テイビ症候群の母親らのライフストーリー」において用いる指標の検討，4. 先行研究の検討から開発した本研究におけるライフストーリーの分析軸の設定」において，本研究で採用した3つの分析について論拠を示した。ここでは，各分析が表すものについて再度確認した後，改良版分析と分析指標を提示する。本研究では，表4-10と図4-2に示したように，ひとりひとりのライフストーリーついて，分析【1】，分析【2】，分析【3】の3つの分析を行う。分析【1】では，語り手自身が人生に対して意味づけを行っている部分を抽出する。分析【2】では，語り手が人生への意味づけを構成するプロセスと，語り手―聞き手の関係を明

表 4-10　本研究において行う分析 (再出)

分析【1】ライフストーリーに対する意味づけ
分析【2】ライフナラティヴ：ライフストーリー構築プロセス
分析【3】ライフストーリー内の他者

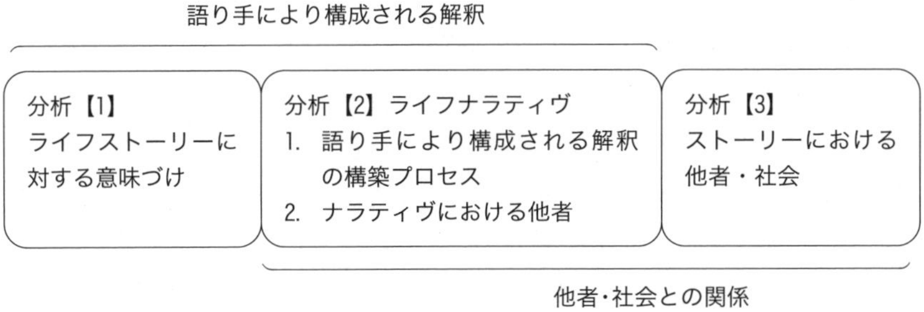

語り手により構成される解釈

分析【1】 ライフストーリーに対する意味づけ	分析【2】ライフナラティヴ 1. 語り手により構成される解釈の構築プロセス 2. ナラティヴにおける他者	分析【3】 ストーリーにおける他者・社会

他者・社会との関係

図 4-2　3つの分析の関係性 (再出)

らかにする。分析【3】では，ライフストーリーがストーリー内の他者とのいかなる関わりの中で構成されているのかを拾い上げる。表4-10と図4-2は，「5-4. 先行研究の検討から開発した本研究におけるライフストーリーの分析軸の設定」において既に提示したものを再び示す。

　本節において行ったAさんのライフストーリーのプレ分析から，分析指標は次のように改良された。

　Aさんのライフストーリーの「分析指標【1】ライフストーリーに対する意味づけ」には，日本の文化的背景，日本語談話の特徴を反映していることが予測される特徴が見出された。それは，出来事や意見を一般化させて語る様式を取ることや，時系列的に出来事を述べたのちに学びや教訓で物語を締めくくるという談話形式である。そのため，改良版分析指標では，改良版分析指標【1】I-4「出来事や自己の体験を一般化する」をあらたに設定し，さらに，分析指標項目に対して，日本語談話の特徴に合わせた重みづけを行った。改良版分析指標【1】I-1「ストーリー間の比較による体験の意味づけ」，改良版分析指標【1】I-2「経験による学び・教訓」の2項目をライフストーリーの中核を示すものとして「中心指標」と定め，他の5つの項目を「補佐指標」とした。

　「分析【2】ライフナラティヴ：ライフストーリー構築プロセス」についての考察から，分析指標【2】では把握できていなかった聞き手と語り手とのやり取りが明らかになった。それは，聞き手による「相づち」である。日本談話では，聞き手による相づちが，英語や中国語と比較して多いことが知られており，語り手と聞き手が協力して語りを進行させていく日本語による語りでは，その役割も大きいことが指摘されている。このことは，ナラティヴの過程における文化差を示す可能性が考えられる。そのため，改良した分析【2】では，聞き手による「相づち」も検討項目に加えることとした。

　これらの分析【1】，【2】に加え，「分析【3】ストーリーから照射される他者・社会との関係」を行うことで，ライフストーリーを網羅的に把握するこ

とが可能となる。分析【3】については，「6-3-4. 分析【3】ストーリーから照射される他者・社会との関係性」において詳細に考察した。ライフストーリーは，他者の存在を組み込みながら，その影響を受けて構築されてゆく。分析【2】において，聞き手との関わりを浮かび上がらせ，分析【3】によって，ストーリーの中で語り手が体験する他者を把握する。この分析を行うことによって，語り手が他者をライフストーリーに編み込む際の傾向と，語り手を取り巻く社会の状況を照射しうると考えられる。このことは，遺伝カウンセリングを行う上でも，語り手の他者観に留意した遺伝カウンセラーを可能にすると同時に，ケースワーカー等との連携などの具体的な支援に繋がる情報となると考えられる。改良版分析指標を次ページの表 4-20 に挙げる。

　遺伝カウンセリングでは，クライエントの自律的決定に重きが置かれている。欧米型の自律はあくまで個人中心であるが，日本人は家族・社会との関係性のなかで自律を求める傾向があることが，各方面で指摘されてきた。そのため，本研究では，日本語談話の特徴を反映していることが予測される 3 つの分析を重ね合わせて用いることとした。これによって，関係性の中で生きる語り手の状況を包括的に捉えることが可能となると考えられる。続く，第 5 章では，改良版指標が，本当に日本語談話によるライフストーリーの分析に適したものであるのかを，A さん，B さん，C さんのライフストーリーをもとに検証していく。

表 4-20 本研究において用いる改良版分析指標

分析指標【1】ライフストーリーに対する意味づけ

指標の位置づけ	改良版の指標番号	改良版指標で抽出する発話内容
中心指標	I-1	ストーリー間の比較による体験の意味づけ
	I-2	経験による学び・教訓
補佐指標	I-3	自分の性格に関連づけて行動や出来事を説明する
	I-4	出来事や自己の体験を一般化する
	I-5	メタファーを用いた出来事の総括や自己の表現
	I-6	過去から現在までの省察の結果としての将来への言及
	I-7	出来事の比較による省察

分析【1】検討項目
1.「中心指標」と「補佐指標」の分類は，Aさん以外の語り手のライフストーリーにもあてはまるか

分析指標【2】ライフナラティヴ：ライフストーリー構築プロセス

指標番号	指標となる発話内容
2-1	解釈の過程（言葉を探す，沈黙，「なんでだったんだろう」，「こういうことだったのかな」，「○○のような気がする」）
2-2	聞き手との相互的反応による変化：聞き手側の反応や働きかけによって，語りの流れに変化が生じている箇所
2-3	聞き手への直接的な語り

分析【2】検討項目
1. 聞き手と語り手とのやり取りの分析における「相づち」の在りようと役割についての検討

分析指標【3】ライフストーリー内の他者

分析【3】ライフストーリー内の他者
ライフストーリーから，語り手が他者もしくは社会について直接的に言及している部分を発話内容から抽出する

第5章　結果と考察

　本章では，前章において定めた分析法（表4-20）を用いて，Aさん，Bさん，Cさんのライフストーリーを分析していく。ここでは，はじめに本研究「語りの構造からみる人生の意味づけ―ルビンシュタイン・テイビ症候群をもつ子の母親らのライフストーリーから―」における目的と分析の論拠について確認しておく。

　本研究の目的は，第4章1.研究目的と意義で述べた以下のものである。遺伝性疾患を抱えるひとりひとりの患者やその家族には，それぞれに固有の疾患や障害の経験があり，意味づけがあり，疾患や障害と共に生きている人生がある。患者や家族が，何らかの決断をしなければならない時や生起した状況に適応していかなければならないとき，遺伝カウンセラーが，彼らがもつ疾患や障害についての意味づけ，さらには人生をどのように解釈しているのかを把握し，さらにそのような意味づけがいかにして構成されてきたかを知ることは，患者・家族への支援を行う上で意義深いものであると考えられる。この目的を達するために，本研究では，次の2つを具体的な目標として設定した。

目的

目的1	患者・家族のライフストーリーを分析する手法の開発
目的2	ライフストーリーから遺伝カウンセリングを行う上で患者・家族の支援に役立つ知見を明らかにする

　第1章から第4章における議論から，本研究は分析【1】，分析【2】，分析【3】の3つの分析を設定した。各分析の論拠と検討すべき点について確認し

表 4-1　ナラティヴに含まれる2つの階層 （再出）

（ア）ストーリーの筋道を担う階層
あの時，あの場で起きた筋道のある話。登場人物が，なんらかの出来事を経験する部分であり，時間軸は，現時点（＝インタビュー時点）以外に照準している。

（イ）話の筋道を省察し，解釈するとともに，聞き手とのやり取りをしている階層
語り手が，現時点（＝インタビュー時点）に存在している自分として発話している部分。（ア）への省察と意味づけ，解釈，語りの意図，聞き手との関係性などが示される。

た後，実際の分析に進むこととする。

　第2章において論じたように，本研究は対話的構築主義にもとづくライフストーリー法（桜井，2002，2005）を基盤として構成されている。対話的構築主義にもとづくライフストーリー法では，ライフストーリーを〈物語世界：あの時，あの場で起きた筋道のある話〉と〈ストーリー領域：インタビュイーとインタビュアーとの今この場での会話，物語領域への評価や語りの動機〉の二つの位相を合わせ持つものとして分析を行う。表 4-1 に示したように，〈ストーリー領域〉には，語り手が自身の人生に対して付与する意味づけや，経験の解釈，聞き手との相互行為によるライフストーリーの変更などが表れてくるのである。分析【1】，分析【2】は，〈ストーリー領域〉に着目した分析である。

　分析【1】，分析【2】，分析【3】について，順に確認していく。

　「分析【1】ライフストーリーに対する意味づけ」は，第 4 章において開発した〈ストーリー領域〉を抽出するための分析指標（表 4-20）を用いることで，語り手が，自らの言葉で構成する出来事への解釈を明らかにすることを目的とした。個々のストーリーの詳細やそのストーリーのみについての感想，その時の感情に関する発話を対象とはせずに，複数のストーリーを俯瞰している発話に注目した抽出を行った。語り手が構成したライフストーリーの構造を明確化することを通じて，語り手が人生において出来事をいかに繋いでいるかという意味づけと解釈を把握していく。第 4 章における A さんのライ

フストーリーのプレ分析の結果，日本の文化的背景，日本語談話の特徴を反映していることが予測される特徴が見出された。それは，時系列的に出来事を述べたのちに学びや教訓で物語を締めくくるという談話形式である。この特徴を反映させるために，先行研究から作成した分析項目に重み付けを行った。分析項目 I-1「ストーリー間の比較による体験の意味づけ」と，分析項目 I-2「経験による学び・教訓」の 2 項目をライフストーリーの中核を示すものとして「中心指標」と定め，他の 5 つの項目を「補佐指標」とした。プレ分析で表れていたライフストーリーの特徴が日本語談話の特徴を示すものであるならば，「中心指標」と「補佐指標」の，それぞれの動向は類似していることが予測される。そのため，続く「1. 分析【1】語り手により構成される解釈の結果と考察」では，この点についても検討していく。

分析【2】「ライフナラティヴ：ライフストーリー構築プロセス」では，聞き手との相互行為を含む，解釈のプロセスを検討していく。

表 4-20 より抜粋

分析指標【1】ライフストーリーに対する意味づけ

指標の位置づけ	改良版の指標番号	改良版指標で抽出する発話内容
中心指標	I-1	ストーリー間の比較による体験の意味づけ
	I-2	経験による学び・教訓
補佐指標	I-3	自分の性格に関連づけて行動や出来事を説明する
	I-4	出来事や自己の体験を一般化する
	I-5	メタファーを用いた出来事の総括や自己の表現
	I-6	過去から現在までの省察の結果としての将来への言及
	I-7	出来事の比較による省察
分析【1】検討項目		
1.「中心指標」と「補佐指標」の分類は，A さん以外の語り手のライフストーリーにもあてはまるか		

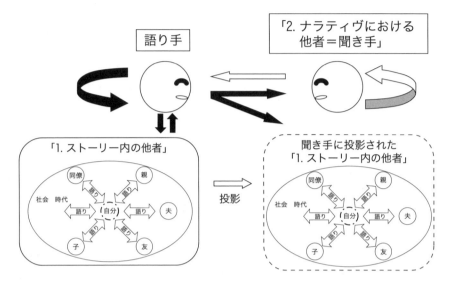

図 2-4 対話の多重性：ストーリー内の他者と，ナラティヴにおける他者（再出）

　第3章において論じたように，本研究では，ライフストーリーを他者との関わりの中から構成されていくものとみなしている。そして，ライフストーリーにおける他者には，「ストーリー」の中における他者と，ストーリーが物語られる際の聞き手，つまり「ナラティヴ」における他者とが存在している。図2-4に示すように，ライフストーリーが構築されるナラティヴの過程において，語り手は聞き手と対話し，その語りを自分自身の中に落とし込む。それと同時に自分の中に存在している他者（ストーリー内の他者）とも対話をしている。さらに，聞き手に「ストーリー内の他者」を投影して語っている。

　分析【2】の具体的な分析指標の項目選定は，第4章3-5．「ルビンシュタイン・テイビ症候群の母親らのライフストーリーにおいて用いる指標の検討」において詳細な検討を行った。表4-20に示した分析指標【2】「ライフナラティヴ：ライフストーリー構築プロセス」の分析項目は，ライフストーリーの〈ストーリー領域〉に属するLabov & Waletzkyの「評価」と，Angusらの内

省的ナラティヴの「自分自身への問いかけ」の項目を基本として設定した。Angus らの内省的ナラティヴの「自分自身への問いかけ」の項目は，語り手が聞き手に向き直り，話のポイントや，その体験がどのような意味をもっていたのかを伝えている部分である Labov & Waletzky の「評価」の基準は，語り手が聞き手に向き直り，話のポイントや，その体験がどのような意味をもっていたのかを伝えている部分を把握するとともに，ライフストーリーを語るなかで省察を深めるプロセスを明らかにすることを目的としている。分析指標【1】によって，語り手が，自らの言葉で構成する出来事への解釈を明らかにすることができ，分析指標【2】によって，ライフストーリーが構築されるプロセス，そして聞き手との関係性つまりナラティヴの観点からみた他者との関係性を抽出することができると予想される。

第 4 章における A さんのライフストーリーのプレ分析では，聞き手からの頻回な相づちや，聞き手と語り手が協働的に解釈を構築することが見いだされた。会話には，文化差があることが指摘されており，自己主張完結型といわれるアメリカ人の会話パターンに対して，日本人の会話パターンは聞き手を配慮し，聞き手のうなづき方によって発話内容を調整しようとすることが

表 4-20 より抜粋
分析指標【2】ライフナラティヴ：ライフストーリー構築プロセス

指標番号	指標となる発話内容
2-1	解釈の過程（言葉を探す，沈黙，「なんでだったんだろう」，「こういうことだったのかな」，「○○のような気がする」）
2-2	聞き手との相互的反応による変化：聞き手側の反応や働きかけによって，語りの流れに変化が生じている箇所
2-3	聞き手への直接的な語り
分析【2】検討項目	
1. 聞き手と語り手とのやり取りの分析における「相づち」の在りようと役割についての検討	

知られている（Clancy, 1982，内田・坂元, 2007）。プレ分析で見出された聞き手と語り手の会話パターンがこのような日本語によるナラティヴの特徴を示すものならば，「相づち」や「解釈の協働構築性」は，他のライフストーリーにおいても存在していることが予想される。そのため，「第5章2. 分析【2】ライフナラティヴ：ライフストーリー構築プロセスの結果と考察」では解釈のプロセスのほかに，「相づち」や「協働構築性」にも着目することでナラティブにおける文化差についても検討していく。

「第5章3. 分析【3】ストーリー内の他者の結果と考察」では，ストーリーの中における語り手と他者との関係性について考察する。分析【1】，【2】からは，ライフストーリーには日本談話や日本の文化の影響が表れていることが予測される。そして，分析【2】から，日本語によるライフストーリーでは，聞き手が語り手に及ぼす影響が強いことが考えられた。この予測が正しければ，他者との関係性を重視する日本においては，ストーリーの中で語り手が体験する他者を把握するための分析【3】の重要性は増してくるといえる。また，分析【3】を行うことにより，語り手が他者をライフストーリーに編み込む際の傾向と，語り手を取り巻く社会の状況を照射しうると考えられる。このことは，遺伝カウンセリングを行う上でも，語り手の他者観に留意した遺伝カウンセラーを可能にすると同時に，ケースワーカー等との連携などの具体的な支援に繋がる情報となるだろう。分析【3】の抽出基準を以下に示す。

各分析における語り手間の差異と共通点を明確にするために，図5-1に示すように，Aさん，Bさん，Cさんについて分析【1】を行い結果と考察をした上で，分析【2】，分析【3】という流れで分析していく。

表4-20 より抜粋

分析指標【3】ライフストーリー内の他者

分析【3】ライフストーリー内の他者
ライフストーリーから，語り手が他者もしくは社会について直接的に言及している部分を発話内容から抽出する

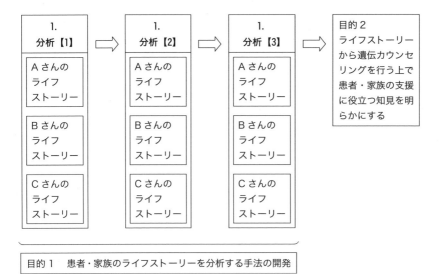

図 5-1　分析の流れ

1. 分析【1】ライフストーリーに対する意味づけの結果と考察

「分析【1】ライフストーリーに対する意味づけ」は，第4章において開発した〈ストーリー領域〉を抽出するための分析指標を用いることで，語り手が自らの言葉で構成する出来事への解釈を明らかにすることを目的としている。個々のストーリーの詳細やそのストーリーのみについての感想，その時の感情に関する発話を対象とはせずに，複数のストーリーを俯瞰している発話に注目した抽出を行った。語り手が構成したライフストーリーの構造を明確化することを通じて，語り手が人生において出来事をいかに繋いでいるかという意味づけと解釈を把握していく。第4章におけるAさんのライフストーリーのプレ分析の結果，日本の文化的背景，日本語談話の特徴を反映していることが予測される特徴が見出された。それは，時系列的に出来事を述べたのちに学びや教訓で物語を締めくくるという談話形式である。この特徴を

反映させるために，先行研究から作成した分析項目に重み付けを行った。分析項目I-1「ストーリー間の比較による体験の意味づけ」と，分析項目I-2「経験による学び・教訓」の2項目をライフストーリーの中核を示すものとして「中心指標」と定め，他の5つの項目を「補佐指標」とした。プレ分析で表れていたライフストーリーの特徴が日本語談話の特徴を示すものであるならば，「中心指標」と「補佐指標」の，それぞれの動向は類似していることが予測される。そのため，本節では，この点についても検討していく。本節では，前章において示した分析指標（表4-20）にしたがい，Aさん，Bさん，Cさんのライフストーリーから分析指標【1】に該当する発話を抽出し考察していく。

実際のライフストーリーの解析を行う前に，次ページより分析指標【1】の各分析項目に該当する発話の例とその解説を提示しておく（表5-1）。

表 4-20 より抜粋
分析指標【1】ライフストーリーに対する意味づけ

指標の位置づけ	改良版の指標番号	改良版指標で抽出する発話内容
中心指標	I-1	ストーリー間の比較による体験の意味づけ
	I-2	経験による学び・教訓
補佐指標	I-3	自分の性格に関連づけて行動や出来事を説明する
	I-4	出来事や自己の体験を一般化する
	I-5	メタファーを用いた出来事の総括や自己の表現
	I-6	過去から現在までの省察の結果としての将来への言及
	I-7	出来事の比較による省察
分析【1】検討項目		
1.「中心指標」と「補佐指標」の分類は，Aさん以外の語り手のライフストーリーにもあてはまるか		

表 5-1　各指標の発話例 （網掛部（■）が指標該当箇所）

中心指標

I-1　ストーリー間の比較による体験の意味づけ

　時間軸上の異なる点を比較させることによって，体験を意味づけている発話を示す指標。以下の発話例では，「青年期以前」と「青年期以後」という時間軸上の異なる点を比較して述べられている。それにより，「青年期以前」が「順調」であり，ボランティアなどへ参加してきたことが「やっておいて良かった」と意味づけられている。

((地域訓練会には))ずっと四歳くらい高校生まで長くいましたし，サークルの活動もあり余暇を仲間やボランティアと楽しんでました。旅行でも，親から離れてとか，いっぱいしてきましたね。だから，それをやっておいて，今は良かったなぁって思いますよ。だって，崩れたら，もうどこにもね，前のようにはね・・・行きたいって言わなくなって・・・だからそういう意味では，高校生くらいまでは，本当になんか順調にこれたなあって・・・。

I-2　経験による学び・教訓

　ある経験をしたことによって語り手が得た学びや教訓を示す指標。具体的なストーリーが複数語られた後に，総括として表れることが多い。以下の発話例では，それまでに語られた娘と娘を取り巻く環境についての複数の語りの総括として，親が環境の変化にすぐに対応することが重要であるという教訓が得られたことが語られている。

((もともと明るい子だったのに，高校時代は学校生活がうまくいかず本当に大変だった。今は娘は明るくて，毎日笑いが絶えない))でも，そういう子が，顔の表情が，こうなんていうのかしら，暗くなって，言葉数も少なくなって，笑わないで，おしっこばっかり漏らすようになっちゃうわけですよ。簡単に。ちょっとした環境の原因でね。だから，それを親も，こう早めに？早めに。「なんかおかしいぞ」って思ったら，作業所なり行って，よく話を聞いて，解決していってやらないと。

補佐指標

I-3　自分の性格に関連づけて行動や出来事を説明する

　自分自身の性格によって，自分の行動や出来事についての説明を行っている箇所を示す指標。以下の発話例では，自身の行動を自身の性格から説明している。

(疾患の)名前もらったけど，どうしたらいいのっていうね。なにがどうなのとかって，そういうのがわかんなくって。先生に聞くにも，(私が)今ほど，はっきり言えない性

格だったし。

I-4　出来事や自己の体験を一般化する
　ある出来事への見解や自分が体験したことを，他の出来事や他の人の体験へと広げて扱っている箇所を示す指標。以下の発話例では，療育施設についての語り手の見解が，「私」ではなく「親」という一般化された表現で表わされている。I-4は，日本語による表現の特徴を示していると考えられる。

((療育施設))S園に行ったら，もう，本当に安心して，同じような，状況のお母さんたちと話ができて，それが親にとっては，親の心のリハビリっていうか，カウンセリングっていう意味では，ああいう所は，すごくいいですね。

I-5　メタファーを用いた出来事の総括や自己の表現
　メタファーを用いて，ある出来事や経験，自分自身を表現している箇所を示す指標。以下の発話例では，生まれて程なく子どもが入院したときに感じた思いを振り返り，「自分に枷を」というメタファーを用いて表している。

必死に生きてるこの子の様子をみてたときに，知的に遅れても，私，この子をちゃんと育ててあげようって。「約束するから助かって」ってと誓ったような気がした。すごくそういう思いが強かった。だから，自分に枷を，なんていうのかな，「どんなことがあっても，知的にハンデがあってもあなたを育ててやるから，命を助けて」って。「それを引き換えに私もがんばるから」って思いをすごく込めたと思う。

(日本遺伝カウンセリング学会誌第30巻3号 pp.175-187 を基に作成)

I-6　過去から現在までの省察の結果としての将来への言及
　過去から現在までのライフストーリーと関連付けられて表れてくる将来への期待，不安，計画などを発話を示す指標。以下の発話例では，息子の将来について，現在の状態と関連付けて語られている。

もう，どうにでもなれって思うんだったらね，もう，「ある程度(の年齢)まできたら，みんな一緒なのよ」みたいにね，割り切ってね，言う人もいるんですけど，なかなかね。その人がだめって言うわけじゃないけど，自分は，なれないってことね，今はね，まだね，まだまだ，いまの状態をみながら，まあ，じっくり，時間はかかるんだろうけども，ちょっとずつ，少しずつ，今よりもよくして行こうねって思う気持ちが(ある)。私も，いつまで続けられるかね。

I-7　出来事の比較による省察

　時間軸上の異なる点を比較して，出来事の省察を行っている箇所を示す発話。現時点から，過去のある時点を振り返って述べられる感想など。I-1 と，もともとは同一とされていたが，I-1 とは異なり，出来事を比較した結果としての解釈や意味づけの生成までは至っていない。

((頚椎が潰れかかっていて，命が危ない状況だったとわかったのは))みんな後から思えばだからね。本当は，明日死ぬかもっていう状態で普通にスクールバスで通わせてたと思うと，もう「恐ろしい」と思って。わからないっていうのはそういうことなのね。

1-1. 分析【1】：A さんの結果と考察

1-1-1. 指標「1-3 複数のストーリーを比較して述べられる語り手の感情や評価」の分類結果

　A さんのライフストーリーから分析指標【1】にもとづき抽出した発話の詳細は，第 4 章 6-1. において既に示した。

　そのため，ここでは指標の変更にともなって変化した部分のみを提示し，考察に進む。変更される箇所は，指標「1-3 複数のストーリーを比較して述べられる語り手の感情や評価」であり，それが，改良版指標の「I-1 ストーリー間の比較により構成される中心」と「I-7 出来事の比較による省察」のいずれに分類されるかを決定する。他の指標については，表 4-17 の新旧指標対応表にしたがって名称のみを変更して分析に用いた。

分析指標【1】，【2】の該当箇所とその種類（各表中の左枠）の表記説明
　（補佐）：改良版分析指標【1】の指標 I-3 から I-7 に該当。
　（中心）：改良版分析指標【1】の指標 I-1 から I-2 に該当。語り手が構成する解釈の中心的役割を担っていると予測される部分。
　【2】：分析指標【2】に該当する部分。

ストーリー番号4：1歳を過ぎると楽になっていった。成人期になり，息子が調子を崩してからとの比較

表 A–3.

発話	分析指標【1】,【2】の該当箇所とその種類
だから笑顔と共にっていうのは，本当にそうだったと思う。いつもね，怒ることを知らない。「それだけで，もういいやー」っていう思いで，私は育ててきたと思う。だから青年期になって，不安定になりこだわりや問題行動とか，これは大変だなって思ったけど，それまでの間は，そんなこと一つも思わなかった。	⇐【1】（中心）I-1 ストーリー間比較意味づけ
一歳までは本当に大変でしたけど，その後はゆっくりだけども体力面はついていくし，情緒が安定。これが一番の特徴だったかな。今と違って，情緒が安定していて，言葉は単語だけど表情豊かだからコミュニケーションがすごくとれて，「おいしいね」っていえば，「おいしー！」って言ってくれるし，イエス・ノーもまあちゃんとできるし，「こうだからね」って言えば「うん」って素直だし，なんか，とても情緒が安定してる子だなって，ルビンはそういう子なんだなって，ずっとそう思ってました。青年期にこうやって緊張感や不安感があり精神的に不安定になる前は。ほんと，そうでしたよ。やりやすい子で。	⇐【1】（中心）I-1 ストーリー間比較意味づけ
〈考察A2-3〉 このストーリー内に表れていた旧指標「1-3複数のストーリーを比較して述べられる語り手の感情や評価」は，すべて「I-1 ストーリー間の比較により構成される中心」と分類される。複数の出来事を比較させた説明に留まらず，それら全般の意味づけが構成されている。	

第 5 章 結果と考察

ストーリー番号 5：地域訓練会での活動

表 A–4.

発話	分析指標【1】,【2】の該当箇所とその種類
((地域訓練会には))ずっと四歳くらい高校生まで長くいましたし，サークルの活動もあり余暇を仲間やボランティアと楽しんでました。旅行でも，親から離れてとか，いっぱいしてきましたね。だから，それをやっておいて，今は良かったなぁって思いますよ。だって，崩れたら，もうどこにもね，前のようにはね・・・行きたいって言わなくなって・・・だからそういう意味では，高校生くらいまでは，本当になんか順調にこれたなぁって・・・。	←【1】（中心）I-1 ストーリー間比較意味づけ
〈考察 A2-4〉現在と比較することで生成される過去の意味づけがなされている部分。	

ストーリー番号 7：社会人（成人期）になってから，息子が精神的に調子を崩した

表 A–5.

発話	分析指標【1】,【2】の該当箇所とその種類
なんだろう本当に，顔が強張っちゃって。それこそ，強迫観念じゃないんだけど，本当は行きたくないんでしょうね，帰ってくると，ほっとして，名前を言って，「誰々さんがこわいこわいこわいこわい」って言いながらも（行ってた）。「じゃあ今日はゆっくり休めばいいじゃない」って言っても，（息子自身が自分の気持として）休めないっていうのが大変だった。時間になると行くって（言って）。だから，よくバス停でね，「わー」って，「ばかー」って1度大きな声で叫んでましたもん。でも，なんかきっと自分に気持ちを奮い立たせて，やってるのかなぁっていう印象で最初は思ってたんだけど，その辺からね，やっぱりちょっと様子が変でしたよね。後になって	←【1】（補佐）I-7 出来事の比較省察

発話	
思えば，後になって考えるとね。	
刺激には小さなころから弱かったところもあるのでそういう見るのも嫌なものもあったのかなって。大きな声出してたりとか，なんか，あの，お互い様ってのはあるんですけど，彼の中では，うまく消化できないものが他にもあって溜まっていったのかなぁって。そんな気がしてる。だから，誰がなにをしたっていうのじゃなくて。たぶんね，許容が狭いし言葉でうまく伝えられないのでを形を変えて表現していたんでしょうね。	←【1】（中心）I-1 ストーリー間比較 意味づけ
〈考察 A2-5〉 成人期になり，息子が心身の調子を崩し始めた頃についての発話。はじめに，←【1】（補佐）I-7 出来事の比較による省察が成され，その後，幼児期の特徴も比較し，出来事の意味づけがなされている。	

ストーリー番号 8：精神科受診のきっかけ。息子がバス停で人を押し倒した

表 A-6.

発話	分析指標【1】，【2】の該当箇所とその種類
・・で，やっぱり・・一番決定的だったのはね，もう精神科いかなきゃって思ったのは，((息子が，肩に力が入ってまっしぐらに歩きバス停に並んでいる人の列に突進して，おばあさんを倒してしまった出来事の詳細))そう，それが決定的なこと。なんとなく変だ変だって思ってたけど，自分の気持ちがコントロールできないし，「だめだよ」とか言ってもそれが耳に入らない。歩く姿や行動面にもなにか不安感や緊張感があり，本人のなかで目一杯のものがあったんだろうなって・・	←【1】（中心）I-1 ストーリー間比較 意味づけ
〈考察 A2-6〉 ライフストーリーを鳥瞰し，この出来事の位置付けを明言している部分。	

第 5 章 結果と考察

ストーリー番号 10：社会人になり調子を崩してからと，小さい頃との比較・振り返り

表 A-7.

発話	分析指標【1】，【2】の該当箇所とその種類
（成人期前に）ボランティアさんとかと，お泊りしてて，楽しい雰囲気のなかで朝ごはんとか出ますでしょ，自分たちで作ったもの。その時ね，息子は，いつも食欲ないの，でも，顔は笑ってるから，「なんで食べないのかなぁ」ってその頃は思ってたけど，後になって考えれば，やっぱり環境の変化に弱かったから食べれなかったんでしょ。うちじゃ，ぱくぱくぱくぱく食べてるのに。だけど，外からはわからない（（中略））最初の頃はやっぱりそうでしたもんね。後で考えてみるとそうだった。だからやっぱりこの子達の崩れ方ってわからないなって，緊張してることが。アピールが全然足りないもん。そこでパニックになっちゃったりしてくれれば（わかるけど），そのパニックになること自体がまるでないから。大人になってからの方が，あるんだけどね，自己主張でパニックになったりする。そういうことが全然なかったから。このギャップがねぇ，すごくお母さんは，びっくりする。すごく扱いのいい子だったから。	⇐【1】（中心）I-1 ストーリー間比較 意味づけ
〈考察 A2-7〉 過去の出来事を省察しつつ，その出来事の意味づけを構成している。	

ストーリー番号 14：息子は老化が早いといわれた

表 A-8.

発話	分析指標【1】，【2】の該当箇所とその種類
（先日，医師から，息子は加齢が早いということかもしれないと言われて）やっぱり，現実に興味の範囲も狭くなってるし，意欲は前ほど無いし，そうなのかなって。かといって，バンバン刺激を与える	⇐【1】（補佐）I-7 出来事の比較省察

発話	
ためにね，バンバン，前のように連れて行けるかっていうと，そうではないしね。	⇐【1】（補佐）I-7 出来事の比較省察
2週間入院したんですが，（脳梗塞の）跡がいくつもあるって（言われて）。「これは前から起きてますよ」って言われ時に，確かに動きも悪かったし，「なにか食べても，よく詰まるなぁ」って，感じはしてたし。（でもその時は）「運動不足だったから，筋力が低下してるのかしら」くらいにしか思ってないし。それが，すごく目に余るような感じでもなかったからね。思い起こせばって感じでね。うまく不調を訴えられないじゃないですか。どこがどうっていうのが，よくわからない。	⇐【1】（補佐）I-7 出来事の比較省察

〈考察 A2-8〉
医師から息子の老化について話されたことを受けて，過去と現在の様子を比較している部分。

ストーリー番号15：息子は，いま何が楽しいんだろう。現在と過去の対比：1回目の言及

表 A-9.

発話	分析指標【1】，【2】の該当箇所とその種類
今のとこ（作業所）行ってもね，いろんな行事があって，旅行だとか，ありますでしょ。今はもう，全然参加できてませんもんね。前までは，学校のとき，高等部の時なんかは，「夏休みも，まあ盛りだくさんですねぇ！」って言われたくらい，いろんなところにね，退屈しないように行ってたんですよ。（イ：うん，いろんな，その会で）そうそうそう・・今，もう何かね，家にいるのが好きで連れ出すのが，大変だし，本当に楽しめてるのかも良くわからないって感じなの。親以外の人だったら，楽しめるかっていうと，そういう問題じゃないような気もする。やっぱり，青年期とか，思春期あたりはね，私から離れて，ボランティアさんと一緒に行った時期は，きっと楽しかったんだと思いますよ，ボランティアさんと会うことが。	⇐【1】（補佐）I-7 出来事の比較省察，【2】2-1 解釈の過程

仲間同士はうまくコミュニケーション取れなくても，うまく関わってくれる人がいるから，楽しく過ごせたんだと思うけど・・・今は，もう「行く」って言いませんもんね。うん，だいたい・・みんなと同じような行動とれないしね。体力面でね。ハイキングだとか，歩いたり，するようなこともやってましたからね・・・だから，本当に，その，老化っていわれてねぇ，「あー，そうなのかぁー」って思いながらもね。	
〈考察 A2-9〉息子の老化を考える上で，過去を参照している。過去と現在の様子を比較し，省察している部分。意味づけの構成までには至っていない。	

ストーリー番号16：また，少しずつ状況を良くしていきたい

表 A-10.

発話	分析指標【1】，【2】の該当箇所とその種類
フェリーとか乗るの好きで，久里浜とかね。でも，乗ることが目的で，着いて食事をしたら，もう帰る。だから，自閉症の（方の）目的と同じですよね。（イ：あっ，乗ること自体に意味がある）うん，そうそうそう，意味がある。それはそれで，その楽しみ方なんですもんね。（イ：そうですよね）そうなの。（イ：うんうん）そうなの。だから，ちょっと自閉傾向，傾向っていうか，はっきり自閉とは言い切れないんだけど，そういう傾向はあるなって，楽しみ方がそうなってきたんだろうなって，私いまそう捉えてますけどね。（イ：うーん，なるほどねぇ。どうも自閉傾向だなっていうのは，やっぱり二年くらい前あたりから？）いやー，そういう風に今までは思いませんでしたけどね。ただ，成人期になってこだわり強くなって自閉症の方と似てるなって。	⇐【2】2-2 聞き手相互，【1】（中心）I-1 ストーリー間比較意味づけ
（イ：そっかぁ，結構，地域でいろんなその障害ある方のお母さんたちとの繋がりみたいのもずっとあるって感じ？）ずっとね，その地域訓練会って長年入ってたんですけど，息子がこうして精神面で不安定だしネフローゼの再発になる前頃からは，その会自体にもう行	⇐【2】2-2 聞き手相互

発話	分析指標【1】,【2】の該当箇所とその種類
けないから，作業所を中心にって思ったので，やめました。もう，卒業しましたね。 行事にも何も参加できないし，親自体も参加することが出来ないし。・・・んー，でも，今までそういうことやってきたから，はぁー，ほんと，んー，なんかつまずくとね，やっぱリズムを立て直すのが大変ですね。んー。(イ：やっぱり，ひとつこう，変わったところがねぇ，あったじゃないですか。その，高校生くらいまで，ずっとこうやってたリズムと) そうです，そうです，そうそう。そうなの。(イ：んー)。そうなんですよねぇ・・・(イ：んー)・・・(イ：なるほどねぇ) だからまた，ちょっとずつね，(イ：うん) まあ，ちょっと，お父さんの気持ちが，少しずつこう，良い方に，今までにない良いほうに，変わってきてるかなっていうところで，またちょっと，なんでしょう，家族のなかで，お父さんも含めて，息子も安心していられるような，お父さんを信頼できるような，関係を築いていく，行くことも，いまは必要かなって，思いますねぇ	⇐【1】(中心) I-1 ストーリー間比較 意味づけ, (補佐) I-5. メタファーによる総括 ⇐【1】(中心) I-2 経験による学び

〈考察 A2-10〉
聞き手との相互作用によって意味づけの構成が行われている。後半部の語りは，過去・現在・将来を俯瞰した総括的な発話である。

ストーリー番号 20：年長児には，病院がない

表 A-14.

発話	分析指標【1】,【2】の該当箇所とその種類
脳梗塞起きたときに，「本当は，小児科を超えてる」みたいなこと(言われて)。「小児科超えてるって言っても先生，どこの病院行っていいかわからないし，うちはいけません」って(言ったんです)。ネフローゼの再発の時，(冬場でベットが万床だったこともあって入院できなくて)ステロイド毎日60ミリを使って，うちで看たんですよ((中略)) (イ：本当に年長の方になった後が，病院がなくって) ないんです。だから，なんでこども病院をつなげる病院作らないのって。(イ：そうそうそうそう) 本当にね，もう，老人医療とおんな	⇐【2】2-2 聞き手相互,【1】(補佐) I-7 出来事の比較省

第5章 結果と考察 125

じですよ，すっごく・・・（イ：だってあの，歯医者さんいくだけでも大変じゃないですか）そう，だから，O病院でうちもずっとみててね。歯医者も外来でこの子ちゃんと見てましたよ。だけど，(緊張が強いんだろうなと思ってしまい歯医者に行けないので)今はわからない。	察，【1】(補佐) I-4 一般化

〈考察 A2-14〉
病院をめぐる現状が，他者も例に挙げることで一般化されて語られている。成人期前には受けられていた医療が，成人期後には受けられなくなっている現状が語られているため，この部分は，I-7 出来事の比較にあたる。このストーリーが語られるきっかけは，聞き手からの働きかけによるものである。

ストーリー番号 21：施設に入所させることについて：2 回目の言及

表 A-15.

発話	分析指標【1】，【2】の該当箇所とその種類
「ある程度，成年期になったら，普通の子だって，親と離れて生活するでしょ」って。「子どもは子どもの世界があって，親は親の世界があるのよ」って。それはそうかもしれないけど，そういう風に考えられた日が来たら，それは受け入れるけど，まだ迷ってるときはそうじゃないと思う。(イ：うん，無理やりやるもんじゃないですから) 無理やりやることじゃない。そうなの！ (イ：ええ，ええ) そうなの。(イ：そう思いますよ) だからきっと段階があってね，自分の体調もまだ，どっか悪いっていうところもないし，今はまだ家庭のなかで，大事にみてあげたほうが，幸せなのかなぁって思います。本人が崩れてしまう前に，ちゃんと将来への目的をもって「18歳過ぎたら，分かれて暮らす」って考えて，生活があんまり崩れないうちに，そういう目標立てて，決めて行く方法もあると思うんですけど。崩れてしまって，まして病気したりっていうとね。後ろ髪引かれちゃう。(イ：そうですよ。心配でね，たまらないというか) そうなんですよ。だから，そこがね・・・ (イ：そうなんですよねぇ) ねぇ。(イ：ほんと，無理にやるもんじゃ) じゃないですよね。だ	⇐【2】2-1. 解釈の過程，2-2. 聞き手相互，【1】(補佐) I-6. 将来への 言及 ⇐【1】I-7. (補佐) I-7 出来事の比較 省察

から，練習するって，場数を踏むことっていうけど，そうかなって思うし。一理あるかなってところはあるし，慣れないよりは慣れた方がいいって思うけど，そこもね，ちょっとずつ，その子のその子に合わせたやり方があるのかなって‥

〈考察 A2-15〉
将来についての考察を深めている箇所。解釈の過程は，聞き手との相互作用によって進行している。メタファーを用いた息子の存在の表明，他者の意見に対比させた自己の意見の構築が行われている。

　続く第5章1-1-2.において，Aさんのライフストーリーについて，分析【1】の結果を示し，考察を行う。その前に，表4-20に分析指標【1】と分析【1】において検討すべき項目を再度提示しておく。

表4-20 より抜粋

分析指標【1】ライフストーリーに対する意味づけ

指標の位置づけ	改良版の指標番号	改良版指標で抽出する発話内容
中心指標	I-1	ストーリー間の比較による体験の意味づけ
	I-2	経験による学び・教訓
補佐指標	I-3	自分の性格に関連づけて行動や出来事を説明する
	I-4	出来事や自己の体験を一般化する
	I-5	メタファーを用いた出来事の総括や自己の表現
	I-6	過去から現在までの省察の結果としての将来への言及
	I-7	出来事の比較による省察
分析【1】検討項目		
1.「中心指標」と「補佐指標」の分類は，Aさん以外の語り手のライフストーリーにもあてはまるか		

1-1-2. 指標該当発話数の推移の結果・考察

　次ページに示した図 5-2 は，ストーリーごとの分析指標【1】該当発話数の変化を示している。図 5-2 の凡例 I-1 から I-7 はそれぞれ，表 4-20 に示した分析指標【1】として設定した項目である。また，図 5-3 は，中心指標として設けた I-1，I-2 のみを各ストーリーから抽出し，発話数を示したものである。この 2 つの指標項目は，第 4 章「6-2-2 本語談話に適した分析指標への改良」において，その重要性につき論じた指標項目である。図 5-4 は，その他の補佐指標の発話数の推移を示したものである。

　図 5-2，5-3，5-4 から次のことが示唆された。

1. ライフストーリー全般に分析指標【1】に該当する発話が表れている。中盤部には，「I-1 ストーリー間の比較による体験の意味づけ」，「I-7 出来事の比較による省察」にピークがある。

2. ライフストーリーの前半部では，「I-1 ストーリー間の比較による体験の意味づけ」に該当する発話が，ほぼ各ストーリーに 1 箇所ごとに表れている。

3. ライフストーリーの中盤部では，「I-1 ストーリー間の比較による体験の意味づけ」，「I-7 出来事の比較による省察」が表れているが，その該当発話数にはストーリーによる差がある。

4. ライフストーリーの後半部では，「I-4 出来事や自己の体験を一般化する」，「I-6 過去から現在までの省察の結果としての将来への言及」，「I-2 経験による学び・教訓」が多く表れていた。特に，「I-2 経験による学び・教訓」に該当する発話は，最終ストーリーである，ストーリー 24 において集中的に表れていた。

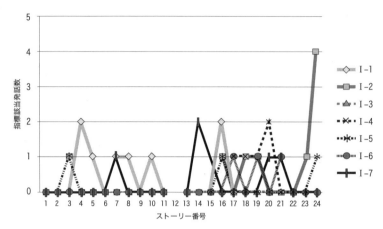

図 5-2　A さんのストーリーごとの分析指標【1】該当発話数の推移

ライフストーリー全般に分析指標【1】に該当する発話が表れている。中盤部には，「I-1 ストーリー間の比較による体験の意味づけ」，「I-7 出来事の比較による省察」にピークがある。

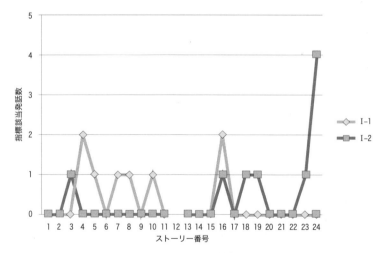

図 5-3　A さんのストーリーごとの分析指標【1】「中心指標」該当発話数の推移

ライフストーリーの前半部では，「I-1 ストーリー間の比較により構成される体験の意味づけ」に該当する発話が，ほぼ各ストーリーに1箇所ごとに表れている。「I-2 経験による学び・教訓」に該当する発話は，最終ストーリーである，ストーリー24において集中的に表れていた。

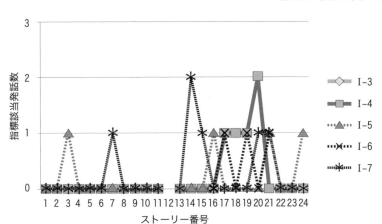

図 5-4 Aさんのストーリーごとの分析指標【1】「補佐指標」該当発話数の推移
中盤部に「I-7 出来事の比較による省察」のピークが表れている。後半部では、「I-4 出来事や自己の体験を一般化する」、「I-6 過去から現在までの省察の結果としての将来への言及」が多く表れていた

　これまで，ライフストーリーの前中後半部は，図 5-2，5-3 に表れる特徴から区分けしていた。第 4 章 6-1-1 A さんのライフストーリーの構成（表 A-1）と，発話の内容から検討した結果，インタビューの過程から区別しうるライフストーリーの前中後半部と，図 5-2，5-3 に表れる特徴から区分けした前中後半部は重なり合うことがわかった。インタビューの過程から区別しうるライフストーリーの前中後半部において，前半部と中盤部の境界は，長い沈黙が入り声のトーンが大きく変動していること，またストーリーの内容の変化にあった。中盤部と後半部の区分けは，インタビュー内の休憩にあった。これらのデータをもとに，ライフストーリーをインタビュー前半部（ストーリー 1-6），中盤部（ストーリー 7-16），後半部（ストーリー 17-24）の 3 つに分けた。
　図 5-5 は，ライフストーリー前中後半部に分けた場合の分析指標【1】の該当発話数の推移である。中盤部において「I-1 ストーリー間の比較による体験の意味づけ」，「I-7 出来事の比較による省察」が多く表れており，ライフスト

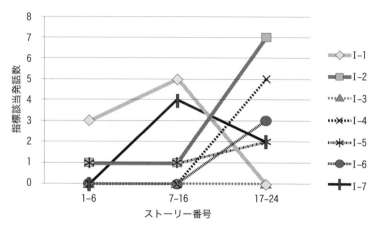

図 5-5　ライフストーリー前中後半部に分けた場合の分析指標【1】の該当発話数の推移

ーリーの後半部では，「I-4 出来事や自己の体験を一般化する」，「I-6 過去から現在までの省察の結果としての将来への言及」，「I-2 経験による学び・教訓」が増加する様子が明確になっている。次の節では，分析指標【1】が，ライフストーリー前中後半部の内容とどのように関連しているのかについて考察していく。

1-1-3. 指標に該当する発話内容の考察

前節では，指標該当発話数の推移の結果・考察として，ライフストーリー全体の構造を分析した。ここでは，分析指標【1】に該当する発話から，ライフストーリーの内容について考察する。ライフストーリーは，前節で定めた前中後半部に区分けして扱うこととする。

① 前半部：ストーリー 1–6，誕生〜成年期に調子を崩す前

誕生〜成年期に調子を崩す前の時間軸について展開されているストーリー1から6の語りでは，ストーリー3において，息子が生後3か月時に入院したことが語られている。「I-2. 経験による学び」と「I-5 メタファーを用い

た出来事の総括や自己の表現」が組み合わさって，出来事への精緻な意味づけがなされている。

ストーリー前半部では，時間軸上の異なる時点でのストーリーを比較させている部分の指標である「I-1 ストーリー間の比較による体験の意味づけ」に該当する発話が，繰り返し，ほぼ各ストーリーに1箇所ごとに表れている。この指標が指し示す内容とは，図 5-6 に示した「成年期に精神的に調子を崩す前」と「成年期に精神的に調子を崩した後」という2つの時点の比較であった。ストーリー前半部の段階では，成人期に精神的に調子を崩した状態は一言二言ほのめかされるに留まっており，詳細は述べられていない。幼児期から高校生までの出来事は，常に成年期に調子を崩した後との比較において語られており，その位置づけは，「順調だった過去」として表わされていた。

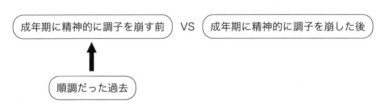

図 5-6　誕生～成年期に調子を崩す前のストーリーに見られる語りの構図の特徴
ストーリー前半部に複数表れる「I-1 ストーリー間の比較による体験の意味づけ」の該当箇所が示す内容を模式的に示してある。

② 中盤部：ストーリー 7-16，成年期に調子を崩した頃～現在

成年期に調子を崩した頃～現在の時間軸について展開されているストーリー7から16の語りでは，「生活のリズムや精神的な安定性が崩れてしまった現在」という視点から語りが進行していく。精神的に調子を崩したストーリーのほかにも息子の老化の問題や脳梗塞で倒れたことなどから「崩れてしまった現在」というストーリーが展開されている。「崩れてしまった現在」から「順調だった過去」を振りかえり，実は気付かなかったが過去にも現在に続く不安定性があったのではないかとの振り返りが起きている。そのため，指標

項目「I-1 ストーリー間の比較による体験の意味づけ」,「I-7 出来事の比較」に該当する発話が見られる。ライフストーリー中盤部では,分析指標【1】に該当する発話の見られないストーリーもある。これは,ライフストーリー中盤部では,ストーリー12群が示すように,息子が精神的に調子を崩した頃のこと,その時期の家庭内における問題が繰り返し克明に語られている。しかし,出来事を俯瞰する語りは出来事の詳細を語り尽くした状態まで生じなかったためであると考えることができる。ストーリー12群の解釈の結果が,ストーリー16「息子の状態も良くなってきた。夫の気持ちもいい方向にいって,今まで協力してくれなかったが,これからは夫も含めた家族の関係を築いて行きたい」という総括的な発話となって浮上してきている。このことを反映して,ストーリー16では,図5-7に示したように「I-1 ストーリー間の比較による体験の意味づけ」に該当する箇所が複数存在していた。

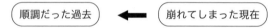

過去の振り返り

図5-7　成年期に調子を崩した頃〜現在のストーリーに見られる語りの構図の特徴
ストーリー中盤部に複数表れる「I-1 ストーリー間の比較による体験の意味づけ」の該当箇所が示す内容を模式的に示してある。

③　後半部：ストーリー 17–24,現在〜将来

現在〜将来ついて語られているストーリー17から24では,ライフストーリーの時間軸はインタビューの時点に追いついてきているため,インタビュー時点におけるカウンセリングに近い様相を呈している。そのため,「I-1 ストーリー間の比較による体験の意味づけ」,「I-7 出来事の比較」のように時間軸の異なるストーリーを比較・参照する部分は減少している。「I-6 過去から現在までの省察の結果としての将来への言及」が増加し,発達障害をもつ少年が留置される事件に関連させて息子の様子への不安を語ったり,息子にと

って今なにをしてやるのが良いのかに思いをめぐらせている。成人期を迎えた子を診てくれる病院がないという医療の現状など社会的な事柄についても言及されている。過去から現在を語ってきた流れとして，将来への言及が表れており，「入所させたらとも言われるが，今は家で看ていきたい」，「本人の思いを汲みとってやるのが親の役目」，「親があきらめたら進んでいかない」，「少しずつでも，状況を良くしていきたい」と繰り返し述べている。②成年期に調子を崩した頃～現在からはじまる「どうしたら良いのか」という自問に対して，「こうしたら良いのかもしれない。こうして行きたい」と自答している部分が見られ，その後にライフストーリー全体の総括として「家族再生。今いろんなモンモンをエネルギーに変えてる。光のある方向に自分を持って行きたい。あきらめなければ，夫も変わっていく」という将来への希望が語られている。「I-4 出来事や自己の体験を一般化する」，「I-2 経験による学び・教訓」が多く表れていた。特に，「I-2 経験による学び・教訓」に該当する発話は，最終ストーリーである，ストーリー24において集中的に表れていた。そこでは，ライフストーリー全体の総括が語られており，「I-5 メタファーを用いた出来事の総括や自己の表現」が用いられていた。ここでは，②で提示された「崩れてしまった現在」から「少しずつ良くなっている現在」へと「現在」に対する意味づけに変化が表れていることがわかる。だが，この意味づけの変更は，未だ固定されたものではなく語り手が「現在」に付与する意味は，二つの「現在」の間を揺れ動いていた。ストーリー後半部の内容が示す

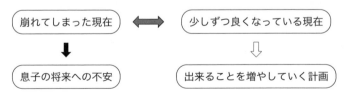

図 5-8　現在〜将来のストーリーに見られる語りの構図の特徴
　ストーリー後半部に表れる「現在」に対する2つの意味づけと，そこから連想される将来像についての語りの内容を模式的に示してある。

構造を図 5-8 に模式的に図示する。

　また，指標と発話内との分析から次のことも示唆された。Aさんのプレ分析において，「I-2 経験による学び・教訓」に該当する箇所に重複して用いられている他の補佐指標は，単独で用いられる補佐指標よりも俯瞰的内容を示すことを指摘したが，ストーリー 18 においても，「I-2 経験による学び・教訓」に該当する箇所に重複している「I-5 メタファーを用いた出来事の総括や自己の表現」の内容は，より俯瞰的なものであった。

　Aさんのライフストーリーは，以上のような語りの構造の特徴を有していた。続いて，Bさん，Cさんのライフストーリーについても分析【1】を行い，3名のライフストーリーの構造を割り出していく。

1-2. 分析【1】：Bさんの結果と考察

1-2-1. Bさんのライフストーリーの構成と，改良版分析指標【1】,【2】の抽出結果

　Bさんのライフストーリーから，改良版分析指標【1】,【2】（表 4-20）に該当する発話を抽出する。抽出手続きは，第 4 章 6-1.「Aさんのライフストーリーに対し，先行研究から設定した分析指標【1】,【2】に該当する箇所を抽出する」で述べた手続きと同一である。その手続きを表 5-2 に示し，表 4-20 の改良版分析指標【1】,【2】を再度示してから，実際の抽出に進む。

表 5-2　ライフストーリーから改良版分析指標【1】,【2】に該当する箇所を抽出する手続き

1. ライフストーリーの全体的な構成を把握するために，インタビュー開始から終了にいたるまで，インタビュー内の時間軸に沿って，各ストーリーを同定する。ストーリーの同定方法は，そのストーリーが指し示す時間と，そのストーリーの内容が展開される場所の枠組みの違いとした。時間は，障害をもつ子の年齢もしくは，小学生，中学生などの社会的所属により標記する。なお，語りに変化が見られる要因になる可能性

も考えられるため，インタビュー内での休憩，もしくはインタビューが一旦終了したタイミングも示した。

2. インタビューで得られたライフストーリーから，表4-20に示した分析指標【1】「ライフストーリーに対する意味づけ」に該当する箇所を抽出する。該当する発話は網掛け（■）してあるが，文脈を明らかにするために前後の発話も合わせて表記している。太字の発話は，音声による強調を示し，「・」は，1個につき，1秒の沈黙を表している。分析指標【1】により抽出するのは，個々のストーリーを超えたストーリー，語り手が自身の人生について意味づけをしていると予想される部分である。

3. インタビューで得られたライフストーリーから，表4-20に示した分析指標【2】「ライフナラティヴ：ライフストーリー構築プロセス」に該当する箇所を抽出する。該当する発話は網掛け（■）してあるが，文脈を明らかにするために前後の発話も合わせて表記した。太字の発話は，音声による強調を示し，「・」は，1個につき，1秒の沈黙を表している。語り手と聞き手との相互作用が生じている箇所もしくは，インタビューの発話を省略すると意味が捉えられない箇所については，インタビュアーの発話（イ：）を表記した。

表4-20 本研究において用いる改良版分析指標（再出）
分析指標【1】ライフストーリーに対する意味づけ

指標の位置づけ	改良版の指標番号	改良版指標で抽出する発話内容
中心指標	I-1	ストーリー間の比較による体験の意味づけ
	I-2	経験による学び・教訓
補佐指標	I-3	自分の性格に関連づけて行動や出来事を説明する
	I-4	出来事や自己の体験を一般化する
	I-5	メタファーを用いた出来事の総括や自己の表現
	I-6	過去から現在までの省察の結果としての将来への言及
	I-7	出来事の比較による省察
分析【1】検討項目		
1.「中心指標」と「補佐指標」の分類は，Aさん以外の語り手のライフストーリーにもあてはまるか		

分析指標【2】ライフナラティヴ：ライフストーリー構築プロセス

指標番号	指標となる発話内容
2-1	解釈の過程（言葉を探す，沈黙，「なんでだったんだろう」，「こういうことだったのかな」，「○○のような気がする」）
2-2	聞き手との相互的反応による変化：聞き手側の反応や働きかけによって，語りの流れに変化が生じている箇所
2-3	聞き手への直接的な語り
分析【2】検討項目	
1. 聞き手と語り手とのやり取りの分析における「相づち」の在りようと役割についての検討	

1-2-1-1. Bさんのライフストーリーの構成

背景：

家族背景：Bさんは，50代半ばの女性であり，20代の娘さんがルビンシュタイン・テイビ症候群と診断されている。こどもは，3歳年上の息子さんと娘さんの二人きょうだい。現在の同居家族メンバーは，Bさん，Bさんの夫，娘さんである。

娘さんの履歴：知的障害児通園施設S学園—地域の保育所—Y養護学校（小学部・中学部・高校部）—R作業所（現在，勤務6年目）

表B-1. ライフストーリーの構成表

ストーリー番号	ストーリー	時間（娘）	場所
1	生まれた時のこと。なんかおかしいと思ってるうちに，N病院に運ばれていった。	誕生時	I病院産科
2	奇形があるという事しか，わからない。ショックだけど，悲しむというより，よくわからないというのが先にきた。	誕生した日—1カ月間	N病院NICU

3	触った部分の皮膚がズルッと剥ける症状が現れる。原因がわからず，病院を巡る。	月齢1カ月の終わり	自宅
4	再入院。ブドウ球菌性熱傷様皮膚炎に罹患していた。敗血症も起こしており，一日遅れれば命がなかった：1回目の言及	月齢2カ月	N病院NICU
5	退院後。ルビンシュタイン・テイビ症候群の診断を受ける。その時の医師の言葉は今でも許せない：1回目の言及	月齢2カ月	N病院遺伝科
6	整形外科の先生が，ルビンシュタイン・テイビ症候群についてはじめて詳しい資料をくれた。	月齢3カ月頃？	N病院整形外科
7	退院後。ルビンシュタイン・テイビ症候群の診断を受ける。その時の医師の言葉は今でも許せない：2回目の言及	月齢2カ月	N病院遺伝科
8	ブドウ球菌性熱傷様皮膚炎で再入院中の出来事：2回目の言及	月齢2カ月	N病院NICU
9	生まれて3カ月くらいの間は，きつかったですねぇ	─	─
10	週一回ずつ，赤ちゃん体操や通園施設での理学療法に行く。はじめて，障害児を支えてくれる職業の人たちがいるとわかった	1歳頃	赤ちゃん体操教室／通園施設H園
11	3歳から知的障害児の通園施設S園に通わせるために児童相談所に手続きに行った。その際に担当者から言われた言葉がとてもショックだった	3歳になったばかりの頃	児童相談所
12	毎日，S園に通うようになる。娘も大喜び。同じような状況のお母さんたちと会えて，はじめて安心して話ができた。3歳までの振り返り	3-5歳と0-3歳	通園施設S園
13	健常児と一緒の保育園に通っていたころ	5-6歳	保育園

14	小学校選び	5-6歳	小学校
	〈休憩〉		
15	高等部三年間は厳しかった	高校生	高等部／N病院精神科
16	小学部の頃　おおむね順調だったが、6年生の最後に頻尿になった	小学生	小学部
17	中等部の頃　1，2年は、まあまあ。3年生の担任が本当にすばらしかった	中学生	中等部
18	高等部1年生の頃　高等部になったら、編入者は健常者に近いレベルの子ばかりだった。急に授業の難易度があがり、クラスの話し合いにも参加できない。頻尿になり、午後はトイレから出てこれない状態が1年間続いた。夫婦で、担任そして校長と話し合った	高校1年生	高等部
19	高等部1年生の頃　頻尿がひどく、学校に行くことも嫌がっていたため、いくつかの精神科を受診した。しかし、状況は改善されなかった	高校1年生	複数の精神科
20	高等部2,3年生の頃　補助の教員がつくなどして、多少状況は改善したが、頻尿はなかなか治らなかった。行きつ戻りつしつつ、何とか卒業した	高校2，3年生	高等部
21	高校3年間の振り返りどうしてあげれば良かったのかな	高校1-3年	―
	〈休憩〉		
22	これまでした話の振り返りとこれからする話の見通し	―	―
23	作業所に入って2年目くらいまでは、パラダイスのようだった	作業所1-2年目	作業所
24	作業所2年目後半-4年目，頻尿再発	作業所2-4年目	作業所
25	作業所4-5年目（現在），山あり谷ありだけど、まずまず	作業所4-5年目（現在）	作業所

26	最近のこと 1. 興味の全てが食べ物に行っている 2. 私（語り手）にべったりなんです 3. 週一回，ボランティアとの外出。映画や博物館など	現在	自宅／外出先
27	長男は，妹を可愛がってきてくれた	―	―
28	「こだわり」について　様々な生活上の工夫	現在	自宅／作業所
29	最近の「こだわり」についての具体例	現在	自宅
30	実は，コミュニケーションは取れていなかったのかもしれない。取れていると親が思っていたのかもしれない	小さい時／現在	―
31	環境を整えてあげるのが大事	―	―
32	私（語り手）が入院したとき，父親，と長男が娘をみてくれた	作業所4年目	自宅
33	これまでの振り返り	―	―
34	娘がいると，うちの中に笑いが絶えない	現在	自宅
35	明るい娘も，環境によって笑わなくなり，頻尿になる。うるさがられても親は子を守るために周りに言っていかないといけない。周りに感謝を忘れずにね	―	―

（日本遺伝カウンセリング学会誌第30巻3号 pp.175-187 を基に作成）

　ライフストーリー全体の構成が明らかとなったところで，ライフストーリーの発話から，各分析指標に該当する箇所を抽出した。その結果を次節1-2-1-2. に示す。

1-2-1-2. 分析指標【1】「ライフストーリーに対する意味づけ」,【2】「ライフナラティヴ：ライフストーリー構築プロセス」の抽出結果

分析指標【1】,【2】の該当箇所とその種類（各表中の左枠）の表記説明
　（補佐）：改良版分析指標【1】の指標 I-3 から I-7 に該当。
　（中心）：改良版分析指標【1】の指標 I-1 から I-2 に該当。語り手が構成する解釈の中心的役割を担っていると予測される部分
【2】：分析指標【2】に該当する部分。

ストーリー番号 3：触った部分の皮膚がズルッと剥ける症状が現れる。原因がわからず，病院を巡る

表 B-2.

発話	分析指標【1】,【2】の該当箇所とその種類
そのときは，日曜日だったから，日曜日でも診てくれる近所の小児科（に行った）。今から思えば，いきなり N 病院に行けば良かったんだけど，だけど，そういうの，わかんないんですよ。N 病院にかかってたんだから，一か月も入院した（んだ）し，行けばいいんだけど，それをわかんなくって。赤ちゃんだから小児科って行ったら，「これ機嫌が悪いだけだ」って。((中略))塗り薬なんか塗っても全然治らないし，「やっぱり，おかしいよ！」ってことになって。次の日に，夫がね，「じゃあ会社を休むから，N 病院に連れて行こう」って言うんですよ。でも，そのとき私もわかんなくってね。「連れて行っていいの？」っていうのがね。でもまあ，夫が言うんだからいいかって。電話して。	⇐【1】（補佐）I-7 出来事の比較省察
〈考察 B-2〉「今から思えば」に表れているように，現時点に存在している語り手として，過去を省察している部分。	

第 5 章 結果と考察

ストーリー番号 5：退院後。ルビンシュタイン・テイビ症候群の診断を受ける。その時の医師の言葉は今でも許せない：1 回目の言及

表 B-3.

発話	分析指標【1】,【2】の該当箇所とその種類
・(告知された際の) あのときの先生の言葉がねぇ，ぜったいにねぇ，おかしい！「どういうことなんですか」って，わっかんないじゃないですか。そしたら，その先生が，「やあ，これは長生きしません」って！「えええええー」って (思って)。ただ，その言葉だけですよ。今だったらありえないでしょ？今の時代だったらありえないでしょ？	←【2】2-3 聞き手への直接的な語り,【1】(中心) I-1 ストーリー間比較意味づけ
・(後日通院した際に)「先生，この子長生きしないって言いましたけど，大きくなって，結婚して，子どもが生まれたら，その子どもは，やっぱり障害なんですか」みたいなことを聞いたような気がするの，はっきりは覚えてないんですど。そうしたら，「なに言ってるんですか？」みたいな感じで言われたんです。わかんないじゃないですか？(中略) 説明もないし，調べようもないし，本当にわかんなかったんですよ。(中略)「ダウン症みたいに染色体異常だったら，生まれた子も染色体異常なんでしょうか」って言ったんですね。そうしたら，「なに言ってるんですか，偏見があるなぁ」みたいに，すごい吐き捨てるように言ったんですよ。でもまあ，そういうことがあったの。そこが一番，私，今回，(研究者に対して) あなたにお会いして，そこに遺伝カウンセラーっていう方のおっきなこと (役割) があるんじゃないかってことを，あの話したかったんですね。だって，その時，なにもわかんないですよ，親は。(告知後) もう，どうやって運転して帰ってたか覚えてないですよ。	←【2】2-3 聞き手への直接的な語り
〈考察 B-3〉「今だったら」に表わされるように，過去の状況を現在の状況と比較している。メタコメントとして，聞き手への強いアピールが見られる。	

ストーリー番号7：退院後。ルビンシュタイン・テイビ症候群の診断を受ける。その時の医師の言葉は今でも許せない：2回目の言及

表 B–4.

発話	分析指標【1】,【2】の該当箇所とその種類
((整形外科の先生からもらった医学書のコピーにあったルビンシュタイン・テイビ症候群の説明には))予後が悪いとか，いっぱい書いてあるわけですよ。でも，(告知した)先生が言ったこと，長生きしないって，最後のそこだけ。なんで，そこだけしか言わなかったのかな。私，未だに，腑に落ちなくて。あのとき，私もまだ若いし，だから，今だったら，「ちょっとあんたおかしくかったんじゃないの？」って，言いたいですね。医者として，それは，ちょっとねぇ。「じゃあそんなこと言われた親は，どうやって育てていったらよかったんですかね」って。まるっきり，こう育てる，こう，あの，エネルギーっていうかね，こう，勇気，勇気っていうか，もう気持ちにこうね？前向きな気持ちを，まったくこうなんていうか，潰すようなね，言葉ですよね。((ミルクがなかなか飲めなかったのが))哺乳瓶とか，おっぱいからもね，飲めるようになって，「だいぶ体重も少しずつ増えてきたんですよ」みたいに言った，その日に，それを言われた。ですから，希望持って，「あっ，これでおっきくなるんだこの子」って思ってたときに言われちゃったんですよねぇ・・・	←【2】2-1. 解釈の過程, 2-3 聞き手への直接的な語り,【1】(中心) I-1 ストーリー間比較意味づけ
〈考察 B-4〉 過去の出来事への意味づけを構築する過程としてメタコメントが表れており，その後，過去の中心が構成されている。	

第 5 章 結果と考察 143

ストーリー番号 9：生まれて 3 カ月くらいの間は，きつかったですねぇ

表 B-5.

発話	分析指標【1】,【2】の該当箇所とその種類
・通院が疲れてね。なんていうのかしら，育児疲れっていうかね。なんかね，なんか・・なんだろうね・・自分が，ものすごく疲れてました。ともかく，私が。 ・そんな感じでね。とにかくね，生まれて三か月くらいまでの間はね，いやーー，ちょっときつかったですね。あの告知の，あの言葉がね・・もう，どーーーしても。だから，そのときに，あなたのような，遺伝カウンセラーの方がいらっしゃったらって。先生はとにかく診断を下し，命を救う。命を救うことは，本当に一生懸命してくださいましたよ。ひとつ一つのね，症状に対する治療はしてくださいましたけど，トータルの「この子」っていう風なのが，今でもたぶんないと思うんですけど，お医者さんではね。ひとつ一つなんですよね，眼科，整形，遺伝科なんでも，もう，ひとつ一つ。だから，それをトータルに，この子をじゃあどういう風に，親としてね，見通しをたてて，育てていったらいいのかってことを教えてくださるところが，どこもなかったですよね。	←【2】2-1 解釈の過程 ←【1】(中心) I-1 ストーリー間比較意味づけ，【2】2-3 聞き手への直接的語り ←【1】(補佐) I-7 出来事の比較省察
〈考察 B-5〉 メタコメントや省察等を含めて，出来事の意味づけを構成している部分。	

ストーリー番号 12：毎日，S 園に通うようになる。娘も大喜び。同じような状況のお母さんたちと会えて，はじめて安心して話ができた。3 歳までの振り返り

表 B-6.

発話	分析指標【1】,【2】の該当箇所とその種類
(S 園は) んー，いいとこでしたね。母親教室みたいのも，いっぱい	

あったし。親もね，親のためも，大きいですね，ああいうとこは。だって，もう，それまでは，三歳まではうち，ずっと家にいたんですよ。赤ちゃん体操は，行ってたし，H園は行ってましたけど，親同士と，友達ができるってほどじゃないんですよね。少しは話しますけどね。でも，S園に行ったら，もう，本当に安心して，同じような，状況のお母さんたちと話ができて，それが親にとっては，親の心のリハビリっていうか，カウンセリングっていう意味では，ああいう所は，すごくいいですね。だから，そっからほんとにパーっと世界，開けましたよ。だから，あの三歳までが，ちょっときつかったですね。精神的に。やっぱ三歳までって病気もよくしましたし，体も弱いし，なかなかこう，成長もゆっくりだし。今となってはね，一般の20代のお嬢さんと，比べてどうこうって全然思わないし，逆に，いつまでも家にいて，付き合ってくれるから，本当に可愛いっていうかね，楽しいんですけども，0歳から3歳の間って，「いつまでたっても赤ちゃん」なわけですよ。健康なお子さんと比べて，がっくりくるって，いうこともあるけども，いつまでたっても赤ちゃんのように手がかかって，言っても言っても，言ってることがわからないっていう事は，物理的に親の負担が増えることなんですよね！((中略))もう，常に世話がかかるわけでしょ？それで三歳までは，ちょっときつかったですね。三歳になって，そこへ行くようになったら，やっぱ大きかったですね，S園。

⇐【1】（中心）I-1 ストーリー間比較 意味づけ，【1】（補佐）I-5 メタファー，【1】（補佐）I-4 一般化

⇐【1】（中心）I-1 ストーリー間比較 意味づけ

〈考察 B-6〉
意味づけが明確に提示されている部分。

ストーリー番号 13：健常児と一緒の保育園に通っていたころ

表 B-7.

発話	分析指標【1】，【2】の該当箇所とその種類
成長が良くって，発達が良い優しい子たちが囲んでくれてね。((中略))なんか急に言葉が出始めたんですね。おむつの方も，いつだったかな，なんか取れたんですよ。だから，保育園の一年間は成長が，	

ちょっと著しいものがありましたね。もう，だから，なんだろ，保育園のその健常児の刺激があったからっていう直接的なものかどうかは，わかんないです。その，たまたま娘の成長段階がそういう所に行ってたのかもしれないし，(イ：うんうん，まあ，両方だったかもしれないし) かもしれないね。ただ，よく学校なんかでもね，「健常児の刺激を受けて，この子の発達を促したい」って言って普通級とか行ってる人いますけど，それは，ちょっと，やっぱりクエッションですね。やっぱり刺激を，受け止めるものがあればいいけども，だいたい無いですよ，こういう子たちは。(イ：んー，つらくなっちゃう) つらいんですっ！だから，うちの子だって，今だったらちょっと。あの当時はなん，まだ，ぼーっとしてたけども，それで，表現の能力もなかったけれど，やっぱり固まってましたよ，最初。緊張して。でもまあ，だんだんそいで馴染んできたけど，妙におりこうだったですね，最初のうちは((中略))(S園に) 行くこと自体は，すごく楽しんでましたねぇ。と，いうか，今だったらあれだけど，あの当時は，「嫌」っていうのを表現する手段を持ってなかったですよね。(イ：ふうん？)・・・今は，はっきり言いますけど (イ：はぁーー)・・・けど，まあ，あの当時は本当にちっちゃいから，なんでも受け入れて割とどこに行っても平気で，にこにこしてて「扱いやすい」なんて言ってね！(イ：うんうんうん)「ルビンシュタインの子は，(イ：うんうん) 穏やかで，育てやすい」とかいうことは，(イ：うん) 結局，今から思うとですよ (イ：うん) 自分を出す，(イ：はい) 拒否するとか，(イ：うんうん)「ノー」と言う，そういう手段がなかったんだと思うんです。(イ：ふうーん) だから，親は，親は欲目で見ますからね，(イ：はいはい)「あぁ，なんか楽しんでるみたい！」とかね，(イ：うんうん) 思ったんですけどね。

⇐【1】(中心) I-1 ストーリー間比較意味づけ，【2】2-2 聞き手相互，【1】(補佐) I-4 一般化

⇐【2】2-2 聞き手相互，【1】(中心) I-1 ストーリー間比較意味づけ

〈考察 B-7〉
体験の省察を行い，メタコメントによって思考を発展させて，意味づけを生みだしている過程が示されている。

ストーリー番号15：高等部三年間は厳しかった

表 B-8.

発話	分析指標【1】,【2】の該当箇所とその種類
小学中学は良かったんですけど，高校になったら途端にね，不適応の症状で，行きたくないって言って，学校に。(それ)で，おしっこを漏らすんですよ。なんか，自分のキャパシティを超えたりとか，見通しがつかなくて不安とか，すごい緊張状態が続くとサインが出るでしょ？みんな，人間だれでも。それが，うちの子の場合おしっこなんですね。わかりやすいって言えば，わかりやすいんですけど。それで，中学の時全然大丈夫だったのに，高校になって，もう間もなくですよ。「行きたくない」って言ってね。居場所が無かったんですね，結局はね。学校の先生と話し合って改善してもらうのが一番だったんですけれども，うまくいかなくてね。私にとっては初めての経験なわけだし。子どもがそういう状態になって，どうして良いかわかんなくって。でも，あんまり言うと，それこそ学校を責めるようになるんですよね。((精神科を紹介してもらったがうまく行かなかった))なかなかねぇ，わかってもらうの難しいですね。障害児で，そういう辛いことがあって，そういうサインが出てて，どうしていいかわかんないっていうときに，こう，なんか，救ってくれるっていう所ってね，少ない・・もう，結局は，環境変えないと，どうしようもない。だって，本人に乗り越える力なんかあるわけないでしょ。普通の子だってそうじゃないですか。不登校でね，結局，人間関係，普通の子なんかでも，結局，人間関係でしょ。居場所がないわけでしょ？いじめられたとか。だから，その子一人には乗り越える力なんてないですよ。大人だってそうですよね。それにはやっぱり，環境を変えるってことですけども・・んーーー，なかなかねぇ・・厳しかったです。高校三年間は，うちの子にとっては。(イ：あの，高校はぁ，あの，いままで行ってた学校とは違う，学校に？)おんなじです。おんなじ。(イ：高等部みたいな？)だって，十二年間。そうそうそう。まあ，最初から，もうちょっと順序だてて話しますけど，小学校上がりましたよね？	⇐【1】(中心) I-1 ストーリー間比較意味づけ ⇐【1】(中心) I-2 経験による学び，【1】(補佐) I-4 一般化，【1】(中心) I-1 ストーリー間比較意味づけ

第 5 章 結果と考察

〈考察 B-8〉
保育園の頃の話の後，ライフストーリーの時系列的流れから逸脱して高校生の頃の話が語られている箇所。高校 3 年間の経験の意味づけが集中的に表れているが，それがどのような過程を経て導かれているのかはわからない状態である。

ストーリー番号 17：中等部の頃 1，2 年はまあまあ
3 年生の担任が本当にすばらしかった

表 B-9.

発話	分析指標【1】,【2】の該当箇所とその種類
中一，中二も，まあまあ，まずまず。(中二は) ちょっと厳しい女の先生に変わって。でも，厳しかったけれど，良く面倒みてくれて。それで，中三は，素晴らしいです！もう，十二年間のうちで最高です！	⇐【1】I-1 ストーリー間比較意味づけ

〈考察 B-9〉
学校に通っていた時期を比較した結果が示されている。

ストーリー番号 21：高校 3 年間の振り返り どうしてあげれば良かったのかな

表 B-10.

発話	分析指標【1】,【2】の該当箇所とその種類
一人の力で学校を変えるなんて出来ないですよ。もう，親だって，娘がそんな状態，体も心も壊れてるような状態になっちゃって，それ立て直すだけで大変なのに，それで学校となんか闘ってなにか変えるなんて。本当にすごく余裕がなかったし。だから,「転校させようかなぁ」って。転校っていうか，あの時，転校って思わなかったんですよね。やめさせて，しばらく家にいて，早めに作業所なら作業所に行くっていう方法もあったのかどうなのか。そこを研究する	⇐【1】(中心) I-1 ストーリー間比較意味づけ

発話	分析指標【1】，【2】の該当箇所とその種類
こと自体，その元気もなかったですよ，私も。んー，今から思えば。だから，あの時ときは，具体的にどうしていいのかわかんなかったんですよ。でも，今から思えばケースワーカーさんに尋ねて，福祉事務所に行けばよかったんですよね。それを，ケースワーカーさんに行けばいいって事もわからなかったから。転校したって，他の学校行ったって，じゃあ良くなるかどうかっていうのも，まったくわからないし，まるっきり未知の世界。そのストレスもすごいと思って，なんか躊躇しちゃいましたねぇ。もう，なんか大変でした。本当にいい，思いはなかったですねぇ，高校三年間。(小学校から高校まで) 同じ学校なのに。もう，学校が，どうこうっていうよりも，やっぱりも，直接関わってくれる人がどうかってことですよ，結局。わかってくれる先生もいないし。まあ，先生も，それこそ医者と一緒で忙しいんですよ！だから，じっくり，この子一人の状態をみるっていうことがね，出来ないんですかね，だから，中三の時の先生は，もう素晴らしい，素晴らしい先生ですよ。なんかすごくこう，なんていうか，愛情がね，溢れてましたね。	⇐【1】(中心) I-2 経験による学び ⇐【1】(中心) I-1 ストーリー間比較意味づけ，【1】(中心) I-2 経験による学び

〈考察 B-10〉
高校3年間の意味づけが行われている部分であり，経験から学んだことも述べられている。

ストーリー番号 22 ： これまでした話の振り返りとこれからする話の見通し

表 B-11.

発話	分析指標【1】，【2】の該当箇所とその種類
もう，話し出したらきりがないんですよ本当に。色んな事あってね。でも，本当にね，その都度ね，親はものすごい勉強ですよね。「あぁ，こうしたらいいんだ」，「ああしたらいいんだ」(って)。ちっちゃい時は，全然そんなこと考えないで。それこそ親も，「こんなとさせたらいい」とかね，「こういうとこ，連れてけばいい」とか。でも，今はもう，どうしたらこの子が，安定して暮らせるか，とかそういう事の方に移ってきますよね。今，なんかね，自閉症ってい	⇐【1】(中心) I-1 ストーリー間比較意味づけ

うところがすごく目立つんですよ。あのビデオも((部屋の端にビデオが高く積んであるのを指して))全部順番通りなんですあれ。一個無いとすっごく大変なんですよ。色んなこだわりもあるしね。んー，なんか，状態が悪いときはこだわりも強いですね！やっぱりね。でも今，状態が良くなっても，こだわりは消えないですけどね‥‥‥まあね，本当に色んな事がありましたね。
〈考察 B-11〉 過去の振り返りを一旦終了し，現在の話題に移行することを語り手に案内している。このストーリーの後，ストーリー 23-26 では最近の生活についての話が語られた。

ストーリー番号 27：長男は，妹を可愛がってきてくれた

表 B-12.

発話	分析指標【1】,【2】の該当箇所とその種類
よくわからないですけどもね，自分の家のことはよく見えないんですけど，でも，さっき言った学校でね（中三の時の担任の話）先生が，いろんな子ども，ひとりひとりをすごく褒めて，（その姿を見て）他の子も，「そうだな（その子には，そういういい所がある）」っていう目で見るっていう話。家でも，そうだと思うんですね。だから，私，親が，娘の事を「困ったな」とかね，思わないで。娘は娘だし，おもしろいしね，可愛いし。まあ，手はかかるけど。まあその，娘が生まれたっていうか，その存在をいい方に思ってると，別になにを口で伝えなくても，なんか他のきょうだいも，そういう風に，見てくれてきたんじゃないかなって。まあ，親はいい方には，解釈してるんですけどね。なんか，うん，そんな気はしますね。((中略)) 小学校とか中学校の時はね，「うちの妹，僕の妹は，こんなにおもしろいってい」って。お友達連れてきて自慢してるから，「へーーっ」て（思いました）。そんなこともあったしね。逆に，大きくなってからは，親が，私が娘のことで，それこそ，おしっこばっかり漏らされたり，言うこときかないし，頑固だし，切り替えがうまくいかないでしょ。やっぱりはかどらないわけですよね，生	←【1】((中心)) I-2 経験による学び ←【1】(補佐) I-3 自己への関連づけ

発話	
活がね。そうするともう，イライラするのよ，親が。それで，もう「あーー！」とかなってると，「お母さん，そんなに怒ったってしょうがないでしょ？」とか言って，お兄ちゃんが。逆にね。だから，そんな風に言ってくれるようになったしね。まあ，んー，そんなところ，いま特に，そうですね。まあ，あの，いい感じで行ってますかね。	←【1】(中心) I-1 ストーリー間比較 意味づけ

〈考察 B-12〉
きょうだい児の，娘への関わりについて総括している部分。きょうだい児の関わりを良いものと捉えており，それは語り手自身の対応によるところもあると意味づけている。

ストーリー番号 29：最近の「こだわり」についての具体例

表 B-13.

発話	分析指標【1】,【2】の該当箇所とその種類
(ストーリー 27：「こだわり」についての工夫の話の後) (イ：そういうような，癖，考え方の癖というか，それっていつぐらいから？終わりがきちんと見えないとだめっていうのは) 切り替えできないとかね。ルビンシュタインの子って，「自閉症的な傾向はない」って，ずっとみんなでね 思い込んじゃってたので。でも，実際はそうじゃなくて，小さいときから，たぶんあったと思うんですよ。なんかこう，やりはじめると，途中でやめたときに，例えばテレビ見てて，途中で消して出かけるとか，お風呂入る前にビデオなんか見てたら，ビデオが最後まで終わるまでだめだとか，そういうのはありました，小さいときから。でも，今が，ものすごく顕著ですね。	←【2】2-2 聞き手相互 ←【1】(補佐) I-7 出来事の比較省察

〈考察 B-13〉
聞き手からの質問をきっかけとして，過去の省察が起こっている箇所である。現在の状況と比較させることで，過去においては「こだわり」はないと捉えられていた幼少時の娘の行動に現在につながる「こだわり」を見出すという捉え直しが起きている。

第 5 章　結果と考察　151

ストーリー番号 30：実は，コミュニケーションは取れていなかったのかもしれない。取れていると親が思っていたのかもしれない

表 B-14.

発話	分析指標【1】,【2】の該当箇所とその種類
親はもう全面的に娘のペースに合わせてやってるから，それが当たり前になっちゃってるから，別になんとも思わないし。なんかこう，一見，やり取りができるっていう風に，勘違いとまでは言わなくても，そういう風に思いこんでるところもあるんですけど，思えてるところもあるんですけど，実はそうじゃないと思うんですよね。（イ：でも，実はそうなのかもしれないみたいなのって，やっぱり高校生くらいになって，自分で言えるようになってきて，そうなのかしらって，感じだったんですか？）どうですかね，いつ頃からっていうのもね，よくわかんないんですけど，今にして思って，振り返れば，んーーー，そうねえ，やっぱり，そんなに，コミュニケーションとれてなかったんじゃないかなって。やっぱり，自分の言いたいことだけ，一方的に言って，相手の言ったことに対して返すってことは，なかなか難しかったかもしれないですよね。ちっちゃい時から（（中略））それがまあ，顕著になってきたんだと，思いますけど，最近ね。	←【2】2-1. 解釈の過程，2-2 聞き手相互，【1】（補佐）I-7 出来事の比較省察（B-14 全体）

〈考察 B-14〉
ストーリー 29 に引き続き，現在と比較させることで過去の捉え直しが起きている箇所である。

ストーリー番号 31：環境を整えてあげるのが大事

表 B-15.

発話	分析指標【1】,【2】の該当箇所とその種類
これで，一通りは話したかなって感じですね。色々ありましたから	←【1】（補佐）I-5

発話	分析指標
ね。まあ皆さん，そうだと思いますよ。なんだかんだとね。やっぱり，山あり谷ありでね。でも，まあ，まずまず，今のところちょっと調子がいいから。これが調子が悪い時だったら，私も，インタビュー，こんなにはしゃべれないかもしれないね。逆にもっとしゃべるかもしれない。	メタファー，【2】2-3 聞き手への直接的語り
子どもがね，調子悪いと，もう，どうしていいかわからない。でも，本当に環境せいは大きいです。大事ですね。だからやっぱり親は，そういう，いい環境を見つけてやるっていうのが，うん，大事ですね。	←【1】（中心）I-2 経験による学び，（補佐）I-4 一般化

〈考察 B-15〉
「一通りは話したかな」，「調子が悪かったらインタビューは」という発話は，ストーリー内ではなく，インタビュー時点にいる語り手としての発話であり，メタコメントである。それらを経て，経験からの学びが提示されている。

ストーリー番号 33：これまでの振り返り

表 B-16.

発話	分析指標【1】,【2】の該当箇所とその種類
小学校の時は，ずーっとこう安定してて，何かあったら，ちょっとおしっこ漏らしたり（はしたけど）。でも，中学も安定してて。高校になったら，一年生の時で崩れて。あの，崩れる時ってすごいですね。どこまでも，どこまでも。「ここで底だったら，まあ，我慢できるかな」と思ったら，もっと，もう，どんどん限りなく行きますね。すごかったですよ。もう，（お漏らし）何分刻みですもんね。きれいにして，着替えたら，またすぐみたいな。なんか口で言えない分，出ちゃうんですよね。夜も寝が浅くてね。ガバッと起きて，「学校行かなぁーい！！」って叫ぶんです。「ああ，行かなくていいよ，行かなくていいよ」って言って。でも，もう，あの時もねぇ，ほんと休ませてあげれば良かったんですね。まあ，時々は休ませましたけど。やっぱり親もね，はっきり言ってしんどいですよ。（イ：そりゃそうですよね）うん，だからね，ちょっと可哀そうでしたね。今になれ	←【1】（補佐）I-7 複ストーリー比較省 ←【1】（中心）I-2 経験による学び

ばわかるんですけど，その時は（イ：そのときはね，どうしたらいいのか），誰に相談していいのか，それもよくわかんなかったからつらい。今だってね，あれですけど，んーー，やっぱり，大変ですね，でしたね。 本当に，支えるのっていうの，親も。だって，普通の人だって，不登校になったりとか，そういう子どもを支えるのって大変ですよ，親は。親はどうしても行かそう行かそうとしちゃうでしょ？（イ：だって，しますもん，なんかねぇ，そう，しなきゃだめなんでしょみたいなのが）そうそうそう。（イ：最初にねぇ）そう，なんとかして，学校に行かせて，高校は卒業してもらってみたいな。親は，そういう気持ちだから，つい，そっちに。（でも）子どもはもう，全然言うこと聞かないでしょ？だから，それ，でも，わかりますよね。そういう風に，言っちゃうもわかるし，子どもが拒否する気持ちもわかるし。だから，こう，うまーくアドバイスくれたりとかね。なんかもう，高校卒業する前に，他の選択肢ってこと，思いつかないですよね。親も子もね（（中略））だから，なんか，娘も，別に，娘は，経済的にっていうか，精神生活がすべてみたいな，別に自立しなくてもいいんだけれども，ちゃんと毎日，元気に行ってくれなくなると本当にね，辛いですよね。もう，どうしていいかわからないっていうかねぇ・・・意外と，なにかがあると，傷が結構，深くなっちゃいますね，この頃は。作業所に行って，最初の二年間すごく良くって。さっき言った（ように），クッと一回落ちたけど（作業所3・4年目の話）また今，良くなって。だから今は，普段はだいたい良いんですよ。だいたい良いんだけども何かがあるとすぐに崩れます。でも，すぐに持ち直す。その原因がなくなったら，すぐに持ち直すっていうか。前は，崩れたら，ずーっと崩れてました。良い時は，ずーっと良かった。 なにかちょっとあっても良かった。今は，もう簡単に崩れちゃう。だけど，またすぐ持ち直してくれるっていうのが今ですね。だからまあ，やりやすいですね。今のとこね。そんな感じですかね。だからよく将来の目標とか（言いますけど）そんなの全然。もう，どうでもいいですよ。その日その日，一日一日元気に笑って過ごせれば。

⇐【1】（補佐）I-4 一般化

⇐【1】（中心）I-1 ストーリー間比較意味づけ

⇐【1】（補佐）I-6 将来への言及，（補佐）I-5 メタファー

〈考察 B-16〉
ストーリー 31 で示されたライフストーリーの総括がより具体的に語られている箇所。過去—現在の意味づけを行った後，将来への言及がなされている。

ストーリー番号 35：明るい娘も，環境によって笑わなくなり，頻尿になる。うるさがられても親は子を守るために周りに言っていかないといけない。周りに感謝を忘れずにね

表 B-17.

発話	分析指標【1】，【2】の該当箇所とその種類
((ストーリー 34 の内容。娘は明るくて，毎日笑いが絶えない))でも，そういう子が，顔の表情が，こうなんていうのかしら，暗くなって，言葉数も少なくなって，笑わないで，おしっこばっかり漏らすようになっちゃうわけですよ。簡単に。ちょっとした環境の原因でね。だから，それを親も，こう早めに？早めに。「なんかおかしいぞ」って思ったら，作業所なり行って，よく話を聞いて，解決していってやらないと。なかなか回復もね，時間かかるんですよね。深くなっちゃうとね。やっぱりこう褒めてやって，自分に自信つけてやるとうまくいきますね。まあ普通の人でもそうですけどね。(イ：でもまあ，特にやっぱり顕著にわかる) わかります！うちは本当に，そういう意味ではわかりやすいですね。おしっこにすぐ（表れる）。普段はね，今でも，調子いいと，長いんですよ（トイレの間隔）間が。((中略))漏らしちゃうようになったら，もう，癖っていうか，なんかストレスがあると出ちゃう。困っちゃいましたね。(イ：わかりやすい分，笑っていてくれる状況を続けてあげたい) あげたいんですよね。でも，やっぱり同じ障害児っていってもダウン症とか，わりと状況がわかる人が多いじゃないですか ((中略)) 特になんかね，ルビンシュタインの人は繊細だと思うんですよ。だから，先生や作業所の職員さんに，親が色々いろいろ言う事が多いわけですよ。「こうこうこうして (イ：欲しい) ください」って。「こういう時は，こうしてください」とかね。そうするとなんかね，すごくこう，うるさい親になっちゃうんですよね。(イ：仕方がない？) しょうがないですよ。もうしょうがない。だから，そう割りきってますけど，娘を守る（ために）親がどう思われようと，しょうがないとは思いますから。でもね，先生も，学校の先生とか，お医者さんとか，職員さん，みんな人間ですからね。あんまり一方的に言うと，	←【1】（中心）I-2 経験による学び

←【1】（中心）I-2 経験による学び，（補佐）1-4. 一般化

←【1】（中心）I-2 経験による学び |

あんまり良くないかなっていうね。それは，まあ，自分でわきまえてやらないといけないと思いますよ。感謝の気持ちで。	

〈考察 B-17〉
ライフストーリー全体の総括を行っている部分。ストーリー 31，33 で提示されてきた総括を教訓の形式で明確化している。

1-2-2. 指標該当発話数の推移の結果・考察

B さんのライフストーリーについて，分析【1】の結果を示し，考察を行う。表 4-20 に示した分析指標【1】と，分析【1】において検討の必要性を指摘していた項目を再度確認しておく。

表 4-20 より抜粋
分析指標【1】ライフストーリーに対する意味づけ

指標の位置づけ	改良版の指標番号	改良版指標で抽出する発話内容
中心指標	I-1	ストーリー間の比較による体験の意味づけ
	I-2	経験による学び・教訓
補佐指標	I-3	自分の性格に関連づけて行動や出来事を説明する
	I-4	出来事や自己の体験を一般化する
	I-5	メタファーを用いた出来事の総括や自己の表現
	I-6	過去から現在までの省察の結果としての将来への言及
	I-7	出来事の比較による省察

分析【1】検討項目
1. 「中心指標」と「補佐指標」の分類は，A さん以外の語り手のライフストーリーにもあてはまるか

　157 ページに示した図 5-9 は，ストーリーごとの分析指標【1】該当発話数の変化を示している。図 5-9 の凡例 I-1 から I-7 はそれぞれ，分析指標【1】として設定した項目である（表 4-20）。また，図 5-10 は，中心指標として設

けた I-1, I-2 のみを各ストーリーから抽出し, 発話数を示したものである。この2つの指標項目は, 第4章6-2-2. 日本語談話に適した分析指標への改良において, その重要性につき論じた指標項目である。図5-11は, 補佐指標の発話数の推移を示したものである。

インタビュー前半部（ストーリー1-14），中盤部（ストーリー15-21），後半部（ストーリー22-35）にストーリーを3つに分けることができた。前半部，中盤部，後半部の区分けは休憩による。

図5-9, 5-10, 5-11から次のことが示唆された。

1. ライフストーリーの前半部（ストーリー1-14）では，「I-7 出来事の比較による省察」，または「I-1 ストーリー間の比較による体験の意味づけ」に該当する発話が，ほぼ各ストーリーに1箇所ごとに表れている。「I-4 出来事や自己の体験を一般化する」指標に該当している発話も見られる。

2. ライフストーリーの後半部（ストーリー22-35）では，「I-5 メタファーを用いた出来事の総括や自己の表現」，「I-4 出来事や自己の体験を一般化する」，「I-2 経験による学び・教訓」等，多種類の項目について該当する発話が見られた。「I-2 経験による学び・教訓」に該当する発話は，中盤部（ストーリー15-21）から後半部全体に散在している表。特に，中盤部最後のストーリーであるストーリー21と，ライフストーリー全体としての最終ストーリーであるストーリー35において最も多く表れていた。

3. 図5-10は，語り手の構成する解釈の骨格部分を構成していると考えられる「中心の指標」を表している。このうち，時間軸上の異なる点を比較して意味づけを構成する「I-1 ストーリー間の比較による体験の意味づけ」

に該当する発話は前中盤部に多い。「I-2 経験による学び・教訓」に該当する発話は，中後半部に多く表れ，特に最終部にピークが見られた。

4. ストーリー 3，29，30 に表れていた「I-7 出来事の比較による省察」以外の補佐指標は全て中心指標に重複して表れていた。

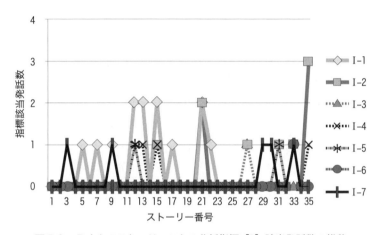

図 5-9　B さんのストーリーごとの分析指標【1】該当発話数の推移

ライフストーリー全般に分析指標【1】に該当する発話が表れている。ライフストーリーの前半部（ストーリー 1-14）では，「I-7 出来事の比較による省察」または「I-1 ストーリー間の比較による体験の意味づけ」に該当する発話が，ほぼ各ストーリーに 1 箇所ごとに表れている。「I-4 出来事や自己の体験を一般化する」指標に該当してる発話も見られる。ライフストーリーの後半部（ストーリー 22-35）では，「I-5 メタファーを用いた出来事の総括や自己の表現」，「I-4 出来事や自己の体験を一般化する」，「I-2 経験による学び・教訓」等，多種類の項目について該当する発話が見られた。「I-2 経験による学び・教訓」に該当する発話は，中盤部（ストーリー 15-21）から後半部全体に散在している。特に，中盤部最後のストーリーであるストーリー 21 と，ライフストーリー全体としての最終ストーリーであるストーリー 35 において最も多く表れていた。

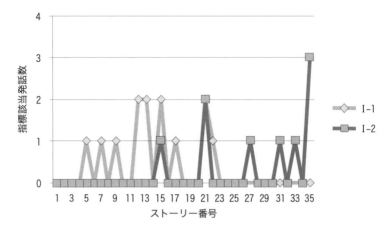

図 5-10　B さんのストーリーごとの分析指標【1】「中心指標」該当発話数の推移

図 5-10 は，語り手の構成する解釈の骨格部分を構成していると考えられる「中心の指標」を表している。このうち，時間軸上の異なる点を比較して意味づけを構成する「I-1 ストーリー間の比較による体験の意味づけ」に該当する発話は前中盤部に多い。「I-2 経験による学び・教訓」に該当する発話は，中後半部に多く表れており，特に最終部にピークが見られる。

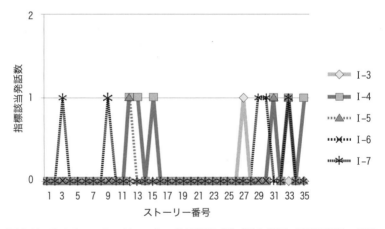

図 5-11　B さんのストーリーごとの分析指標【1】「補佐指標」該当発話数の推移

「I-4 出来事や自己の体験を一般化する」，「I-5 メタファーを用いた出来事の総括や自己の表現」，「I-7 出来事の比較による省察」に該当する部分がピークを形成することなく散在している。ストーリー 3，29，30 に表れていた「I-7 出来事の比較による省察」以外の補佐指標は全て中心指標に重複して表れていた。

分析指標【1】に当てはまる発話をインタビュー前半部（ストーリー 1-13），中盤部（ストーリー 14-20），後半部（ストーリー 21-34）に分けて加算したものが，図 5-12 である。ライフストーリー前半部では，「I-7 出来事の比較による省察」，「I-1 ストーリー間の比較による体験の意味づけ」が多く現われ，「I-4 出来事や自己の体験を一般化する」や「I-5 メタファーを用いた出来事の総括や自己の表現」に該当する箇所も存在している。中盤部では，前半部で見られた項目が減少しており，代わって「I-2 経験による学び・教訓」が表れてきた。後半部では，多くの分析指標【1】項目に該当する箇所が表れており，とく「I-2 経験による学び・教訓」が頻出していた。ライフストーリーの進行にともなって，「I-2 経験による学び・教訓」が増加していく様子が明確になっている。次の節では，分析指標【1】がライフストーリー前中後半部の内容とどのように関連しているのかについて考察していく。

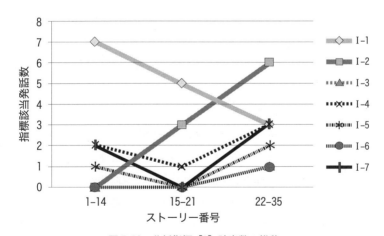

図 5-12　分析指標【1】該当数の推移

1-2-3. 指標に該当する発話内容の考察

　前節では，指標該当発話数の推移の結果・考察として，ライフストーリー全体の構造を分析した。ここでは，分析指標【1】に該当する発話から，ライフストーリーの内容について考察する。ライフストーリーは，前節で定めた前中後半部に区分けして扱うこととする。

　インタビュー前半部（ストーリー 1-14）では，娘の誕生から小学校に入学するまでのストーリーが語られている。分析指標【1】に該当する発話は多いが，なかでも異なる時間軸におけるストーリーを比較・参照し，意味づけをしている部分の指標である「I-1 ストーリー間の比較による体験の意味づけ」に該当する発話が，ほぼ各ストーリーごとに表れている。この部分に見られた発話としては，「生後 3 か月までとその後」，「3 歳までと 3 歳から」といったように異なる時期を比べ合わせて，その頃がどのようなものであったかという評価を述べているものがあった。過去の経験に対して，「今ならばわかるが，あの当時はわからなかった」，「今ならば，こう言いたい」という現在の自身としての対応を述べている発話も多く見受けられた。これらのことから，過去にあった出来事は，既に終わっているわけではなく，現在から参照されることで今現在も生き続けていると言えるだろう。

　休憩を挟んだのちに語られたインタビュー中盤部（ストーリー 15-21）では，休憩直後のストーリー 15 において，「高校生になり調子を崩した話」がライフストーリーの時系列を逸脱して語られた後，一旦時間軸を戻して，小学校に入学した頃からライフストーリーが時系列的に展開されていた。再度，高校生の頃に娘が調子を崩した話の詳細がストーリー 18-21 で語られた。中盤部最後のストーリーであるストーリー 21 は，つらかった高校時代の語りの総括が述べられており，このことが，図 5-9，5-10 における中盤のピークに反映されている。この部分で語り手により成された総括とは，「本当にいい，思いはなかったですねぇ，高校三年間。学校が，どうこうっていうよりも，や

っぱりも，直接関わってくれる人がどうかってことですよ，結局。」というものであった。

　インタビュー後半部（ストーリー 22-35）は，娘が作業所で勤務するようになってから現在までの語りであった。作業所に入り，一旦は復調した娘が再び調子を崩した際に作業所のスタッフと連携して悪化を防ぐことができた話や，最近になり娘は「こだわり」が強くなってきたことを過去を参照しつつ語っている。「I-2 経験による学び・教訓」に該当する発話がさらに増加し，ライフストーリー全般を俯瞰しての学びと教訓が示されている。最終的に提示されている教訓は，「娘の体調や精神的な健康は，娘を取り巻く環境により影響を受ける。実際に娘に関わってくれる人の対応によるところが大きい。親は娘の変化を逃さず，周囲と協力しながらよい環境を作ることで娘を守っていくことが大切」というものであった。B さんのライフストーリーでは，娘を取り巻く他者との間の経験について，具体的なストーリーが数多く語られていた。これらは，後に行う「分析【3】ストーリーにおける他者・社会」にて詳細な内容を提示することする。

1-3. 分析【1】：C さんの結果と考察

1-3-1. C さんのライフストーリーの構成と改良版分析指標【1】，【2】の抽出結果

　C さんのライフストーリーから，改良版分析指標【1】，【2】（表 4-20）に該当する発話を抽出する。抽出手続きは，A さん，B さんと同様である。

1-3-1-1. C さんのライフストーリーの構成

背景：
家族背景：C さんは，50 代前半の女性であり，10 代後半の娘（次女）がルビンシュタイン・テイビ症候群と診断されている。こどもは，長女

と次女の二名。現在の同居家族メンバーは，Cさん，長女，次女である。自営業であるため，現在は，夫は店舗上の住まいに独居している。

娘さんの履歴：知的障害児通園施設S学園―S養護学校（小学部・中学部）―K養護学校（高校）

表 C-1. ライフストーリーの構成

ストーリー番号	ストーリー	時間（娘）	場所
1	出産時とその直後のこと	誕生―母親（語り手）の退院まで	I病院／C病院
2	はじめて，娘と対面した	誕生直後―生後一か月	C病院
3	娘のことが可愛くなってきた	生後一か月―生後二か月前後	実家／C病院
4	普通の子と同じように育ててくださいって言われたのは良かったかもしれない：1回目の言及	―	C病院
5	娘について，周りの人に説明する日々だった	生後数か月	自宅
6	少し大きくなって地域訓練会やS園に行った	―	地域訓練会／S園
7	娘は13歳の時に環軸関節不安定性による脊髄の圧迫で生きるか死ぬかの状態になった：1回目の言及	13歳	―
8	娘が13歳の時，脊髄の圧迫がわかった経緯	13歳	自宅／C病院／学校
9	手術後	13歳	自宅／C病院
10	手術後に関連して，自宅の間取りについて	13歳	自宅

11	肢体不自由児の多い高校に進学を決めた	14-15, 15-18歳	中学校／高校
12	娘を褒められる。他人だから娘ができていることに気づくこともあるのかな：1回目の言及	18歳	高校三年生
13	疾患について知らなかったことの良さもあるかもしれない：2回目の言及	0-5,6歳	―
14	はじめて外出先でトイレに行けた頃の話	6,7歳	外出先
15	きょうだいと，娘との関わり	―	―
16	娘が迷子になった時の話	小学校低学年	スーパー／デパート
17	小学校・中学校での様子	小学生／中学生	小学校／中学校
18	娘を失うかもしれない経験をして：2回目の言及	13歳-現在	自宅
19	股関節炎を繰り返す	高校生－現在	―
20	今年の夏の予定	現在	―
	〈一旦，インタビュー終了〉		
21	「アドバイス」はできない	現在	家族会
22	娘が車イスに乗っていることで，周囲の人から感じること	現在	交通機関
23	子どもたちが小さい頃，よく映画に行った	―	映画館
24	入院することについて　年齢的に小児病院に入院できなくなってくる	13歳／現在	病院
	〈一旦，インタビュー終了〉		
25	「アドバイス」はできない。過去のことは忘れてしまう	現在	家族会
26	あきらめずに，でも様子を見ながら進む（娘を褒められることについて：2回目の言及）	現在	高校

	〈再度，インタビュー終了〉		
27	子どもが修学旅行に行った際に，母親同士も同じところへ旅行に行った話	現在	旅行先
28	家族でテーマパークに行った話	現在	テーマパーク
29	昨年，家のなかで親子そろって熱中症になった話	昨年	自宅
30	夫との関わり	現在	自宅
31	子どもが疾患をもつこと。誰のせいでもないともっと早くに言って欲しかった：3回目の言及	—	—
32	きょうだいへの接し方について	—	—

（日本遺伝カウンセリング学会誌第 30 巻 3 号 pp.175-187 を基に作成）

ライフストーリー全体の構成が明らかとなったところで，ライフストーリーの発話から，各分析指標に該当する箇所を抽出した。その結果を 1-3-1-2. に示す。

1-3-1-2. 分析指標【1】「ライフストーリーに対する意味づけ」，【2】「ライフナラティヴ：ライフストーリー構築プロセス」の抽出結果

分析指標【1】，【2】の該当箇所とその種類（各表中の左枠）の表記説明
　（補佐）：改良版分析指標【1】の指標 I-3 から I-7 に該当。
　（中心）：改良版分析指標【1】の指標 I-1 から I-2 に該当。語り手が構成する解釈の中心的役割を担っていると予測される部分。
【2】：分析指標【2】に該当する部分。

ストーリー番号2：はじめて，娘と対面した

表 C-2.

発話	分析指標【1】,【2】の該当箇所とその種類
((はじめて面会して，ショックで))（家族の）みんなが寝静まった頃にずっと泣いてたんだけど．，でも，そんな何日間も（は）泣くこともなく。泣いてたかもしれないけど，もうそれは忘れてしまうって感じで。それで，なんだろうな，上の子は生まれてすぐに自分の傍にいて，普通に育てていたというか，本能のままに育てていたのが，（入院しているから）一日おきとかしか行けないし，しかも1・2時間しかいられないから。それに，おっぱいを飲む力もない。母乳は絞って固まらせて持って行ったりしたんだけど，それを溶かして飲ませても1ccとか2ccとか，ちょびっと飲んでおしまいだったんで，なんか自分の子どもなのに子どもじゃないようなね。愛情をもてない自分がなんかちょっと。（娘を）かわいいと思えない。なんで上の子と違ってかわいいと思えないんだろうなって思って。そう考えたのが通じてるんだか，向こうもなんか親って思ってない。だから30日近く入院してたけど，もらって帰るときも，「これ・・」みたいな（感じだった）。ちっちゃいし，「もうちょっと入れといていただけますか」みたいな感じだった。	⇐【1】(補佐) I-7 複ストーリー省察 ⇐【1】(中心) I-1 ストーリー間比較 意味づけ
〈考察 C-2〉 娘が退院し，引き取ったことが語り手にどのように捉えられたのかを示している。	

ストーリー番号3：娘のことが可愛くなってきた

表 C-3.

発話	分析指標【1】,【2】の該当箇所とその種類
「おねえちゃんときはこうだったのにな」っていうのは，常にあって。うん，でも，なんだろ，母親が，すごく愛情を注ぐというか，	⇐【1】(中心) I-1 ストーリー間比較

発話	意味づけ
すごく可愛がってくれて，あやしてくれて。母にあやされて一番最初に笑ったんですよ。「ああー！この子笑うんだ」って思ったら，急に可愛くなっちゃって。それで，その位から，おっぱいも少し飲めるようになって，「あー！おっぱい吸ってる！」とかって思ったら，なんか本当にそういうスキンシップとかもあって，だんだん可愛くなってきた。「ああ，かわいいな」って思えるようになったのかもしれないのね，その辺りからね。でもやっぱり，今まで「かわいい」と思ってなかった，私の気持ちを見透かすように，ずっといつも泣いてて，もう，修行の日々というかね。上の子のときは，泣き声でおむつだなんだってわかったけど，娘のときは，もう，全然。ただ泣いてるだけで。私は，なにか悪いことしたのかしらってね。「これは修行なの？」とか思ってたかな。((中略))その頃あんまり覚えてないけどね。忘れようとしてたのかもしれない。	⇐【1】(補佐) I-5 メタファー ⇐【2】2-3 聞き手への直接的な語り

〈考察 C-3〉
実の母親との出来事が，娘を可愛いと思えたきっかけとして意味づけられている。メタコメントによって「この頃のこと，忘れようとしていたのかもしれない」という省察が成されている。

ストーリー番号4：普通の子と同じように育ててくださいって言われたのは良かったかもしれない：1回目の言及

表 C–4.

発話	分析指標【1】，【2】の該当箇所とその種類
(医師から)「普通の子よりちょっと時間かかるかもしれないけど，普通の子と同じように育ててください」って，それしか言われなかったのは今から思えば，けっこう良かったのかもしれない。色々ゴチャゴチャ言われないで((中略))漠然としてる言葉だけど，でも，そう言われて，そのような感じにしようと思った。(イ：病名はついたけど，よくわかんない？)そうそうそう。(疾患の)名前もらったけど，どうしたらいいのっていうね。なにがどうなのとかって，そう	⇐【1】(中心) I-1 ストーリー間比較 意味づけ ⇐【1】(補佐) I-3 自己の性格による

発話	分析指標
いうのがわかんなくって。先生に聞くにも、(私が) 今ほど、はっきり言えない性格だったし。(毎回) 同じ先生だったのか、違う先生だったのか、先生の名前も覚えてないかもしれくらい (だった)。	説明
〈考察 C-4〉 疾患について詳しいことがわからなかったことを良かった事として意味づけしている部分。	

ストーリー番号 5：娘について，周りの人に説明する日々だった

表 C-5.

発話	分析指標【1】，【2】の該当箇所とその種類
(奇形があるから) 手とか見えるところがベビーカーから見えるのが，恥ずかしいっていうとなんだけどね，「なんか見られてるな」っていうのがやっぱりね。「結構，世間の視線痛いな」みたいなのはあったけどね。誰も見てないのかもしれないけど、こどもなんか正直だから、ジーっと「見てる見てる」みたいなのがあって。慣れはしないけど、子どもって正直だから逆に、「この子、どうしてこうなの？」とか、「ああなの？」とか聞いてくるから、まあ私もそれなりに考えて「こうこう、こうだから、こうだからなんじゃないかと思うんだけど？」とか話してるうちに、自分でもそうなのかなって、話しながら自分で納得する部分とか (あってね)。((中略)) 小さい子が「この子、いつも目つぶってるけど、見えてるの？」とかいって、「大丈夫だよ、ほら歩いて、よけたりしてるでしょう？」とか、「お話できないの？」、「うん、なんかお話はできないみたいだけど、みんなが言ってることは、ゆっくり言ってくれればね、わかってるみたいだよ」、「そうなんだ」とかね。そうすると、その傍で聞いてるお母さんたちにも説明してるような感じ。そう、お母さんも「そうなんだ」って聞いてるかもしれないしね ((中略)) 上の子の幼稚園に送り迎えするにも、どこ行くにも連れていかなきゃいけないから、とにかくなんか「説明の日々」じゃないけど、聞かれたら言うみたいな。それで、聞かれる前に、聞きたそうだなって思ったら、「こうだよ」って言うとか。もう言われる前にね、自分で「こうなんです	⇐【1】(中心) I-1 ストーリー間比較 意味づけ, I-5 (補

よ」みたいな感じで言っちゃうとか。だんだんそういう，なんか処世術じゃないけど。	佐）メタファー
〈考察 C-5〉 娘とともに，社会生活を送る際に身に付けた方略についての語り。	

ストーリー番号 7：娘は 13 歳の時に環軸関節不安定性による脊髄の圧迫で生きるか死ぬかの状態になった：1 回目の言及

表 C-6.

発話	分析指標【1】,【2】の該当箇所とその種類
私ね，根が能天気というか，能天気を目指してるところもあるから，（色々なこと）嫌だなって思うんだけど，あんまり深く考えないようにしてる。本当に嫌だって思うんだけど，すぐ忘れちゃう。思いだした時が，また怖いんだけど。その都度苦労とか嫌な事とかあるだろうけど，みんなに話しちゃうと，結構解決しちゃって。家族会なんかの話で「つらかった事」とか言われてもすぐ出てこないの，あんまりね。それが最近のここ何年のつらかったことは，それこそ五年前の死ぬか生きるかって時に脳外科の先生にね「明日の朝，冷たくなっててても，おかしくないような状態です」って言われた時，「もうちょっと言い方ないのかな」って。思いだすとまた悲しくてちょっと涙でてきちゃうんだけど。（その時）うちに帰っても，本当に娘と別れた瞬間から，もう振り返ったら死んじゃうかもしれないとか，そういうのがあって。あの時の先生の言い方っていうのは，やっぱり救いがなんにもなくって。状態説明しただけだから。それが結構傷っていうか。（（中略））帰る道の途中でも，電話（が）入りはしないかとか，家に帰ってからも，夜中に電話かかって来ないかとか，次の日に会いに行くまで，「生きてるのかな，死んでるのかな」っていう位，すごい心配が一か月ぐらい続いたから，なんかその時，心身症じゃないけど，なにかそういうのに，こういうきっかけでなるのかもしれないなとかいうくらいね。その後，手術したりして救いはでてきたから，だから良かったんですけど，あの時の事	⇐【1】（補佐）I-3 自己の性格による説明，I-1（中心）ストーリー間比較 意味づけ ⇐【1】（補佐）I-5 メタファー ⇐【1】I-1（中心）ストーリー間比較 意味づけ

発話	
を思うとね・・思い返せば仕方ないことなんですけどね，本当に大変っていうか，難しい手術だったし，状態としては，その通りだったのかもしれないんだけど，あれ（あの言い方）はないよと思っちゃいました．((中略))こういう手術になりますとは言われたんだけど，言われてるそばに救いがないような気がして，「あっ，もうだめかも」みたいな，「十何年しか生きられなかったのね」っ思ったりして．それが，だから，最近のあれだねショックな（こと）．世間の人に色々言われるのは，多少はあったり（するけど）これは生死を分けることだから，忘れられない	

〈考察 C-6〉
娘の誕生から幼児期まで経過していたライフストーリーの時系列的な流れを逸脱して語られてたストーリー．中学生の時に命が危ない状況になったことが，他のストーリーと比較されることで意味づけられている．

ストーリー番号 8：娘が 13 歳の時，脊髄の圧迫がわかった経緯

表 C-7.

発話	分析指標【1】，【2】の該当箇所とその種類
（イ：どういう経緯だったか伺ってもいいですか？）（（それまでもふらつく事はあったが，トイレで倒れてから歩けなくなり近くの病院に運ばれた））「急に歩けないっていうのはおかしい」って事で，C病院で MRI 検査をしたら，ここ（頸椎）が潰れてるって状態っていうのが見つかりました．「こんな状態です，死ぬかもしれません」って言われて，なんか鬼の首でもとったように，ちょっと誇らしげに「見つけたぞ」って感じで先生に言われたから，なんか怒りと悲しみがごっちゃになりました．((中略))その時に主治医だった先生が，セカンドオピニオンってのもあるよって言ってくださって．私は，生まれた時からずっとお世話になってるから，C病院が神様だと思って，全てだと思ってたのが，そう言われた時に，「あっ，そうなんだ」って，そういうことも考えていいんだって思って．しかもその時にいらした看護師長さんだったかな（その方）も，「自分が親とし	⇐【2】2-2 聞き手相互

発話	
て納得できるような風にしてあげた方がいいよ」って言って後押ししてくれて。行ってみたら「大変だけど，絶対に駄目ってわけではないから，やってみましょう」って言ってくださって。その時会っただけなのに，この先生なら，信頼できるって思って。((中略))(こういうのは)みんな後から思えばだからね。本当は，明日死ぬかもっていう状態で普通にスクールバスで通わせてたと思うと，もう「恐ろしい」と思って。わからないっていうのはそういうことなのね。	⇐【1】(補佐) I-7 出来事の比較省察
〈考察C-7〉 聞き手からの質問により，ストーリー7の詳細が語られている箇所。	

ストーリー番号9：手術後

表C-8.

発話	分析指標【1】,【2】の該当箇所とその種類
((手術後，病院で徐々にリハビリをしていった話に続き))(イ：その時のことて覚えてます？なんか，どんな感じだったかとか)どんな感じだったか，うーん，本当にどん底だったから，手術して，とりあえず成功ですよと言われて。それで，なんか気持ちが「ふわー」っと軽く明るくなって。((中略))どの程度回復していくかは本人次第って(言われた)。でも，とりあえず生きてたことに良しとしようみたいな。それまで許せなかったこととか，トイレの失敗とか，そういうのが，全部許せるようになっちゃったの。生きててくれれば，それでいいっていうか。今まで「まったく，もー！何回もおしっこ失敗して」って言ってイライラしてたのが，「あららら，でちゃったいましたね。続きいかがですか，トイレで(笑)」なんかそんなこと言えるような気持ちに(なった)っていうかね。元気で生きててくれればねっていうのがね。なんだかハードル上がったんだか下がったんだかわかんないけど。本当になにか気持ちが変わったかな，私自身	⇐【2】2-2 聞き手相互 ⇐【1】(中心) I-2 経験による学び

〈考察 C-8〉
聞き手側の質問により，ストーリー 7 で語られた娘の命が危なかった出来事への意味づけが明言された部分。

ストーリー番号 11：肢体不自由児の多い高校に進学を決めた

表 C-9.

発話	分析指標【1】,【2】の該当箇所とその種類
・（中学校は）知的障害（児を対象としている）のところに通ってた。高等部になっても通っていいとは言ってくださったんですよ。（でも）うちもそこまで送迎するのも大変だし，肢体不自由のところだと送迎もあるから，そこを考えてるんですって言って。そっちの方がいいかなって，みんなも車イスだし。(中学校で) みんな手伝ってくれるんだけど，こっちはずっと手伝ってもらう，してもらうばっかりでなにも返せないのがすごく心苦しくって。「そんな気にしなくてもいいんだよって」言ってくれるんだけど，自分も実際そうなったときには，そうだと思うんだけど。(でも) 自分の家だけっていうのが，すごく心に引っ掛かって。それで，みんなが車イスっていうところに行ったら，親としてもすごく安心して「ああ，ここなら」みたいな，「みんな一緒みたい」な感じで‥‥	←【1】（中心）I-1 ストーリー間比較 意味づけ
・（学校を変えて）大成功。先生もみんないい先生に来ていただいて。みなさん，学校で先生にわかって貰えなくて苦労されたって話とかするんだけど，私，そういう先生に出会ったことないんだよね。私の性格だから，もしかしたら出会っているのかもしれないけど。	←【1】（補佐）I-3 自己の性格による説明

〈考察 C-9〉
高校進学時に学校を変えたことが，どのように捉えられているのかが示されている部分。語り手自身の性格に起因する説明も行われている。

ストーリー番号 12：娘を褒められる。他人だから娘ができていることに気づくこともあるのかな：1 回目の言及

表 C-10.

発話	分析指標【1】,【2】の該当箇所とその種類
（最近行った実習先で）色々あっちでもこっちでも褒められてる。「先生褒めすぎですよ。でも、褒められるとなんか私も褒められてるみたいで嬉しいです」って。「お母さん、よくここまで育てられましたね」とか言われて、そう言われるともうね。「夫にも褒められたことないのに、そう言ってもらえると、お母さんの成績表じゃないけど、すごい嬉しいです」って言って（（中略））かなり遡りますけど、障害児の中でも、ちっちゃかったし、（療育施設の）S 園の中でも、なにも分らない、なにも出来ない部類だから。普通の子と比べてもしょうがないけど、障害者を比べてもしょうがないんだけど、でも、同じ位の障害児なのになんで、またさらにうちの子は出来ないのっていうのが、なんかここらへん（（胸のあたりを掌で示して））にあって。でも、「しょうがないんだ、それは」って思いながら、言い聞かせながら、あんまりハードル上げないで、「この位だよ、この位だよ」って思いながら育ててきたから、そんな風に言われると、「えーっ、そうなんですかぁ？」って。（（自分で車いすから降りてトイレのボタンを押したり、缶をつぶしたり、水筒からお茶を注いだりできていた話））「できないな」って思ってたのが、違う人たちが見る目で、あらためて「そういえば、これがわかってるね」、「あー、そうなんだ」って思ったりして・・（イ：周りから見てるとね、また、視点が違ったり？）それで教わったりするっていうかね。親は「これは、わかんないだろう」と思ってたのも、以外とわかるんですよ。ちゃんとやってたりするんですよ。今まで普通に見てたけど出来るんだと思わなかった。現象として気がつかなかった（んですけど）	←【1】（中心）I-1 ストーリー間比較意味づけ ←【1】（中心）I-2 経験からの学び
〈考察 C-10〉作業所で娘を褒められたことの意味づけが語られている部分。	

ストーリー番号 13：疾患について知らなかったことの良さもあるかもしれない：2回目の言及

表 C–11.

発話	分析指標【1】,【2】の該当箇所とその種類
今の人はいいのかな悪いのかな，情報があることが。(今の人は) 生まれて数か月くらいで，インターネットで調べて，(家族会に) 入りたいんですけどって (方)，けっこういらっしゃるし・・・みなさんのアドバイスをいただきながらやるのも，とても素晴らしい事ですよね。(でも) 分らないでいることの，なんて言うか変な良さみたいな，ちょっと負け惜しみじゃないけど (そういうのも) あったかなって。((ルビンシュタインの家族会を知ってから 1 年間は入らなかった)) 本当に困ってたら，きっと相談したと思うんですよ。でも困ってたっていうか，何をどう聞いていいかもわかんないし，とりあえず，今ある事をどんどん解決していかないといけないなと思いながら育ててたから，別にすぐに相談しようとかって，たぶん思わなかった	⇐【1】(中心) I-1 ストーリー間比較 意味づけ

〈考察 C-11〉
疾患について知らなかったことを良かった事として意味づけている部分

ストーリー番号 15：きょうだいと，娘との関わり

表 C–12.

発話	分析指標【1】,【2】の該当箇所とその種類
(きょうだいは) なかなか，良い感じに関わってくれたのかな。あんまりベタベタ世話するタイプではないのね，(娘に)「こうだよー」なんていう風にはしないんですけど，なんか私がやらないかったりとか，なんか大変だなって思うとき，ヒョッと (助けてくれる)	⇐【1】(中心) I-1 ストーリー間比較 意味づけ

〈考察 C-12〉
娘に対するきょうだい児の関わりを総括している

ストーリー番号 16：娘が迷子になった時の話

表 C-13.

発話	分析指標【1】,【2】の該当箇所とその種類
二大ストーリーがあって，((スーパーとデパートで，娘さんが迷子になりごきょうだいと一緒に必死で探しまわった))本当に，そんな思いしたから，逆に今，歩けないけど，どこか行く心配はないから良しとしようかな。その時はすっごく大変だと思ったけど，チョロチョロ歩けるときの，なんだろう思い出じゃないけど，歩けるからこその事件だったのかなって。もう，そんな事件も起こさないだろうから。(その頃は)いなくなるたんびに，「ああ，これがまた笑い話にまたなって欲しいな」って思いながら，探してまわってね。(見つけると)「あー，笑い話にできる。良かった，良かった」って。そんなこともありましたよね。	⇐【1】(中心) I-1 ストーリー間比較意味づけ
〈考察 C-13〉 過去の出来事と比較させることで，「歩けなくなった現在」に対して，「どこかに行く心配はないから良しとしよう」という解釈を付与している。	

ストーリー番号 17：小学校・中学校での様子

表 C-14.

発話	分析指標【1】,【2】の該当箇所とその種類
小学校はそんなに病気とかしなかったかな。小学校前に結構風邪ひいたりとかは多かったですけど，体になにもないのが申し訳ないぐらいっていうか。(他の人から)ちっちゃい頃に手術したとかお聞きすると，うちなんかほとんどなかったから，申し訳ないなって思ってたら，大きくなってから，どどんときてね((ストーリー 18 の内容を暗示しつつ，話題は中学校の事へ移行))	⇐【1】(補佐) I-7 出来事の比較省察
〈考察 C-14〉 娘が中学生のとき命が危なかった出来事を他の出来事との対比によって暗示している。	

第 5 章 結果と考察 175

ストーリー番号 18：娘を失うかもしれない経験をして：2 回目の言及

表 C-15.

発話	分析指標【1】,【2】の該当箇所とその種類
(イ：なんだろう，なんかこう，漠然としてるんですけど，お子さんと一緒に生活してきてというか，お子さん授かって，みて，どうだったといわれても困るかもしれないですけど，どんな経験) なんだろう，なんだろう。よくほら，「この子がいたからこそ，いろんな人と知り合えたとか，幸せでいられる」とか（言うじゃないですか）。そんなことを言うのは，きれいごとだとか，偽善だとか，そんなことを思ってた時もあるのね。やっぱり，普通に生まれて，普通に育てて，そんな世界なにも知らないほうがね，のんきでいられて，いいじゃないって思ってたところもあるんだけど，でもやっぱり，なんだろう，十何年一緒に暮らしてきて。さっき言わなかったんだけど，一歳くらいの時にね，脳腫瘍かもしれないって言われて，（調べるために）入院したんですけど，その時，悪性だったら，たった一年間の命だと思って，すごくショックだったんだけど，だけどなんか・・十何歳になってから，十何年間，生活してきて言われたときのショックと，たぶん全然違った。なんだろう，種類も違うけど，全然違うものだなって。悲しさとか，本当に失ってしまう怖さとか，なにか，そういう（ことを）想像したときの，なんかそういう思いが，全然違うなっていうの（を）つくづく思って。やっぱり十何年一緒に暮らしてきて・・んーー・・なんだろう・失え，失えない，感が。(生まれて) 一年でもやっぱり死んじゃったら悲しいとかいう事はあるけど，十何年暮らしてきて，いろんなことがあって，それで明日がないかもって言われた時のキツさは，やっぱり全然違うから。暮らしてきた意味っていうとあれだけど，なんかこうね，なんていったら言いんだろうな，価値っていうと変だけど，重みっていうかね，うーん，（それ）は，あるなって。しかもなんか，なんだろ（中略），寝る時に娘が，傍にいると，ゆっくりできるっていうと変だけど。だから，（娘が）入院しちゃって，傍にいなくて，寝息が聞こえないと，逆に不安になっちゃうっていうか。本当に（娘が）いてくれることが，私のなにかこう，生活の平穏（というか），精神的	⇐【2】2-2 聞き手相互，2-1. 解釈の過程（ストーリー 18 全体に共通） ⇐【1】（中心）I-1 ストーリー間比較意味づけ ⇐【1】（補佐）I-5 メタファー ⇐【1】（中心）I-2 経験による学び，（補佐）I-5 メタフ

な平穏を維持してくれるような感じで。いつもいつも一緒にいるってのもあるけどね。うーん，だからなにか，んー，そんなきれいごとは，言えないっていうか，言いたくないけど，でもやっぱり，もう（娘には）いてくれないと困るっていうか。もう，なくてはならない（存在）に，なってるのかな。いつの間にかね。きょうだいも大事だし，だんなさんも大事だけど，でもやっぱり離れてるっていう感じでしょ？独立して，それぞれにやっていける。本当はいつまでもね（娘とも），一緒にいちゃいけないんだけど，でも一緒にいることで，なんか私が，助かってる。救われてるとか，癒されてるとか，そういうのはあるから，うーん・・・本当に（娘から）貰うものが一杯っていうのはあるのかなって・・・・（イ：どんな時に，そういうことって一番，思います？）んーーーー，（イ：折々だとは思うんですけど）うーん，なんかね，なんだろな，それとはまた違うかもしれないんだけど，ちょっと具合悪かったりすると，一緒にお風呂に入れなかったり，あとは入院してたりして私だけでお風呂に入ったりするときがあったりすると，なんかもう，毎日，積み重ねてるお風呂に入るっていう行為の時にすら，これが，これこそ幸せなことって（思うと）言うか。健康だし，入院もしてない（からできる）。だから，（お風呂から）出るときに体を拭いてあげるたんびに，毎晩「あっ，今日も元気にお風呂入れて，体拭いてあげて，お世話ができた」みたいな（気持ちになる）。入院してた時，世話出来なかった時なんかは，髪も洗ってあげられなかったし，私なんにもしてあげる事がない。なにもなかったときがあったから。だから，今日一日してあげられたっていうか，させてもらった幸せみたいなのは，ちょっと，噛みしめながら。（（娘さんがお風呂場から出て行ってしまうのに対して））「まだよ！！」ってやったりするけど，でも，その体拭いてる時に一瞬ね「今日も幸せ」って，までは思わないけど，「無事に終わるかな」みたいな，「世話出来たな」みたいな，言葉にはならないけど，ちょっと，ホッとするってのもあるかなぁ・・。それはもう，ずっと，普通に，ぼちぼち，なにもなかった時には，あまり感じなかったことかもしれないし。まあ，障害の子を育てるってだけで十分，何もないということはないけど。でも，元気に暮らしてたときには，そんなに思わなかったことだけど・・なんか，段々そういう気持ちも薄れてきちゃうんですけどね。でも，薄れそうだなってときにまた大変な思いをさせてくれるんだ

⇐【1】（補佐）I-5 メタファー,（中心）I-1 ストーリー間比較意味づけ
⇐【2】2-2 聞き手相互

⇐【1】（意味づけ）I-2 経験による学び,I-5 メタファー

⇐【1】（補佐）I-7 出来事の比較省察

第 5 章　結果と考察　177

発話	
けど（（ストーリー 19：股関節炎を繰り返す内容を暗示））・・・んーーーー（イ：なるほどねぇ）・・（イ：その日常的な事がやっぱり一番重要というか）そうだね。元気じゃなくなると，日常が非日常になってしまう。だから，なんだろう，病院に入ってるだけで本当に隔離されて，管理されて（いる）。病院（にいるときには）慣れてしまうけど，家に帰った時に，「あぁ，家ってこんなに自由なんだ。（病院ほどは）清潔感はないけど，でもこんなに自由なんだ」って思ったりして。最近，うちの子股関節が腫れちゃって（（一昨年から夏期になると股関節炎を発症し，繰り返し））入院してたりしてるんで，だから，本当に（日常のありがたみを）忘れないうちに，そういう事が起きるというかね	⇐【2】2-2 聞き手相互，【1】（意味づけ）I-2 経験による学び
〈考察 C-15〉 これまで語られてきたライフストーリー全体を俯瞰し，総合的な意味づけを行っている部分。メタファーを多用した抽象度の高い発話が多い。これらの発話は，聞き手からの質問がきっかけとなってなされている。	

ストーリー番号 22：娘が車イスに乗っていることで，周囲の人から感じること

表 C-16.

発話	分析指標【1】，【2】の該当箇所とその種類
（イ：身の周りの人たちとの間でなんか印象的だったこととかあります?）んー，たとえば？（イ：楽しいことでも，これはどうなの？って言う事でもいいんですけど），「これはどうなの」は，色々ありすぎてよくわからないの。その都度で「これはどうなの」って思って，（それで）切り捨ててるからね。なんだろう・・・なんだろう，うちだけ車イスで（ルビンシュタイン・テイビ症候群のなかでは）異質じゃない？今，その辺，ずっとひっかかってることなんだけど。でもルビンはルビンだしって思ってるんだけど，バス乗ったり，なにか乗ったりするときに，みんなとやっぱり違うのよ，状況的にね・・障害のある子を連れて歩くのはキツイことだけど，でも，物	⇐【2】2-2 聞き手相互 ⇐【1】（中心）

理的に邪魔っていうことをなにか「申し訳ないな」（とか），「邪魔だと思ってるんだろうな，私だったら邪魔だと思うもんな」とか思ったりする。ちょっと心の引け目みたいなのが（（最近実習に行くために久しぶりにバスを利用したが，運転手が車イスへの対応に慣れていなかったりすると肩身が狭い思いをする））知的障害の子を乗り越えて，乗り越えるっていうとあれだけど，もう，それはそれで良しとしたところへ，体もなっちゃったから。だから，その部分の不便さっていうか，なにか「えっ！どうなの？」っていうのは，結構ここ四・五年（感じる）（（中略））・・・ただ，いいっていうと何だけど・・いい意味で同情されるから，車イスだからね。ただ知的の子を連れてるってだけだと，かなり痛い視線っていうのもあったかもしれないのが，それでなおかつ，車イスっていうので，なんかちょっと同情っぽい感じで「あら，気の毒」っていうのがプラスするから，視線がね，ちょっと優しい感じに，私の気持ちの持ちようなのかもしれないけど，「どうぞ」とか（言ってもらえるの）はあるのかなって。「ギャーギャーして，邪魔だわ」みたいじゃなくて。まあ，キャーキャーしてないけどね。ちっちゃい頃はしてたかもしれないけど・・（イ：ちっちゃい時，一緒に外に出てという話もちょっとあったんですけど，そん時，気になってたことって）やっぱり，一歩外に出ると，みんな見るじゃないですか。「あー，珍しいんだろうなぁ」って（（中略））だから，ちっちゃい時，大人しくしててくれればいいけど，ちょっと，奇声あげたりなんたりとかすると，ただでさえ見られてるのに，もっと遠くの方から見られちゃうじゃないの，そんなに注目浴びなくていいんだからみたいな（ところはあった）。いつの間にか，私が「そういうところでは，騒いじゃいけない」って教えてきたのかもしれないんだけど，それも忘れてるから。でもまあ，きょうだいにも，そういうの（しつけ）が備わってるんだから，きっとそういう風に教えてきたんだろうね	I-1 ストーリー間比較意味づけ ←【1】（補佐）I-7 出来事の比較省察，（補佐）I-3 自分の行動・性格による出来事の説明

〈考察 C-16〉
語り手からの質問をきっかけとして，社会との関わりについての意味づけが構成されている。

第5章　結果と考察

ストーリー番号 24：入院することについて　年齢的に小児病院に入院できなくなってくる

表 C–17.

発話	分析指標【1】,【2】の該当箇所とその種類
(イ：こう波があると「次は」って思っちゃいます？) そうね，なにもないときは，別になにも思わず暮らしてたけどね。一回そういうね，結構きついことがあると，疑っちゃうよね。「私の人生，この先なにが起きる」とか‥あれ以上のことが起きなければいいけどね，それが願いです‥‥だんだん，入院されても，通うのがきつくなってきてる。五年前はね，本当によく通ってたよね((中略))もう 18 歳だから，「こども」から段々離れていっちゃう。(C 病院に)「いつまで入院させてくれますか」って聞いたら，「いつまでとは言えないけど，今くらいの体型と状態ならしばらくは受け入れられると思います。」と言われたので，そのあいまいな部分に期待してます。	←【2】2-2 聞き手相互，【1】(補佐) I-6 将来への言及，【1】(中心) I-1 ストーリー間比較意味づけ
〈考察 C-17〉聞き手からの質問をきっかけとして，将来に対する思いが語られている箇所。現在の病院を巡る問題にも言及されている。	

ストーリー番号 25：「アドバイス」はできない。過去のことは忘れてしまう

表 C–18.

発話	分析指標【1】,【2】の該当箇所とその種類
‥‥‥(家族会の) メーリングリストで小さい子たち (の親御さん) が「こんな時は，どうしますか」って聞いてくるんですけど，(私は) 本当にどんどん忘れてく性質だから，アドバイスしようがなくって。「どうしようかな」って思ってると，他のメンバーが「こういうときは，そうだったわ」，「こうだったわ」って (言ってくれて)。「よく覚えてるなー」って (思う)。うちなんかもう，解決したそば	←【1】(補佐) I-3 自己の性格による説明

から忘れてっちゃうから。よくそんな二十年も前のこと（覚えていられる）。私なんて，十八年前でも忘れてるのに，よくアドバイスできるなーって思ってパスしてしまう。
〈考察 C-18〉 語り手は，自身の性格を「忘れやすい性質」であると複数回述べている。自己の捉え方の一旦が表れている部分。

ストーリー番号 26 ： あきらめずに，でも様子を見ながら進む

(娘を褒められることについて：2回目の言及)

表 C-19.

発話	分析指標【1】,【2】の該当箇所とその種類
やるたびに「はじめます」っていう（手話）をやってたら，「はじめます」はわかって。もうちょっと簡単なの何個かでもいいから出来るかなって。一回あきらめたけど，あきらめることはないかもって。もう一回やってみるとやるかもしれないしなとか。みんなに褒められたから。「できるよ」って。言われたから「そぉ？」とかって（思った）。だからと言って教育ママになってはいけない。最初からあきらめちゃって，なんでもできないからやってあげなきゃっていうのもあれだし，でも，「この子はなんでもできるはずだからっ」っていって詰め込んで，いっぱいいっぱいになっちゃうのも嫌だから，その都度，探り探り，「これはどう，ちょっと，レベル高い？」，「できる？できない？」とか，そう言う感じで，その子ひとりひとりを思いながらやらないとね。どこが成功だか失敗だかわからないし。先生にも，「卒業するときに，半歩先くらいに行ってれば，恩の字なんで，最悪現状でもいいです」って「後退さえしなければ」って（言ってる）。褒められるのはあれ（嬉しい）けど，出来るからって言ってなんでもかんでも（やらせる）っていうのは，ちょっと抑えて，様子みて，「これかな，あれかな，これかな」みたいに（やっていく）。そうすると本人もちょっとずつ自信をつけて，「あっ，できる」，「あっ，できる」ってなっていくかなって（思う）	←【1】（中心）I-2 経験からの学び ←【1】（補佐）I-6 将来への言及

〈考察 C-19〉
作業所で娘が褒められたことの意味づけと，将来への言及がなされている。

ストーリー番号 30 ： 夫との関わり

表 C-20.

発話	分析指標【1】,【2】の該当箇所とその種類
(イ：旦那さん，お店やってらっしゃるから，いろいろお一人でなさることが多かったですか？) ああ，そうっ！もう全部私に任しておけばいいみたいな，良くも悪くもね。それがすごく不安だったりする時もあるんだけど。((中略)) でもまあ，広い意味で，旦那さんがいるというのは心の支えだったのかな。なんにもしてくれないなと思ってても，旦那さんがいるってだけで世間の目も違うし，障害ある子が生まれて別れちゃってとか，そういう方だって結構いらっしゃるから。そういう点では，「あっ，こういう（障害をもっている）子だ」っていってすぐ受け入れられた，(夫の) あの素直さは，いいかなって，最近思えるようになった。((数年前に語り手の兄が亡くなった時に夫は，飼われていた犬を深く考えずに「いいよ」と引き受けた。普通は飼う前に考えると思うんだけど，飼い始めてから，エサが，散歩が大変だと言っていた。何年間か飼って，犬は去年16, 17歳で天寿を全うした)) その時に，「考えないっていうのもいいのかなって，素直に受け入れるっていうのもいいのかな，それが，この人の良さかな」なんて思ったりもしてね。	←【2】2-2 聞き手相互 ←【1】(中心) I-1 ストーリー間比較 意味づけ
〈考察 C-20〉 聞き手からの質問により，夫の捉え方が語られている箇所。	

ストーリー番号 31：子どもが疾患をもつこと。誰のせいでもないともっと早くに言って欲しかった：3回目の言及

表 C-21.

発話	分析指標【1】,【2】の該当箇所とその種類
((夫は,「障害児の親って大変だと思ったけど,そんなにこだわらずにいられた」と家族会の冊子に書いていた))まあね、男はね、産まないから。ここ（お腹）から出てきたのと気持ちが違うよね。「あなたのせいじゃないし,夫婦のせいでもないし,自然にどこの家でも,そういう子は生まれるんですよ」って言われるけど,そう言われたのが,随分経ってからだったから,もっと早く言って欲しかったかな。生まれた段階くらいで。「別に自分を責める事はないんだよ」って言ってくれたのが,S 学園の講演会だったから,娘が,三歳とか四歳とか五歳とかそのくらい。「あっ,そうなんだ」って思って,そこで,ちょっと肩の荷が下りというか,軽くなったから,もっと早く言ってくれればって思ったけど,そういう機会って恵まれなかったの。（イ：それまでは,結構自分を責めたり？）自分のこどもは絶対産みたいって結婚する前から思ってたし,そのためにタバコも吸わないし,酒もあんまりとかって,体にすごく気をつけていて,いろんな事をしていたのに「なぜ」って。旦那さんの精子とかもあるかもしれないけど,でも,自分の中から生まれた,自分がこういうかたちで生んでしまった（という）感（じ）は,いつまでも拭えないというか,今だに少しはあるけど。それは解決できないものっていうかね。でも,もうちょっとね,早めにあの言葉を欲しかったかも。本とか読んで,「あっ,そうなんだ」って思っても,生の声で,「別に,誰のせいでもないんだよ,お母さんのせいじゃないんよ」って,「お父さんのせいでもないよ」って言ってくれれば良かったかなって思ったね,その時は・・・・・・・・・・・・・・・・・・・ショックなことも,ありがたいことも,タイムリーに聞かされると,すごく印象的に（残って）忘れないというか。	⇐【1】(補佐) I-4 一般化, ⇐【1】(中心) I-1 ストーリー間比較意味づけ,【2】2-2 聞き手相互

〈考察 C-21〉
娘の疾患について詳しい説明がなかったことの意味づけがなされている。ストーリー 4,

13 でも同じ話題が語られていたが，その際には，「詳しいことがわからなくて良かった」という意味づけがされていた。

ストーリー番号 32：きょうだいへの接し方について

表 C-22.

発話	分析指標【1】,【2】の該当箇所とその種類
なんだかんだと言っても，よく育ってくれたよね。きょうだいもグレることなく，常識をわきまえて。100 点満点はあげられないかもしれないけど，でも，子どもとしては 100 点かもしれない。反抗するところも含めて。全部がいい子だったら 100 点はあげられないけど，逆らってくれたりね‥そして私は「老いてゆく」かな（（笑いながら））	⇐【1】（補佐）I-5 メタファー，（中心）I-1 ストーリー間比較意味づけ
〈考察 C-22〉きょうだい児についての総括的発話	

1-3-2. 指標該当発話数の推移の結果・考察

C さんのライフストーリーについて，分析【1】の結果を示し，考察を行う。表 4-20 を再び示し，分析指標【1】の項目を確認しておく。

表 4-20 より抜粋

分析指標【1】ライフストーリーに対する意味づけ

指標の位置づけ	改良版の指標番号	改良版指標で抽出する発話内容
中心指標	I-1	ストーリー間の比較による体験の意味づけ
	I-2	経験による学び・教訓
補佐指標	I-3	自分の性格に関連づけて行動や出来事を説明する
	I-4	出来事や自己の体験を一般化する

	I-5	メタファーを用いた出来事の総括や自己の表現
	I-6	過去から現在までの省察の結果としての将来への言及
	I-7	出来事の比較による省察
分析【1】検討項目		
1.「中心指標」と「補佐指標」の分類は，Aさん以外の語り手のライフストーリーにもあてはまるか		

　次ページに示した図5-13は，ストーリーごとの分析指標【1】該当発話数の変化を示している。図5-13の凡例I-1からI-7はそれぞれ，分析指標【1】として設定した項目である（表4-20）。また，図5-14は，中心指標として設けたI-1，I-2のみを各ストーリーから抽出し，発話数を示したものである。図5-15は，補佐指標の発話数の推移を示している。

　図5-13，5-14の特徴として，Aさん，Bさんで表れていた「I-2経験による学び・教訓」のピークが，ライフストーリーの中盤部にあることが挙げられる。ストーリー21から32には，「I-1ストーリー間の比較による体験の意味づけ」が各ストーリーごとに語られ，ライフストーリー前半部に類似した傾向を示していた。図5-15の特徴として，ストーリー18に「I-5メタファーを用いた出来事の総括や自己の表現」のピークが表れている。これは，中心指標のピークと重なりあう部分である。インタビューが一旦終了したストーリー20以降にも補佐指標に該当する発話は表れていた。

　図5-13，5-14，5-15に表れたCさんのライフストーリーの特徴は，ストーリー18までの指標該当発話数の推移が，Aさん，Bさんのライフストーリーにおける指標該当発話数の推移と類似しているというものだった。このような特徴は，次のような理由により説明しうると考えられる。Aさん，Bさんのライフストーリーとの相違点として，Cさんのライフストーリーでは，ストーリー20の後，一旦インタビューが終了している。Aさん，Bさんのライフストーリーでは，休憩は取られたものの，それはインタビューの終了

第 5 章　結果と考察　185

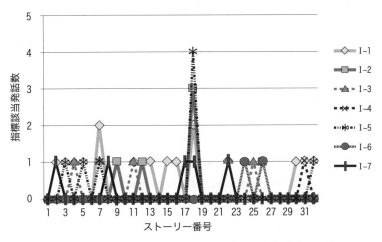

図 5-13　C さんのストーリーごとの分析指標【1】該当発話数

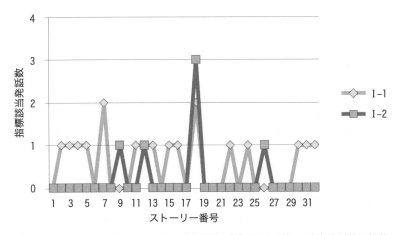

図 5-14　C さんのストーリーごとの分析指標【1】「中心指標」該当発話数の推移

A さん，B さんで表れていた「I-2 経験による学び・教訓」のピークが，ライフストーリーの中盤部にある。ストーリー 21 から 32 には，「I-1 ストーリー間の比較による体験の意味づけ」が各ストーリーごとに語られ，ライフストーリー前半部に類似した傾向を示している。

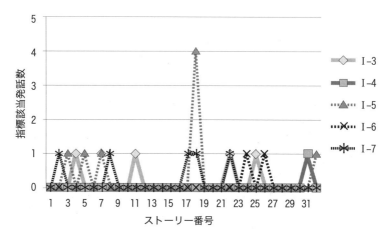

図 5-15 C さんのストーリーごとの分析指標【1】「補佐指標」該当発話数の推移
ストーリー 18 に「I-5 メタファーを用いた出来事の総括や自己の表現」のピークがでている。これは，中心指標のピークと重なっている。インタビューが一旦終了したストーリー 20 以降にも補佐指標に該当する発話は表れている。

ではなかった。しかし，C さんの場合には，ストーリー 20, 24, 26 が語られた後にライフストーリーを離れた雑談に移行したり，語り手からの自発的なライフストーリーの展開が見られなかったため，聞き手側からインタビューの終了をほのめかしている（ストーリー 20 後「随分聞かせてもらったので…」，ストーリー 24 後「では，こんな感じで」，ストーリー 26 後「（他に聞きたいことは）今は思い浮かばないかな」）。そのため，ストーリー 1-20 までを一纏まりのライフストーリーと考えることができる。

ストーリー 1-20 までの分析指標【1】指標該当発話数を図 5-16，分析指標【1】「中心指標」該当発話数を図 5-17，分析指標【1】「補佐指標」該当発話数を図 5-18 を次ページより示す。これらの図からは次のことが示唆された。

1. ストーリー 1-17 までは，「I-7 出来事の比較による省察」または「I-1 ストーリー間の比較による体験の意味づけ」が，ほぼ各ストーリーに 1 箇所

第 5 章 結果と考察 187

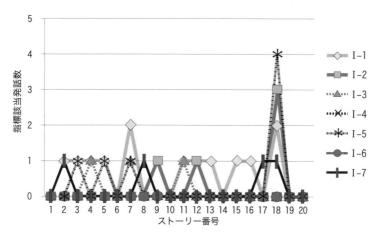

図 5-16　C さんのストーリー 1-20 におけるストーリーごとの分析指標【1】該当発話数の推移

ストーリー 1-17 までは,「I-7 出来事の比較による省察」または「I-1 ストーリー間の比較による体験の意味づけ」が,ほぼ各ストーリーに 1 箇所ごとに表れている。「I-5 メタファーを用いた出来事の総括や自己の表現」,「I-3 自分の性格や行動に関連づけて,出来事を説明する」といった項目に該当する発話も見られた。ストーリー 1-17 のうち,ストーリー 7 のみに,「I-1 ストーリー間の比較による体験の意味づけ」に該当する箇所が複数見られた。ストーリー 18 では,「I-1 ストーリー間の比較による体験の意味づけ」,「I-2 経験による学び・教訓」,「I-5 メタファーを用いた出来事の総括や自己の表現」に当てはまる発話が集中的に見受けられた。「I-7 出来事の比較による省察」に該当する発話も見られた。特に,「I-2 経験による学び・教訓」,「I-5 メタファーを用いた出来事の総括や自己の表現」ではその傾向が顕著である。

ごとに表れている。「I-5 メタファーを用いた出来事の総括や自己の表現」,「I-3 自分の性格に関連づけて行動や出来事を説明する」といった項目に該当する発話も見られた。

2. ストーリー 1-17 のうち,ストーリー 7 のみに,「I-1 ストーリー間の比較による体験の意味づけ」に該当する箇所が複数見られた。

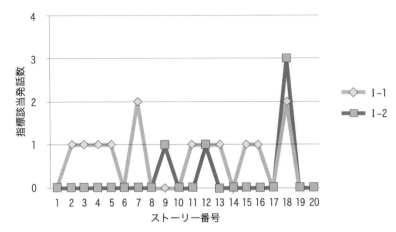

図 5-17 Cさんのストーリー 1-20 におけるストーリーごとの分析指標【1】「中心指標」該当発話数の推移

ストーリー 18 では,「I-1 ストーリー間の比較による体験の意味づけ」,「I-2 経験による学び・教訓」に当てはまる発話が集中的に見受けられた。特に「I-2 経験による学び・教訓」ではその傾向が顕著である。

3. ストーリー 18 では,「I-1 ストーリー間の比較による体験の意味づけ」,「I-2 経験による学び・教訓」,「I-5 メタファーを用いた出来事の総括や自己の表現」,「I-7 出来事の比較による省察」に当てはまる発話が集中的に見受けられた。特に,「I-2 経験による学び・教訓」,「I-5 メタファーを用いた出来事の総括や自己の表現」ではその傾向が顕著だった。

4. ストーリー 8,17 に表れていた「I-7 出来事の比較による省察」以外の補佐指標は全て中心指標に重複して表れていた。

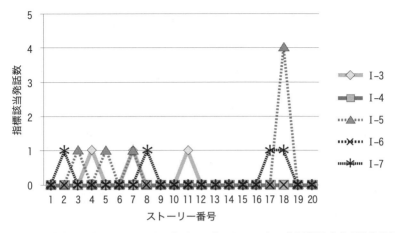

図 5-18　C さんのストーリー 1-20 におけるストーリーごとの分析指標【1】「補佐指標」該当発話数の推移

ストーリー 1-17 には，「I-5 メタファーを用いた出来事の総括や自己の表現」，「I-3 自分の性格に関連づけて行動や出来事を説明する」といった項目に該当する発話が見られる。ストーリー 18 では，「I-5 メタファーを用いた出来事の総括や自己の表現」，「I-7 出来事の比較による省察」に当てはまる発話が集中的に見受けられた。これは，中心指標のピークと重複する箇所である。ストーリー 8, 17 に表れていた「I-7 出来事の比較による省察」以外の補佐指標は全て中心指標に重複して表れていた。

1-3-3. 指標に該当する発話内容の考察

　C さんのライフストーリーの特徴を図 5-19 に模式的に示す。C さんのライフストーリーでは，指標項目「I-3 自分の性格に関連づけて行動や出来事を説明する」で示される発話がライフストーリー全体を通じて現われている。この指標に該当する発話のキーワードとなっていたのが「忘れてしまう」だった。C さんは「忘れようとしていたのかもしれない」，「嫌なことや困ったことがあっても過ぎれば忘れてしまう」と述べ，自身を「忘れてしまう性質だから」と説明していた。一方，それと対比させる形でストーリー 7 の娘は 13 歳の時に環軸関節不安定性による脊髄の圧迫で生きるか死ぬかの状態になった話が語られていた。ストーリー 6 までが誕生から幼児期までの話であった

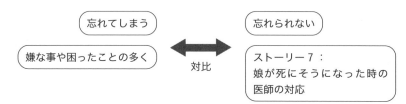

図 5-19　C さんのライフストーリーの特徴
「I-1 ストーリー間の比較による体験の意味づけ」の中程度のピークと「I-3 自分の性格に関連づけて行動や出来事を説明する」に表れている C さんのライフストーリーの構造の特徴。指標項目に該当する箇所が示す内容を模式的に示した。

のに対して，ストーリー 7 では，13 歳の時の話に時間が飛躍している。これにより，「忘れてしまう」―「忘れられない」という対比が明確になっていた。また，ストーリー 1-17 のうち，ストーリー 7 のみに，「I-1 ストーリー間の比較による体験の意味づけ」に該当する箇所が複数見られたことは，ストーリー 7 の内容が，娘が生きるか死ぬかの状態になったという深刻なものであり，かつライフストーリーの時系列的流れを逸脱して語られたことを反映するものであると考えられる。ストーリー 7 は，語り手にとってライフストーリーにおける重大な出来事であったことが伺える。

　C さんのライフストーリーでは，ストーリー 1-20 までの一群のライフストーリーの後半部にあたるストーリー 18 においては，娘が生きるか死ぬかの状態になったことを経て得られた学び，娘の存在についての考察が，メタファーを多用した発話として表れていた。この部分では，「障害のある子を授かって幸せなんてきれい事だし，偽善だと思っていたこともあったが，今は，娘が元気で生きてくれていることが私にとっての平穏。娘からはたくさんのものを貰っている。毎日の中で娘の世話をできるということに幸せを感じる」という総括が述べられていた。

1-4. 分析【1】の総合考察

これまでAさん，Bさん，Cさんのそれぞれについて，分析指標【1】による分析を行ってきた。本節では，これら3名の分析結果を比較し，考察を行う。

1-4-1. ライフストーリー中盤のピークが示すもの

後のページに示した図5-20の実線で囲んだ部分には，ライフストーリーの最終部の最も大きなピークの他にも，中盤部に中程度のピークが表れている。ここでは，中程度のピークであることの目安として，中心指標である分析指標項目I-1もしくはI-2が複数箇所存在していること，また，分析指標【1】の他の指標項目も表れていることを用いた。中程度のピークには，Aさんのストーリー16，Bさんのストーリー12, 13, 15, 21，Cさんのストーリー7が該当していた。それぞれの内容について確認していく。

Aさんのストーリー16は，ストーリー7から開始された「息子が成人期になって心身の調子を崩したストーリー」の総括部となっていた。「崩れてしまった現在」から「順調だった過去」を振りかえり，実は気付かなかったが過去にも現在に続く不安定性があったのではないかとの振り返りが起きている。そのため，指標項目「I-1 ストーリー間の比較による体験の意味づけ」，「I-7 出来事の比較」に該当する発話が見られる。ライフストーリー中盤部では，分析指標【1】に該当する発話の見られないストーリーもある。これは，ライフストーリー中盤部では，ストーリー12群が示すように，息子が精神的に調子を崩した頃のこと，その時期の家庭内における問題が繰り返し克明に語られている。しかし，出来事を俯瞰する語りは出来事の詳細を語り尽くした状態まで生じなかったためであると考えることができる。ストーリー12群の解釈の結果が，ストーリー16「息子の状態も良くなってきた。夫の気持ちも

図 5-2 A さん

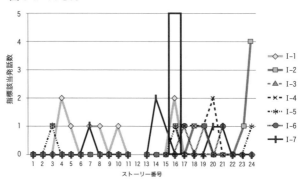

図 5-9 B さん

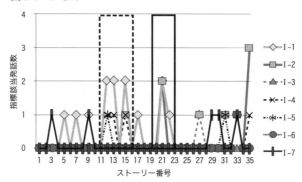

図 5-16 C さん

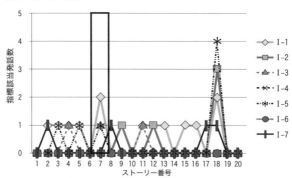

図 5-20 分析指標【1】該当発話数の推移 3 名の比較

いい方向にいって，今まで協力してくれなかったが，これからは夫も含めた家族の関係を築いて行きたい」という総括的な発話となって浮上してきている。このことが，中程度のピークとして表に反映されていたことがわかった。

　Bさんのストーリー21は，ストーリー18-21で詳細に語られた娘が高校時代に調子を崩した語りの総括部に該当しているこの部分で語り手により成された総括とは，「本当にいい，思いはなかったですねぇ，高校三年間。学校が，どうこうっていうよりも，やっぱりも，直接関わってくれる人がどうかってことですよ，結局。」というものであった。ストーリー15は，ストーリー21で言及された内容が前もって提示されている部分になる。ここでは，小学校入学前の話題までインタビューが進行した後，急に高校生の頃の話へと話題が飛躍していた。その後，ストーリー16，17と小学校から順にストーリーが展開していった。なおストーリー12，13では，ストーリー15に続いていくテーマとして保育園時代の話題と，健常児と一緒に生活することの影響について言及されていた。ストーリー15の示す内容は，ストーリー21であるため，ストーリー12から15を図5-9では破線により示した。

　Cさんのストーリー7では，娘が13歳の時に環軸関節不安定性による脊髄の圧迫で生きるか死ぬかの状態になった話が語られていた。ストーリー6までが誕生から幼児期までの話であったのに対して，ストーリー7では，13歳の時の話に時間が飛躍して提示されたストーリーだった。
以上のことから，ライフストーリー中盤部に表れるピークは，ライフストーリーの中で中心的かつ重大と見なされている出来事のストーリーに意味づけをしている部分であることが示唆された。

1-4-2. ライフストーリーに表れた日本語談話の特徴

　分析指標の改良を目的として，第4章において行ったAさんのライフスト

ーリーについてのプレ分析からは，インタビューの前半部から中盤部では，分析指標【1】1-3「複数のストーリーを比較して述べられる語り手の感情や評価」の該当箇所が多いという特徴と，インタビューの最終部では，分析指標【1】1-2「経験による学び：過去の特定の状況や出来事，気づきを得たことによって，価値観や態度の変化が起きたことが説明される」に該当する箇所が多いという特徴が見出されていた。語り手がライフストーリーを構成していく際，基本的には時系列的に出来事を述べていく。このときに，分析指標【1】1-3「複数のストーリーを比較して述べられる語り手の感情や評価」に該当する発話が生じていると考えられる。そして，ライフストーリーの最終部における，分析指標【1】1-2「経験による学び：過去の特定の状況や出来事，気づきを得たことによって，価値観や態度の変化が起きたことが説明される」に該当する箇所によって，学びや教訓で物語を締め括っていると考えられた。したがって，分析指標【1】1-3，分析指標【1】1-2は，日本語談話によるライフストーリーの分析において中心的な指標となると予想された。また．分析指標【1】1-2は，日本語談話の特徴を反映させ易くするため，改良版分析指標では学びや教訓により重点を置き，I-2「経験による学び・教訓」と定めた。

「第4章6-2-2　日本語談話に適した分析指標への改良」において見出された他の知見も合わせ，改良版分析指標では，分析指標【1】のうち，「I-2 経験による学び・教訓」，「I-1 ストーリー間の比較による体験の意味づけ」を語り手が構成する解釈の中心を担うものとして中心指標と位置付けた。また，その他の5項目は，中心指標とともに表れている場合に，補佐指標のみに該当する発話よりも俯瞰的であったことから，中心指標を補佐するものとして補佐指標と定義した。

次ページの図5-21は3名のライフストーリーにおける中心指標の動向を示している。

第 5 章 結果と考察　195

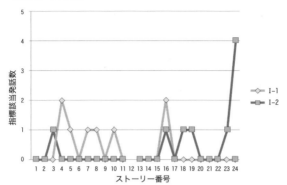

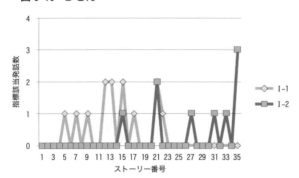

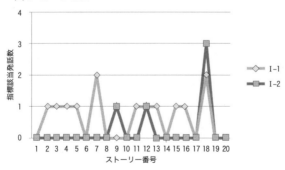

図 5-21　分析指標【1】における「中心指標」該当発話数の推移 3 名の比較
（日本遺伝カウンセリング学会誌第 30 巻 3 号 pp.175-187 を基に作成）

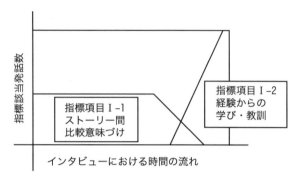

**図 5-22　分析項目「I-1 ストーリー間の比較による体験の意味づけ」と
「I-2 経験による学び・教訓」の発話数の推移模式図**

（日本遺伝カウンセリング学会誌第 30 巻 3 号 pp.175-187 を基に作成）

　図 5-21 から，全員が A さんのプレ分析で得られた結果と同様の結果であることが明らかとなった。全ての語り手のライフストーリーにおいて，「I-1 ストーリー間の比較により構成される経験の意味づけ」は，主にライフストーリーの前半部から中盤部にかけて表れていること，「I-2 経験による学び・教訓」は，ライフストーリーの中盤部から後半部にかけて現われ，特に最終ストーリーにおいてピークを形成していることがわかる。「I-1 ストーリー間の比較による体験の意味づけ」に入れ替わる様にして，「I-2 経験による学び・教訓」が増加する傾向が見出された。図 5-21 に表れたこの特徴を図 5-22 に模式図として示す。

　「I-1 ストーリー間の比較による体験の意味づけ」は，複数のストーリーを比較させることで，出来事の意味づけを構成している部分である。ライフストーリーは，基本的に時系列的に進行していく語りである。しかし，ストーリーを時系列的に述べながらも，その中で語り手は，過去の出来事を他の時点で経験した出来事と重ね合わせ，比較し，推敲する操作を活発に行っている様子が明らかとなった。そして，過去の比較作業が終了することによって，ライフストーリーの最終部において全体の総括が構成されていく事となる。

表 5-3 Aさん，Bさん，Cさんの最終的な総括の発話のまとめ

Aさん
「家族再生。今いろんなモンモンをエネルギーに変えてる。光のある方向に自分を持って行きたい。あきらめなければ，夫も変わっていくと今までの時間のなかで，少しは確信をもてる。息子が脳梗塞で倒れたから，いろんな繋がりのなかでそういう風に考えられるようになったのかもしれない。」

Bさん
「娘の体調や精神的な健康は，娘を取り巻く環境により影響を受ける。実際に娘に関わってくれる人の対応によるところが大きい。親は娘の変化を逃さず，周囲と協力しながらよい環境を作ることで娘を守っていくことが大切」

Cさん
「障害のある子を授かって幸せなんてきれい事だし，偽善だと思っていたこともあったが，今は，娘が元気で生きてくれていることが私にとっての平穏。娘からはたくさんのものを貰っている。毎日の中で娘の世話をできるということに幸せを感じる」

最終ストーリーにおいて語り手から提示された最終的総括は，表5-3に示したものであった。

1-4-3. 分析指標【1】における最終版分析指標の提唱

図5-21に示した中心指標が全ての語り手ライフストーリーに共通した結果であった一方，次ページ図5-23に示した補佐指標群には，そのような共通性は見られなかった。このことから，中心指標は一般性の高い項目であり，補佐指標は個別性を表していることが伺えた。また，3名のライフストーリーを分析した結果，「I-3」から「I-6」に該当する補佐指標は，中心指標の文脈に入れ込まれる形で用いられていることがほとんどだった。これらの補佐指標が単独で表れていたのは，Aさんのライフストーリーのストーリー17，Cさんのライフストーリーのストーリー25のみだった。Bさんのライフストーリーには，補佐指標が単独で表れている箇所はなかった。図5-21，

図 5-4 Aさん

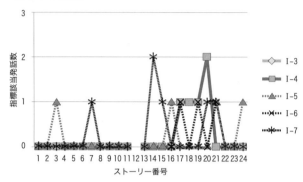

図 5-11 Bさん

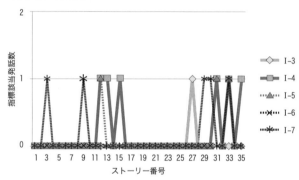

図 5-18 Cさん

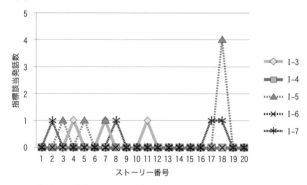

図 5-23 分析指標【1】における「補佐指標」該当発話数の推移 3 名の比較

5-23 の結果とその考察から，第4章にて指摘された補佐指標群「I-3」，「I-4」，「I-5」，「I-6」が，中心指標の補佐を行っているとの予測は妥当であった。また，中心指標が語り手が構成する解釈の中心を形成していることが示唆された。

　補佐指標「I-7」は，第4章6-2-2 日本語談話に適した分析指標の改良により設けられた指標であった。「時間軸上の異なる点での出来事を比較し，省察を行っている部分，語り手により構成される解釈を構成していく過程としての発話」を示すものであり，中心項目「I-1」の構成途中の状態を表すことが予想された。「I-1. ストーリー間の比較による体験の意味づけ」より解釈性の高いものではないため，補佐指標と定めたが，この指標の性質がいかなるものであるかについてはさらなる検討の必要性が指摘された項目であった。

　Aさんでは，ストーリー 14 にのみ単独で表れていた指標「I-7」は，Bさんでは，ストーリー 3, 29, 30 に単独で表れていた。また，Cさんでは，ストーリー 8, 17 に表れていた。指標「I-7」は，第4章6-2-2 日本語談話に適した分析指標の改良により設けられた指標である。「時間軸上の異なる点での出来事を比較し，省察を行っている部分。語り手により構成される解釈を構成していく過程としての発話」を示すものであり，中心項目「I-1」の構成途中の状態を表すことが予想された。指標「I-7」が，補佐指標「I-3」から「I-6」とは異なり，単独で用いられたのは，指標「I-7」が，指標「I-1」に類する性質をもつためと考えられた。しかし，中心指標の動向が示したような，全ライフストーリーに共通する傾向は見出されなかった。前述したように，中心指標は日本語談話によるライフストーリーの共通性を表し，補佐指標は個別性を表していることが示唆されたが，指標「I-7」はその中間に位置している。さらに，指標「I-1」と指標「I-7」には，解釈度の高低が存在している。また，補佐指標は単独ではほぼ使用されないという結果を合わせることから，次ページに示した図 5-24 を導くことができる。指標「I-7」は，中心

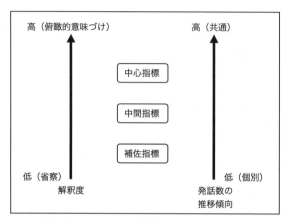

図 5-24　最終版改良版分析指標【1】の指標分類における解釈度と，指標該当発話数の推移傾向の違い

指標と補佐指標とのまさに中間に位置するものとして，これを「中間指標」と定めた。

　これらの知見を受けて本研究の成果の一つとして，表 5-4 において，最終版分析指標【1】を提唱する。

表 5-4　最終版分析指標【1】ライフストーリーに対する意味づけ

指標の位置づけ	改良版の指標番号	改良版指標で抽出する発話内容
中心指標	I-1	ストーリー間の比較による体験の意味づけ
	I-2	経験による学び・教訓
中間指標	I-7	出来事の比較による省察
補佐指標	I-3	自分の性格に関連づけて行動や出来事を説明する
	I-4	出来事や自己の体験を一般化する
	I-5	メタファーを用いた出来事の総括や自己の表現
	I-6	過去から現在までの省察の結果としての将来への言及

本研究において日本語談話の特徴が明確に表れ，語り手が構成する解釈が効果的に生成されたことには，ライフストーリー自体がもつ，次のような構造的特性の影響も大きいと考えられた。それは，ライフストーリーは，はじまりがあり，終わりのあるストーリーであるということである。語り手は過去から語りはじめるが，それはやがてインタビューを受けている現時点に限りなく近づいてくる。現時点から将来を照射して考察することはあるにせよ，基本的には，語りの中の時間軸が現時点に重なった時，そのインタビューにおいてのライフストーリーは終了を迎えなければならないわけである。このことは，一般のカウンセリングとの大きな相違点であろう。一般のカウンセリングには，明確な終わりはない。現在問題とされる話題が次々と現れては消えていく。しかし，ライフストーリーには終わりがあり，過去から現在までのストーリーを語り終えなければならないとき，語り手は話を締めくくる必要性に迫られるわけである。このとき，語り手は自らが語ってきたライフストーリーを参照して，何らかの解釈を行うことになる。これまでに行ってきた考察によって，次の事が示唆された。改良版分析指標【1】は，日本語談話におけるライフストーリーから，語り手が構成する解釈を抽出するために妥当である。また，それらの解釈は，複数のストーリーを比較させることで構成されてゆき，ライフストーリーの終盤部に学びや教訓の形式で表明される傾向があることが示唆された。

　遺伝性疾患を抱える患者や家族が自身の人生をいかに意味づけているのか，ライフストーリーは，それを知るための有効な方略であると同時に，語り手が自身の人生や考え方を省察し，人生の捉え方を再構築する機会としても意義深いものであると考えられる。

　続く分析【2】において，このような語り手により構成される解釈がいかに生み出されていくのか，そのプロセスについて検討していく。

2. 分析【2】 ライフナラティヴ：ライフストーリー構築プロセスとの結果と考察

分析【2】「ライフナラティヴ：ライフストーリー構築プロセス」は，聞き手との相互行為を含む，解釈のプロセスを浮き彫りにすることを目的として設定した。

第2章において論じたように，本研究では，ライフストーリーを他者との関わりの中から構成されていくものとみなしている。そして，ライフストーリーにおける他者には，「ストーリー」の中における他者とストーリーが物語られる際の聞き手，つまり「ナラティヴ」における他者とが存在している。図2-4に示すように，ライフストーリーが構築されるナラティヴの過程において，語り手は聞き手と対話し，その語りを自分自身の中に落とし込む。そ

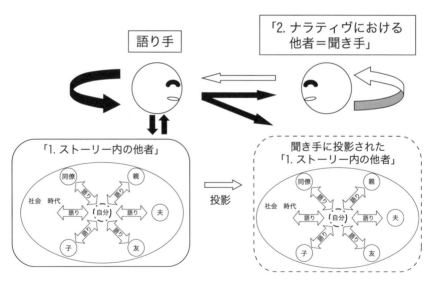

図2-4 対話の多重性：ストーリー内の他者と，ナラティヴにおける他者 （再出）

れと同時に自分の中に存在している他者（ストーリー内の他者）とも対話をしている。さらに，聞き手に「ストーリー内の他者」を投影して語っている。

　ライフストーリーのもつナラティヴ的側面を研究するための方略は，桜井の提唱した「対話的構築構築主義」（桜井，2002, p.9）にもとづくライフストーリー法から得られた。「第2章 2-2. ナラティヴにおける他者と自己との関係性，4. 本研究で採用するライフストーリー研究法の決定」で論じたように，対話的構築構築主義にもとづくライフストーリー法では，語りを，語り手と聞き手とが，関係し合いながら構成していく対話的構築物（桜井，2002）と見なしている。そのため，対話的構築主義に基づいたライフストーリー法では，ライフストーリーを〈物語世界：あの時，あの場で起きた筋道のある話〉と〈ストーリー領域：インタビュイーとインタビュアーとの今この場での会話，物語領域への評価や語りの動機〉という異なる位相により構成されるものと捉える（桜井，2005）。語り手が自身の人生に対して付与する意味づけや，経験の解釈，聞き手との相互行為によるライフストーリーの変更などは，〈ストーリー領域〉に表れてくるのである。本研究の分析【1】，分析【2】は，ともに〈ストーリー領域〉に関する分析である。

　具体的な分析指標の項目選定は，第4章 3-5.「ルビンシュタイン・テイビ症候群の母親らのライフストーリーにおいて用いる指標の検討」において詳細な検討を行った。その後，「第4章 6-2-2. 日本語談話に適した分析指標への改良」を通じて分析指標の改良を行った。ここでは，その内容を簡潔に振り返った後，実際のライフストーリーの分析に進むこととする。

　分析指標【2】「ライフナラティヴ：ライフストーリー構築プロセス」の分析項目は，ライフストーリーの〈ストーリー領域〉に属するLabov & Waletzkyの「評価」と，Angusらの内省的ナラティヴの「自分自身への問いかけ」の項目を基本として設定した。Angusらの内省的ナラティヴの「自分自身への問いかけ」の項目は，語り手が聞き手に向き直り，話のポイントや，その体験がどのような意味をもっていたのかを伝えている部分であるLabov &

Waletzkyの「評価」の基準は，語り手が聞き手に向き直り，話のポイントや，その体験がどのような意味をもっていたのかを伝えている部分を把握するとともに，ライフストーリーを語るなかで省察を深めるプロセスを明らかにすることを目的としている。

分析指標【1】によって，語り手が，自らの言葉で構成する出来事への解釈を明らかにすることができ，分析指標【2】によって，ライフストーリーが構築されるプロセス，そして聞き手との関係性つまりナラティヴの観点からみた他者との関係性を抽出することができると予想される。

「第4章6-2-2. 日本語談話に適した分析指標への改良」におけるAさんのライフストーリーのプレ分析では，聞き手からの頻回な相づちや，聞き手と語り手が協働的に解釈を構築することが見いだされた。日本語の会話パターンは，語り手が聞き手に配慮し，調整する特徴をもつ（Clancy, 1982，内田・坂元, 2007）。プレ分析で聞き手と語り手の会話パターンが日本語によるナラティヴの特徴を示すものならば，「相づち」や「解釈の協働構築性」は，他のライフストーリーにおいても存在していることが予想される。そのため，「第5章2. 分析【2】ライフナラティヴ：ライフストーリー構築プロセスの結果

表4-20 本研究において用いる改良版分析指標からの抜粋（再出）
分析指標【2】ライフナラティヴ：ライフストーリー構築プロセス

指標番号	指標となる発話内容
2-1	解釈の過程（言葉を探す，沈黙，「なんでだったんだろう」，「こういうことだったのかな」，「〇〇のような気がする」）
2-2	聞き手との相互的反応による変化：聞き手側の反応や働きかけによって，語りの流れに変化が生じている箇所
2-3	聞き手への直接的な語り
分析【2】検討項目	
1. 聞き手と語り手とのやり取りの分析における「相づち」の在りようと役割についての検討	

と考察」では解釈のプロセスのほかに，「相づち」や「協働構築性」にも着目することでナラティブにおける文化差についても検討していく。

実際のライフストーリーの解析を行う前に，分析指標【2】表 4-20 を再び示す。そして，各指標に該当する発話の例とその解説を表 5-5 に提示する。

表 5-5 分析指標【2】の各分析項目の発話例と解説

（網掛け（■）してある部分が指標該当箇所）

2-1 解釈の過程

語り手が自分自身に問いかけながら解釈を構築している箇所を指す指標。「なんでだったんだろう」，「こういうことだったのかな」，「〇〇のような気がする」などのように，言葉を探すコメントが表れていたり，沈黙が続いた後に解釈の結果が示される部分である。以下の発話例は，息子の老化は早いかもしれないと医師に指摘されたストーリーに関連している。息子の現在の状況を省察し，老化といわれればそうかもしれないと，言葉を探しながら解釈している。

思春期あたりはね，私から離れて，ボランティアさんと一緒に行った時期は，きっと楽しかったんだと思いますよ，ボランティアさんと会うことが。仲間同士はうまくコミュニケーション取れなくても，うまく関わってくれる人がいるから，楽しく過ごせたんだと思うけど・・・今は，もう「行く」って言いませんもんね。うん，だいたい・・みんなと同じような行動とれないしね。体力面でね。ハイキングだとか，歩いたり，するようなこともやってましたからね・・・だから，本当に，その，老化っていわれてねぇ，「あー，そうなのかぁー」って思いながらもね。

2-2 聞き手との相互的反応による変化

聞き手側の反応や働きかけによって，語りの流れに変化が生じている箇所を示す指標。語りの流れの方向性が変わる場合，方向性は変わらないが語り手が自らの考えに確信を深めるといった流れの強さが変わる場合などがある。以下の発話例は，息子を入所されることについてのものである。聞き手からの反応によって，「入所させた方がいいという人もいるが，自分はまだ家庭でみてあげたい」という意見を強くもつようになっている。

「ある程度，成年期になったら，普通の子だって，親と離れて生活するでしょ」って。「子どもは子どもの世界があって，親は親の世界があるのよ」って。それはそうかもしれないけど，そういう風に考えられた日が来たら，それは受け入れるけど，まだ迷って

るときはそうじゃないと思う。(イ:うん，無理やりやるもんじゃないですから) 無理やりやることじゃない。そうなの！(イ:ええ，ええ) そうなの。(イ:そう思いますよ) だからきっと段階があってね，自分の体調もまだ，どっか悪いっていうところもないし，今はまだ家庭のなかで，大事にみてあげたほうが，幸せなのかなぁって思います。

2-3 聞き手への直接的な語り

　語り手が自分のストーリーを語るのではなく，聞き手に対して呼びかけている語りを示す指標。聞き手個人に対する発話のほかに，聞き手の社会的属性全体に対しての語りもある（例:「女性」，「学生」，「社会人」，「遺伝カウンセラー」など）。以下の発話例は，こどもの告知の際の語りの一節である。語り手は，聞き手のもつ「遺伝カウンセラー」という属性に対しての要望を述べている。

そんな感じでね。とにかくね，生まれて三か月くらいまでの間はね，いやーー，ちょっときつかったですね。 あの告知の，あの言葉がね・・もう，どうしても。だから，そのときに，あなたのような，遺伝カウンセラーの方がいらっしゃったらって。

　Aさん，Bさん，Cさんのライフストーリーから分析指標【2】に該当する発話を抽出した。抽出は，分析指標【1】と同時に行ったため，その発話該当箇所は既に示してある（Aさんの抽出結果は第4章6-1.と第5章1-1-1.に，Bさんの抽出結果は第5章1-2-1-2.に，Cさんの抽出結果は第5章1-3-1-2.にそれぞれ提示してある）。ここでは，分析指標【2】に該当する発話箇所の推移を次ページ図5-25に示す。

　全員のライフストーリーに共通点が見られた分析指標【1】とは異なり，前ページの図5-25に示した分析指標【2】に該当する発話数の推移からは3名に共通した特徴を見出すことはできないことがわかる。そのため，分析指標【2】に該当する発話の内容から考察を深めることとした。

図 5-25-1　A さんのストーリーごとの分析指標【2】該当発話数の推移

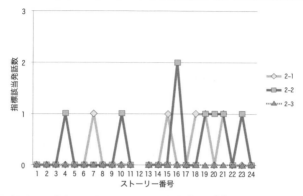

図 5-25-2　B さんのストーリーごとの分析指標【2】該当発話数の推移

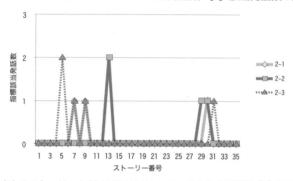

図 5-25-3　C さんのストーリー 1-20 におけるストーリーごとの分析指標【2】該当発話数の推移

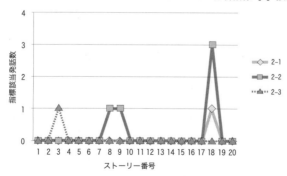

図 5-25　ストーリーごとの分析指標【2】該当発話数の推移 3 名の比較

2-1. 語り手の解釈が構成されるプロセスの分類

3名のライフストーリーから分析指標【2】により抽出された発話の内容を分析した結果，語り手により構成される解釈構成プロセスは特徴的な2つの構造に分類することができた（表5-6）。各プロセスについて，Aさん，Bさん，Cさんのライフストーリーから考察していく。

表 5-6　語り手の解釈が構成されるプロセスの分類と特徴

	語り手の解釈が構成されるプロセスの分類と特徴	特徴	該当指標
1	繰り返されるストーリー	ある出来事について，複数回語り直しを行っている。インタビューの場で語り手が考えながら，ライフストーリーを構成している部分。カウンセリング的な聞き手と語り手の相互作用が起きている場合もある。	分析指標【2】2-1 解釈の過程，2-2 聞き手との相互作用による変化
2	聞き手との直接的な語り	聞き手と語り手とのやり取りが表れている部分。聞き手の反応によるカウンセリング的な要素や，聞き手―語り手の社会的背景が示唆される。	分析指標【2】2-2 聞き手との相互作用による変化，2-3 聞き手への直接的な語り

2-2. 繰り返されるストーリー

2-2-1. 分析【2】繰り返されるストーリー Aさんの結果・考察

Aさんのライフストーリーにおいて見られたストーリーの繰り返しについて考察する。繰り返しが表れていた箇所は全部で4箇所である（表5-7）。各箇所について，実際の発話内容を挙げながら考察していく。

表 5-7　繰り返されるストーリーの該当箇所

	ストーリーの繰り返し箇所	内容
I	ストーリー 4, 5	成人期に息子が調子を崩したストーリーをほのめかす
II	ストーリー 12 群	「夫は協力してくれない。夫とわかりあえない」、「夫が理解を示してくれるようになった」
III	ストーリー 15, 23	「今、息子は、何が楽しいのか。楽しめているのか」
IV	ストーリー 17, 21	「息子を施設に入所させることについて」

I．ストーリー 4, 5 の結果・考察

　ストーリー 4, 5 では、それぞれ幼児期から高校生にかけてのストーリーが語られているが、その中に後に語られることになる中核的ストーリー「息子は成人期になってから心身の調子を崩した」の内容がほのめかされていた（表 5-8）。

表 5-8　ストーリー 4, 5 における繰り返しの発話

（網掛け部分（▒）が繰り返されている内容）

ストーリー 4

1) だから笑顔と共にっていうのは、本当にそうだったと思う。いつもね、怒ることを知らない。「それだけで、もういいやー」っていう思いで、私は育ててきたと思う。だから青年期になって、不安定になりこだわりや問題行動とか、これは大変だなって思ったけど、それまでの間は、そんなこと一つも思わなかった。

2) 一歳までは本当に大変でしたけど、その後はゆっくりだけども体力面はついていくし、情緒が安定。これが一番の特徴だったかな。今と違って、情緒が安定していて、言葉は単語だけど表情豊かだからコミュニケーションがすごくとれて、「おいしいね」っていえば、「おいしー！」って言ってくれるし、イエス・ノーもまあちゃんとできるし、「こうだからね」って言えば「うん」って素直だし、なんか、とても情緒が安定してる子だなって、ルビンはそういう子なんだなって、ずっとそう思ってました。青年期にこうやって緊張感や不安感があり精神的に不安定になる前は。ほんと、そうでしたよ。やりやすい子で。

ストーリー5
3) だから，((地域訓練会で活発に活動してきて))それをやっておいて，今は良かったなぁって思いますよ。だって，崩れたら，もうどこにもね，前のようにはね・・・行きたいって言わなくなって・・・だからそういう意味では，高校生くらいまでは，本当になんか順調にこれたなあって・・・。

II. ストーリー12群の結果・考察

　ストーリー12群では，「夫は協力してくれない。夫とわかりあえない」という趣旨の語りと，「夫が理解を示してくれるようになった」という語りとが，それぞれ詳細な具体例を交えながら，計6回にわたり繰り返し語られた（表A-1，Aさんのライフストーリーの構成より抜粋）。

表A-1. ライフストーリーの構成（一部を抜粋し再出）

ストーリー番号	ストーリーの名称	時間（息子）	場所
12-1	夫は協力してくれない。夫とわかりあえない：1回目の言及	23-25歳前後	自宅
12-2	夫が理解を示してくれるようになった：1回目の言及	現在	自宅/自宅周辺
12-3	夫は協力してくれない。夫とわかりあえない：2回目の言及	23-25歳前後	自宅
12-4	夫が理解を示してくれるようになった：2回目の言及	現在	自宅/自宅周辺
12-5	夫は協力してくれない。夫とわかりあえない：3回目の言及	23-25歳前後	自宅
12-6	夫が理解を示してくれるようになった：3回目の言及	現在	自宅／自宅周辺
12-7	夫は協力してくれない。夫とわかりあえない：4回目の言及	23-25歳前後	自宅
12-8	夫が理解を示してくれるようになった：4回目の言及	現在	自宅／自宅周辺

12-9	夫は協力してくれない。夫とわかりあえない：5回目の言及	23-25歳前後	自宅
12-10	夫が理解を示してくれるようになった：5回目の言及	現在	自宅／自宅周辺
12-11	夫は協力してくれない。夫とわかりあえない：6回目の言及	23-25歳前後	自宅
12-12	夫が理解を示してくれるようになった：6回目の言及	現在	自宅／自宅周辺

「夫は協力してくれない。夫とわかりあえない」という語りにおいて過去に語り手が経験した出来事の詳細が語られている。そして，「夫が理解を示してくれるようになった」という語りでは，今，現在から「夫は協力してくれない。夫とわかりあえない」時期を振り返って省察や意味づけがなされている。「夫は協力してくれない。夫とわかりあえない」群では，息子が精神的に不安定になっていることを夫と話し合いたかったが，夫に思いが通じなかった。なぜ分かり合えないのかと悩み辛かったというストーリーを主軸として様々な出来事が語られている。「夫は協力してくれない。夫とわかりあえない」群のストーリー内容をＡさんの発話から表5-9にまとめる。

表5-9　「夫は協力してくれない。夫とわかりあえない」群のストーリー内容

それまで，夫は育児にほとんど関わっていなかったが，Ａさんは，息子に起きた変化をわかって欲しい，話し合いたいと思い協力を求めた。しかし，夫は，話に耳を傾けようとはしなかった。息子さんが調子を崩したことについて，Ａさんや息子さん本人を責めるときもあり，休日も一日，外にに行ったきりだった。これまでも，Ａさんや娘さんたちは，夫に対して話が通じない感覚が感じていた。子どもたちの状態が安定していたときには，なにかあっても，夫にはあまり相談することはなく，長年過ごしていたのだが，息子さんの変化をきっかけにして，問題が浮上してきた。

そして，夫との間の様々な問題の中で最もつらかった事として，Ａさんは次のように語っていた。「（息子さんの調子が崩れて）日々の生活で，家族とし

てどんなやり方でやったらいいか，私自身が模索してるから。知ってもらいたいってことがありますし，日々のことを話したいなぁって思いがありますでしょ？それが出来ない。それが，一番つらかった。」

「夫は協力してくれない。夫とわかりあえない」群のストーリー内容の詳細な推移は，プライバシー保護の観点から行わない。その変わりに，表5-10に示した「夫が理解を示してくれるようになった」群の発話の推移を見ることから，ストーリーを繰り返し語ることによる語り手の変化を考察していく。

表5-10 語り直しによるストーリー内容の変化

繰り返し回数	ストーリー番号	「夫が理解を示してくれるようになった」群の発話
1回目	12-2	（知り合いの）先生と何気に話してたら，先生が，（夫と同じような性格の人たちがいるって話を教えてくれて）目からウロコだー!!って思って。
2回目	12-4	だけど，それを（先生から言われた性格の人たちとして）捉えたら，肩の力が抜けました！そうなんだって思ったら。
3回目	12-6	・今は本当にね，「家族再生」だなって，私思ってるんだけどね。（夫が発達遅滞の少年が留置された新聞記事を教えてくれてた事を例に）だから，発達障害っていうことに，夫はちょっとずつ関心持ってくれたから。（(中略)）ちょっとずつ気持ちがね。この間は良かったことに（夫と）植物園に息子を連れて散歩行ったの，これも何年ぶり！ ・夫の話し口調が随分優しくなって，家の緊張度が取れたら，やっぱり変わってきました！
4回目	12-8	色々，2年間半くらいは今までで一番大変でしたね。息子も夫も不安定で。((中略))今，家のなかは，すごく落ち着いてますね。((中略))（2年半の間は）ただ皆が，それ以上おかしくならないように，みんなが冷静にして暮らしてたんですよ
5回目	12-10	（息子のことを）夫なりには精一杯気にかけてる。それも嘘じ

		ゃない。だけど，なんか独特の感性ですよね。（夫を先生から言われた性格の人たちとして）捉えたら，もう答えがバーンとでてきた感じで。でも，世の中っていろんな人で成り立ってるって精神科の先生に言われて，（それを）かみしめて。自分だって変なとこ一杯あるのかもしれないって。（（分かり合えなかった時期から比べて夫が変わったのは））やっぱり（息子の脳）梗塞が大きな変わり目だったんじゃない？わかりやすいじゃないですか。本人が夫のいるとこで倒れたし。言葉で，息子がこういう行動したって言っても，見てないもの言われたって想像つかないんですよ。
6回目	12-12	今までの夫だったら，マイペースなのですぐどっか行っちゃうけど，（今は息子の車イス）もって（一緒に行く）。散歩って言うこと自体大好きだから。「天気もいいし，（息子に）遊びにいこうね」って，「五月も行こうか」って，やっとね，今，そういう風にきてるんですけども。

　繰り返しの1,2回目では，「夫は協力してくれない。夫とわかりあえない」群の出来事を振り返って，現在は，夫をよりよく理解できるようになったと感想を述べている。ストーリーの繰り返しが進むにつれて，「夫が理解を示してくれるようになった」群にも具体的なストーリーが増加していき，ストーリー12-12において，現在の姿が語られた後，ストーリー13へと話題が以降していった。

　ストーリー12群の語りは，自身にとって忘れ難い出来事を繰り返し語ることで，過去を消化し，最終的に「良くなってきた現在」へと定着させる機能を果たしていることが示唆された。

III. ストーリー15，23の結果・考察

　ストーリー15と23では，「今，息子は，何が楽しいのか。楽しめているのか」という話題が繰り返して語られている。ストーリー15とストーリー23からは，語り直すことにより語り手自身の省察が深まり，自ら解答を見出し

表 5-11 ストーリー 15, 23 における繰り返しの発話

ストーリー 15
1) 今，もう何かね，連れ出すのが，大変だし，ほんとに楽しめてるのかも良くわからないって感じなの。

ストーリー 23
  1) いま何が楽しいんだか，それがちょっとよくわからない。

〈自発的な省察後，結論を出す〉↓

  2) 私達がなにかしゃべって，けらけら笑ってる，その笑い声にうれしくて反応して。そういうことが好きみたい。

〈自発的な省察後，結論を出す〉↓

  3) 何かを見たり，楽しんだりして楽しむというのではない。自閉症的。

〈インタビュアーの介入〉
「イ：うんうんうん，なるほどね。でもそのコミュニケーションの中で，喜びをっていうのは？」↓

  4) それは，ルビンちゃんの，もともとあの子の持ってたもの。それはすごくねぇ，嬉しいのよね。だから，みんなが幸せ（なのが嬉しい），もう，ちっちゃいときから，そうですよ。平和主義者っていうか，その，空気が和らいだ，和らいだ空気のなかで，幸せを感じることが，一番いい顔してる

ていく様子が表れている。表 5-11 に発話を示し考察する。

 ストーリー 15 で，語り手は，「今，息子は，何が楽しいのか。楽しめているのか」と自答している。しかし，ストーリー 15 では，この疑問への解答は見出されないまま次のストーリーへと移行していった。その後，ストーリー 23 において，再度「今，息子は，何が楽しいのか。楽しめているのか」と自らに問いかけている。ストーリー 23 では，自発的な省察を経て，「私達がなにかしゃべって，けらけら笑ってる，その笑い声にうれしくて反応して。

図 5-8 現在〜将来のストーリーに見られる語りの構造の特徴 (再出)

そういうことが好きみたい」という結論に達していた。更に語り手は省察を進め，「何かを楽しむというのではない＝自閉症的」という解釈へと変更が起こった。これに対して，インタビュアーが介入したことにより，「みんなが穏やかにしている場にいることが息子にとっても喜び」という解釈へと再変更が起きている。

　このような解釈の変更が可能であった背景には，次のような理由が考えられる。分析【1】において，Aさんのライフストーリーの後半部では，「成人期になって心身の調子が崩れてしまった現在」と「もっともひどい時期を抜けて少しずつ良くなっている現在」という2つ現在の捉え方が並列して存在していることが明らかになった（図5-8）。ストーリー23でなされていた「自閉症的である」という解釈は，「崩れてしまった現在」に属するものであり，「みんなが穏やかにしている場にいることが息子にとっても喜び」という解釈は，「少しずつ良くなっている現在」に属するものである。まったく新しい解釈を他者から取り入れることは困難なことが予想されるが，もともと語り手自身が異なる解釈を行う余地のある箇所では，聞き手からの介入により解釈の変更が起こりやすいことが考えられる。ライフストーリーを遺伝カウンセリングにおいて用いる場合，このような箇所が「人生における語り手により構成される解釈」に変更をもたらすことのできる箇所であるのかもしれない。

IV. ストーリー 17, 21 の結果・考察

ストーリー 17, 21 では，「息子を施設に入所させることについて」という話題が語られている．ストーリー 17, 21 からは，聞き手の共感的態度が語

**表 5-12 ストーリー 17, 21 における繰り返しの発話：
語り手により構成される解釈における聞き手の共感的態度の役割**

ストーリー 17

1) ((もうこれ以上はできない，預けようと思った時がきたらそれも一つの選択だが))
「今から預けるためにね，お泊りの練習もさせなきゃいけないのよ」とかって言うけど，そのために，お泊りするのは，ちょっと違うんじゃないって，思っちゃうのね．

ストーリー 21

1) 「(入所は) そういう風に考えられた日が来たら，それは受け入れるけど，まだ迷ってるときはそうじゃないと思う」

〈聞き手の共感的態度〉
「イ：うん，無理やりやるものじゃないですから」

↓

2) 無理やりやることじゃない．そうなの！
（イ：ええ，ええ）そうなの．（イ：そう思いますよ）

〈自発的な省察後，結論を出す〉

↓

3) だからきっと段階があってね，自分の体調もまだ，どっか悪いっていうところもないし，今はまだ家庭のなかで，大事にみてあげたほうが，幸せなのかなって．本人が，こうやって崩れてしまう前でね，ちゃんと目的もって「18歳過ぎたら，分かれて暮らす」って考えて，生活があんまり崩れないうちに，そういう目標立てて，決めて行く方法もあると思うんですけど．ちょうどね，崩れて，まして病気したり，っていうとね．後ろ髪引かれちゃう．（イ：そうですよ．心配でね，たまらないというか）そうなんですよ．だから，そこがね・・・（イ：そうなんですよねぇ）ねぇ．（イ：本当に，無理にやるものじゃ）じゃないですよね．だから，練習するって，場数を踏むことっていうけど，そうかなって思うし．一理あるかなってところはあるし，慣れないよりは慣れた方がいいって思うけど，そこもね，ちょっとずつ，その子のその子に合わせたやり方があるのかなって・・

り手に及ぼす影響を考察することができる。表 5-12 に実際の発話の流れを示す。

　ストーリー 17, 21 の発話からは，語り手は「今は，まだうちで暮らしたい。入所は，無理にするものではなく，そう思えた時に考えたい」という意見をもっているものの，日頃，他者から「入所させた方が良い」と言われていることが推測された。17 におけるほのめかしに対して，聞き手が否定的な反応を返していないこと，また 21 で，聞き手側から語り手の意見を補佐する発話があったことを受けて，語り手は考えを言語化し，自らの意見を再確認するプロセスが起きたと考えられる。日常の会話では，自分の意見は反論されることがある。その場合には，相手を論駁し，説得することに意識が集中しやすくなるが，そういった状態では，自らの考えを深く掘り下げる作業に取り組むことが難しい。カウンセラーの基本的態度である共感的態度は，語り手が自身の考えに集中できる環境を提供するといえるだろう。

　ここまで，A さんのライフストーリーに見られる繰り返されるストーリーについて考察してきた。引き続き，B さん，C さんについても繰り返されるストーリーを考察し，繰り返されるストーリー全体としての特徴を把握していく。

2-2-2. 分析【2】繰り返されるストーリー B さんの結果・考察

　B さんでは，A さんで表れていたようなストーリーの内容が変化していくような繰り返しは少なかった。ストーリー 5, 7 では娘にルビンシュタイン・テイビ症候群の告知を行った医師への不満が繰り返されていた。その内容は，3-2-2. 社会との関わりにおいても詳細を示した。ストーリー間の距離が近いこともあり，内容は「今（の時代）だったらありえない（告知）」という内容で共通していた。

　ストーリー 4, 8 では，ブドウ球菌性熱傷様皮膚炎で再入院したときのことが語られていた。この部分の発話は，具体的な出来事の詳細な描写であり，

分析指標【1】に該当する語り手による解釈は生成されていなかった。

　Bさんのライフストーリーでは，Aさんのストーリー4，5と同様の「中核的ストーリーのほのめかし」が表れていた。当初Bさんのストーリー13の語りは，「保育園に行ってから言葉も話し始め，著しく成長した」というものであった。そのなかで，唐突に「健常児の刺激によるものかはわからない」，「刺激を受けとめられない子も多い」，「保育園には楽しんで行っていると思っていたが，娘は，嫌という手段をもっていなかっただけなのかもしれない」という発話が出現した（表5-13）。これらは，ストーリー15-21（高校生の頃，心身ともに調子を崩した出来事）の経験から，保育園の頃を振り返ってなされた捉え直しだったことが後にわかった。ストーリー13が語られている段階では，聞き手は，ストーリー15-21の内容をいまだ知らない状態にあるため，ストーリー13で述べられた内容に対して「保育園に行ってから成長した」という話の流れからのギャップを感じており，「イ：ふうーん」という疑問形の反応が多い。しかし，疑問をもちつつも，否定の反応を示さなかったこと，「イ：んー，つらくなっちゃう」という語り手の，その場での流れに沿った反応を示していることは，15-21における深刻な内容を鑑みれば適切であったと思われた。語りの全体像が見えていない段階では，語られている時期の意味はインタビュアーにとって十分に明らかではない。そのため，インタビュアーは評価的な反応を慎み，語りの維持をサポートする頷きなどの反応を継続することが，語り手にとって重大な意味をもつものを安易に否定する危険性を回避するために有効であると考えられる。

表5-13　中核的なストーリーのほのめかしと過去の捉え直し

1）だから，保育園の一年間は成長が，ちょっと著しいものがありましたね。だから，なんだろ，保育園のその健常児の刺激があったからっていう直接的なものかどうかは，わかんないです。たまたま娘の成長段階がそういう所に行ってたのかもしれないし，（イ：うんうん，まあ，両方だったかもしれないし）かもしれないね。ただ，よく学校なんかでもね，「健常児の刺激を受けて，この子の発達を促したい」って言って普通級

とか行ってる人いますけど，それは，ちょっと，やっぱりクエッションですね。やっぱり刺激を，受け止めるものがあればいいけども，だいたい無いですよ，こういう子たちは。(イ：んー，つらくなっちゃう) つらいんですっ！だから，うちの子だって，今だったらちょっと。あの当時はなん，まだ，ぼーっとしてたけども，それで，表現の能力もなかったけれど，やっぱり固まってましたよ，最初。緊張して。

2) (S園に) 行くこと自体は，すごく楽しんでましたねぇ。というか，今だったらあれだけど，あの当時は，「嫌」っていうのを表現する手段を持ってなかったですよね。(イ：ふうん？)・・・今は，はっきり言いますけど (イ：はぁーー)・・・けど，あの当時は本当にちっちゃいから，なんでも受け入れて割とどこに行っても平気で，にこにこして「扱いやすい」なんて言ってね (イ：うんうんうん)「ルビンシュタインの子は, (イ：うんうん) 穏やかで，育てやすい」とかいうことは，(イ：うん) 結局，今から思うとですよ (イ：うん) 自分を出す，(イ：はい) 拒否するとか，(イ：うんうん)「ノー」と言う，そういう手段がなかったんだと思うんです。(イ：ふうーん) だから，親は，親は欲目で見ますからね，(イ：はいはい)「あぁ，なんか楽しんでるみたい！」とかね，(イ：うんうん) 思ったんですけどね。

また，ストーリー15-21の中においても「ほのめかし」が行われており，ストーリー15では，ストーリー21で言及された内容が前もって提示されていた。ストーリー14の小学校入学前の話題までインタビューが進行した後，ストーリー15では，時系列を外れて高校生の頃の話へと話題が飛躍していた。その後，ストーリー16, 17と小学校から順にストーリーが展開していった。2回のほのめかしが行われていることからBさんにとって娘が高校生のころに経験した出来事が非常に重要であったことが伺える。

2-2-3. 分析【2】繰り返されるストーリー Cさんの結果・考察

Cさんのライフストーリーにおいて見られたストーリーの繰り返しについて考察する。繰り返しが表れていた箇所は全部で4箇所である (表5-14)。各箇所について，実際の発話内容を挙げながら考察していく。

表 5-14　繰り返されるストーリーの該当箇所

	ストーリーの繰り返し箇所	内容
I	ストーリー 4, 13, 31	娘の疾患について詳しいことがわからなかったことの解釈
II	ストーリー 12, 26	娘が褒められたことへの捉え方
III	ストーリー 7, 8, 9, 18	娘が生きるか死ぬかの状態になった出来事への意味づけの生成

I．ストーリー 4, 13, 31 の結果・考察

　ストーリー 4, 13, 31 では，娘の疾患について詳しいことがわからなかったことを様々な視点から解釈している（表5-15）。ストーリー 4, 13 では，疾患について詳しいことを言われなかったことは，娘を育てていく上で良い面もあったと解釈されている。一方，ストーリー 31 では，疾患の原因についてもっと早くに知りたかったという気持ちが語られている。「疾患について詳しいことがわからなかった」という同一の事実について，異なった視点からの解釈が行われていると言えるだろう。

　Cさんの場合，子どもを療育・養育していく上での情報と，疾患の原因となる遺伝学的な情報とでは必要性が異なっていた。遺伝カウンセリングに訪れるクライエントは「どうすればいいのか」と「なにが起きているのか」という二つのニーズを持っている。カウンセリングと情報提供により，そのどちらのニーズにも漏れなく対応していくことが必要とされる。

表 5-15　ストーリー 4, 13, 31 における繰り返しの発話：異なる視点からの意味づけ

ストーリー4
1) （医師から）色々ゴチャゴチャ言われないで「普通の子よりちょっと時間かかるかもしれないけど，普通の子と同じように育ててください」って，それしか言われなかったのは今から思えば，けっこう良かったのかもしれない。

ストーリー13
2) 今の人はいいのかな悪いのかな，情報があることが（中略）（疾患について）分らな

いでいることの言うか変な良さみたいな，負け惜しみじゃないけど（そういうのも）あったかなって。何をどう聞いていいかもわからないし，とりあえず，今ある事をどんどん解決していかないといけないなと思いながら育ててたから，別にすぐに相談しようとかって，たぶん思わなかった。

ストーリー 31

3)「あなたのせいじゃないし，夫婦のせいでもないし，自然にどこの家でも，そういう子は生まれるんですよ」って言われるけど，そう言われたのが，随分経って（3-5歳くらい）からだったから，もっと早く言って欲しかったかな。生まれた段階くらいで。

4) そこでちょっと肩の荷が下りたから，もっと早く言ってくれればって思ったけど，そういう機会って恵まれなかったの。もうちょっと早めにあの言葉を欲しかったかも。本とか読んで，「あっ，そうなんだ」って思っても，生の声で言ってくれれば良かったかなって思ったね，その時は

II．ストーリー 12，26 の結果・考察

　表 5-16 に示すように，ストーリー 12，26 では，娘が実習に行っている作業所で娘のことを褒められた出来事について語られている。ストーリー 12 では，過去の出来事として，娘は「できない部類」であることが多かったため，目標を高く設定しすぎないように気をつけながら育ててきたことが語られている。その後，作業所で娘を褒められたことで，これまでは気づかなかった「娘ができていること」に気づくことができたと述べられている。後に語り直されたストーリー 26 では，ストーリー 12 の出来事を受けて，新たな挑戦をしてみるという内容とともに，褒められたからといって，詰め込みすぎてはいけない，抑えないということが合わせて語られていた。ストーリー 12 の出来事を経験する前までの解釈とストーリー 12 の出来事で新たに生まれた解釈とが融合されていることがわかる。語り直すことにより，新旧の解釈が繋ぎ合わされていることが示唆された。

表 5-16　ストーリー 12, 26 における繰り返しの発話：
語り直しによる，出来事の人生への編み込み

ストーリー 12
1)（過去の出来事）
・娘は障害児の中でも，出来ない部類だった
・ハードルを上げすぎないように抑えながら，様子をみながら育ててきた

2)（作業所で娘がとても褒められた）
・娘ができることに気づかされた

ストーリー 26
・あきらめることはないかもしれない。手話に再挑戦してみる
・褒められたからといって教育ママになってはいけない。様子を見ながら，「後退さえしなければいい」と思いながらやることが，娘に自信をつけされることにもなる

III. ストーリー 7, 8, 9, 18 の結果・考察

　ストーリー 7, 8, 9, 18 では，娘が 13 歳の時に環軸関節不安定性による脊髄圧迫で生きるか死ぬかの状態になった事を経験したことが語られている。この部分の発話には，語り手からの質問によって，出来事の意味づけが構成されていく様子が明確に表れていた。
　ストーリー 1 からストーリー 6 において娘の誕生から幼児期にかけてのライフストーリーが語られた後，ストーリー 7 では，中学生の頃の出来事へと話題が飛躍し，表 5-17 の発話がなされた。そこでは，娘が死ぬかもしれなかった出来事について，現時点の語り手の立場から振り返りを行っている。

表 5-17　ストーリー 7 における発話

ストーリー 7
私ね，根が能天気というか，能天気を目指してるところもあるから，（色々なこと）嫌だなって思うんだけど，あんまり深く考えないようにしてる。本当に嫌だって思うんだけど，すぐ忘れちゃう。みんなに話しちゃうと結構解決しちゃうから，つらかった事と言われてもすぐ出てこない。それが最近のここ何年のつらかったことは（忘れられない）。

五年前の死ぬか生きるかって時に脳外科の先生にね「明日の朝，冷たくなっててても，おかしくないような状態です」って言われた時，「もうちょっと言い方ないのかな」って。思いだすとまた悲しくてちょっと涙でてくる。((中略))難しい手術だったし，状態としては，その通りだったのかもしれないんだけど，あれ（あの言い方）はないと思う。（手術の説明を受けても）言われてるそばに救いがないような気がした。それが，最近のショックな（こと）。世間の人に色々言われるのは，多少はあったり（するけど）これは生死を分けることだから，忘れられない

　表 5-17 の発話がなされた段階では，「どこで，誰が，どうしたのか」という情報は，聞き手にはわからない状態であった。その後，表 5-18 に示すように，聞き手からの質問を機として，ストーリー 7 の内容が語られていった。

表 5-18　聞き手の質問により生起した「語り手の構成する解釈」

ストーリー 8 への導入
聞き手からの質問：「どういう経緯だったか伺ってもいいですか？」
↓
ストーリー 7 の具体的内容についての語り

ストーリー 9 への導入
聞き手からの質問：「その時の事って覚えてます？どんな感じだったか」
↓
ストーリー 7 を経験したときの感情についての語り

どんな感じだったか・・・((手術が成功したといわれて))気持ちが「ふわー」っと軽く明るくなって。((中略))どの程度回復していくかは本人次第って（言われたけど）。とりあえず生きてたことに良しとしようと思った。トイレの失敗とか，それまで許せなかったものが，全部許せるようになった。生きててくれれば，それでいい。元気で生きててくれれば。本当になにか気持ちが変わったかな，私自身

ストーリー 18 への導入
聞き手からの質問：
「漠然としてるんですけど，お子さんと一緒に生活してきて，お子さん授かってみて，どうだったといわれても困るかもしれないですけど，どんな経験」
↓

> 語り手における娘の存在の意味についての語り

「この子がいたからこそ，いろんな人と知り合えたとか，幸せでいられる」とか言うのは，きれいごとだとか，偽善だとか思ってた時もあった。普通に生まれて，育てた方がいいって。一歳くらいの時に，脳腫瘍かもしれないと言われたことがあって，悪性だったら，たった一年間の命だと思って，すごくショックだった。でも，十何年間，生活してきて言われたときのショックと，たぶん全然違った。悲しさとか，本当に失ってしまう怖さとか，そういう思いが全然違うとつくづく思って。十何年暮らしてきて，いろんなことがあって，それで明日がないかもって言われた時のキツさは，やっぱり全然違うから。暮らしてきた意味，価値，重みがある。（娘が）入院して，傍にいなくて，（夜）寝息が聞こえないと不安になる。本当に（娘が）いてくれることが，生活の平穏（というか），私の精神的な平穏を維持してくれるような感じ。きれいごとは言いたくないけど，でもやっぱり，もう（娘には）いてくれないと困る。なくてはならない（存在）になってる。いつの間にかね。本当はいつまでもね（娘とも），一緒にいちゃいけないんだけど，でも一緒にいることで，私が助かってる。救われてるとか，癒されてるとか，本当に（娘からは）貰うものが一杯。

ストーリー 18 内
聞き手からの質問：「どんな時に，そういうこと（娘がいることが平穏）って一番，思いますか？折々だとは思うんですけど」
↓

> 娘の存在の意味についての語りの具体的内容

（娘の）具合悪かったり，入院していると一緒にお風呂に入れない。毎日，積み重ねてるお風呂に入るっていう行為の時にすら，これが，これこそ幸せなことって（思うと）。健康だし，入院もしてない（からできる）。だから，（お風呂から）出るときに体を拭いてあげるたんびに，毎晩「あっ，今日も元気にお風呂入れて，体拭いてあげて，お世話ができた」みたいな（気持ちになる）。入院してた時，世話出来なかった時なんかは，髪も洗ってあげられなかったし，私なんにもしてあげる事がない。なにもなかったときがあったから。だから，今日一日してあげられたっていうか，させてもらった幸せみたいなのは，ちょっと，嚙みしめながら。((娘さんがお風呂場から出て行ってしまうのに対して))「まだよ！！」ってやったりするけど，でも，その体拭いてる時に一瞬ね「今日も幸せ」って，までは思わないけど，「無事に終わるかな」みたいな，「世話出来たな」みたいな，言葉にはならないけど，ちょっと，ホッとするってのもある。それは普通に，元気に暮らしてた時には，あまり感じなかったことかもしれない。

ストーリー 7, 8, 9, 18 では，聞き手からの質問によって，出来事の説明 → 感情の省察 → 語り手により構成される解釈 へと，ライフストーリーが構成されていく様子が見られた。ストーリー 18 は，C さんのライフストーリーにおいて分析【1】の該当箇所が特異的に増加している部分であったが，これは，聞き手側からの抽象度の高い質問が契機となっていた。

2-2-4. 分析【2】繰り返されるストーリー 総合考察

分析指標【2】により抽出された発話を考察した結果，3 名のライフストーリーには，同一の出来事に対して複数回ストーリーが語られる特徴がみられた。この特徴は，小林（小林, 1995）によるライフヒストリー内の「ヴァージョンのある話」に類する傾向を示していた。小林は，研究者がインタビューデータをライフヒストリーへと構築する作業プロセスを考察した論文において，ライフヒストリーのインタビューデータに同様の特徴が見られることに言及している。それによれば，ライフヒストリーには，三種類の話題があり，それは一度だけ語られる「単一の」話，同じ内容のストーリーが繰り返される「反復のある話」，同じテーマで少しずつ異なるストーリーで語られる「ヴァージョンのある話」に種別できると述べている。このうち「ヴァージョンのある話」には，聞き手との親密さの度合いに応じて異なるヴァージョンの話が語られる場合と，過去の経験への解釈が現時点において多面的である場合とがあると指摘している。本研究で見られた繰り返されるストーリーは，「ヴァージョンのある話」に該当するものと考えられるが，よりカウンセリング的な展開を見せており，あるストーリーを繰り返し語りなおすことによって，語り手は省察を深め，語り手により構成される解釈を構成・更新していることが示唆された。

A さんのライフストーリーでは，ストーリー 12 群を繰り返し語ることで，「夫は協力してくれない。わかりあえない」という認識から，徐々に「夫が理解を示してくれるようになった」という認識へと変化が起きていた。スト―

リー12群の語りは，自身にとって忘れ難い出来事を繰り返し語ることが，最終的に「良くなってきた現在」を確認し，定着させる機能を果たしていることが示唆された。また，ストーリー15, 23の繰り返しでは，語り直すことによって「今，息子は，何が楽しいのか。楽しめているのか」という疑問に自らの答えを見出す様が表れていた。Cさんは，ストーリー4, 13, 31の繰り返し語ることで，「娘の疾患について詳しいことがわからなかった」という事実を「育てていく上ではよかった」，「（娘に障害があるのは）あなたのせいじゃないですよと教えてほしかった」という異なった側面から解釈していた。また，ストーリー12, 16の繰り返しでは，「娘が作業所で褒められた」という出来事を語り直すことで，「障害児のなかでも出来ない部類だったから，ハードルを上げすぎないように様子をみながら育ててきた過去」，「娘ができていたことに気づかされた現在」，「あきらめないで，でも様子をみながら進む未来」へと考察を深め，過去からのストーリーと現在の解釈を統合した将来への言及を行っていた。語り手が何度も語るストーリーとは，語り手自身の中で未消化なものであり，その意味やそのストーリーに対する自身の態度を決定する途上にあると表現できるだろう。遺伝カウンセリングにおいて，語り手が自身の考え方を定め，それをライフストーリー全般へと織り込んでいく際には，語りなおしを支持することは重要である。「同じ話はいいから結論を述べよ」と要求されてしまいがちな医療現場において，遺伝カウンセラーが語りなおすプロセス自体に意味があるという視点をもって語り手の語りに臨むことは，語り手が語りを構築していくことを支援する具体的な方略であろう。

ストーリーの繰り返しにおいては，聞き手がライフストーリーの構成に影響を及ぼすことが示唆された。それが明確に表れていたのが，Cさんのライフストーリーにおけるストーリー7, 8, 9, 18の繰り返しである。「娘が13歳のときに生きるか死ぬかの状態になった出来事」についてのかたりである

が，この繰り返しにおいては，聞き手からの質問によって 出来事の説明 → 感情の省察 → 語り手により構成される解釈 へと，ライフストーリーが構成されていく様子が見られた。ストーリー18は，Cさんのライフストーリーにおいて分析【1】の該当箇所が特異的に増加している部分であったが，これは，聞き手側からの抽象度の高い質問が契機となっていた。Aさんのライフストーリーにおけるストーリー17，21の繰り返しでは，聞き手の共感的態度によって，「迷いがあるうちは，無理に入所の準備をしなくてもよいのではないか」という自らの考えに対する省察を深めていくプロセスが表れていた。ストーリー15，23の繰り返しにも，聞き手がもつ影響が示されている。語り手は，「今，息子は，何が楽しいのか。楽しめているのか」という自問に対し，「私達がなにかしゃべって，けらけら笑ってる，その笑い声にうれしくて反応して。そういうことが好きみたい」という結論に達していたが，これを「何かを楽しむというのではない＝自閉症的」と解釈した。この際に，出された聞き手の質問によってが，「みんなが穏やかにしている場にいることが息子にとっても喜び」という解釈へと再変更が起きていた。Cさんのライフストーリーのように出来事の詳細を述べたあともライフストーリーへの意味づけなどの語り手により構成される解釈が主体的には構成されにくい場合がある。その際には，聞き手側が抽象度の高い質問を投げかけることにより，語り手により構成される解釈の構成を活性化しうる可能性が示唆された。

また，3名のライフストーリーに共通して，語り直しが起こる際にライフストーリーのインタビューの時系列から逸脱してストーリーが語られたり，ほのめかされた後にライフストーリーのインタビューの時系列が追いついてから繰り返されるという構造が見出された。時系列の逸脱の具体的な例としては，ライフストーリーが子どもの誕生から保育園まで語られた後，高校生の頃のストーリーに飛躍する場合や，幼少期のストーリーの中に成人期のストーリー内容が入り込んでいる場合などである。これらはすべてライフスト

ーリーにおいて中核的なストーリーであった（例：A さんのストーリー 4，5，B さんのストーリー 13，C さんのストーリー 7）。このことは，単に最も語りたいストーリーが，時系列に関わりなく表れているだけでなく，そのストーリーをほのめかすことで，あらかじめ聞き手へ中核的ストーリーを聞く態勢を整えさせる働きがあると考えられる。自身にとって，中心的なストーリーを否定されることは，自己概念に大きな損傷を与えかねない。そのため，ストーリーが受け入れられるのか否かを確かめるとともに，聞き手にライフストーリーの今後の展開を示すのではないだろうか。A さんや B さんのように聞き手からの質問をほとんど必要とせずライフストーリーを展開していく語り手については，聞き手は頷きなどによる語りのサポートに徹することが，語り手がライフストーリーを構成することに役立つとともに，語り手が現実に付加する意味を不用意に否定することを避けることにもつながることが示唆された。

2-3. 聞き手との直接的な語り

前節では，分析【2】より示唆された 2 つ構造のうち，繰り返されるストーリーについて考察した。本節では，もう一つの構造である「聞き手との直接的な語り」について考察していく。語り手が，聞き手本人を意識して語る部分には，聞き手と語り手とのカウンセリング的な要素の他に，聞き手―語り手それぞれの社会的な背景も表れていることが予想される。3 名のライフストーリーについて考察する。

2-3-1. 分析【2】聞き手との直接的な語り A さんの結果・考察

Ⅰ．ストーリー 4 における聞き手との直接的な語り

次ページの表 5-19 に示したストーリー 4 では，「1 歳を過ぎると楽になっていった。成人期になり，息子が調子を崩してからとの比較」に表れている語り手と聞き手とのやり取りについて考察する。

表 5-19 ストーリー 4 における聞き手と語り手の関係性

1) いろんな体験させてあげようとか，この子なりのペースでいけばいいんだとか，だから，なにか普通になるようなことね，してね。訓練してとかもう全然。だから，この子は知的にそういう風だって，言われたし，どんな風になるかもわからないけど，そのまんま，すっと受け入れた感じかな
　　　　↓
〈聞き手の反応〉　ふーん？
　　　　↓
2) 私はね。私は。そうだったと思う。この子のために，というか感じは，きっとあったと思う。「よく障害児のお母さんとか，ルビンちゃんに限らず，沢山いるんですよ。この団地にも，いろんなタイプのお子さんいますよね。。だからもう本当に大変で，この子，小さいときから多動とかいろんな方もいらっしゃるじゃないですか。もう本当に，ショックで大変だったと思う。それは正直な気持ちだったと思う。私きれいごとじゃないんだけど，私はそういう風に思ったの。なにかね，一生懸命育ててやるよって感じの思いで，ずっと来たかなって思いますね。」
　　　　↓
〈聞き手の反応〉　ふんーん・・・そうだったんですねぇ。
　　　　↓
3) そうなの。

　当初聞き手は，内容をまだ十分に納得できなかった。そのため，1)「ふうーん」という曖昧な反応を返している。2) における語り手の発話である「きれいごとじゃないんだけど」という言葉は，聞き手もしくはこれまでに関わりの会った他者には「障害児を受け入れるのは大変なことに違いない」という前提があり，その前提に対して前もって「そうではないこともあるんです」という表明をするために使われているものと考えられる。聞き手側が意識するともなしに持っている前提に気づかされる箇所である。聞き手は，これらの発話の後，語りの内容に納得したことを表し，それに対して語り手が了承を示した（「ふんーん・・・そうだったんですねぇ。」）後，話題が展開していった。

この箇所では，語り手があきらめることなく，聞き手が納得するまで語りを尽くし，聞き手も程なく内容に納得したことを示しているが，聞き手の同意が得られない語りが長く続いた場合には，語り手がもはや語りを維持できなくなることも考えられる。遺伝カウンセリングにおいてライフストーリーを聴く場合には，直接的に語り手の語りを否定したり，中断させたりする発話はもちろんのこと，「ふーん」といった音声による未了承サインにも意識的である必要があるだろう。これらのサインが続くことは，語りの意欲を減退させるばかりでなく，「否定」のメッセージを語り手に送ることになる可能性もある。内容に疑問がある語りが続くようであれば，言語によって語り手に質問を投げかけた方が，納得がいっていないサインを送り続けるよりも語り手が語りの構築していく上で役立つと思われる。

II. ストーリー 16 における聞き手との直接的な語り

表 5-20 に示したように，ストーリー番号 16 には語り手により構成された解釈が，聞き手によって支持されることが及ぼす影響が表れている。表 5-20 の 1) に示した発話が語り手からなされた後，聞き手側が，語り手が繰り返し語るテーマを提示した。それに対して，語り手は，表 5-20 の 2) に示したように強く同意を示していた。この反応は，A さんのライフストーリーの中で，語の繰り返しや語勢などが最も強い反応であった。その後，A さんは省察を深め，表 5-34 の 3) の総括を構成した。

語り手により構成された解釈を，聞き手側が言葉で表現することは，語り手に対して「この人はわかってくれている」という感覚を与える働きがあることが示唆された。「聞き手も了承している」という条件が満たされない状況では，語り手の語りの目的は，聞き手にわかってもらうこととなる。語り手に対して，聞き手が「わかっている」というサインを送ることは，語り手が物事の説明を離れ，より抽象度の高い解釈を生み出すため基盤となるのかもしれない。

表 5-20　ストーリー 16 における聞き手と語り手の関係性

1) 行事にもなにも参加できないし，（親自体もなにか参加することが出来ないし，息子いるし。だから，もう，そこ（地域訓練会）は卒業させてもらいましたね・・・んー，でも，今までそういうことやってきたから，はぁー，ほんと，んー，なんかつまずくとね，やっぱリズムを立て直すのが大変ですね
　　　　↓
〈聞き手の反応〉
やっぱり，ひとつこう，変わったところがねぇ，あったじゃないですか。その，高校生くらいまで，ずっとこうやってたリズムと
　　　　↓
2) そうです，そうです，そうそうそう。そうなの。
   そうなんですよねぇ・・・。
3) だからまた，ちょっとずつね，（イ：うん）まあ，ちょっと，お父さんの気持ちが，少しずつこう，良い方に，いままでにない良いほうに，変わってきてるかなぁっていうところで，またちょっと，なんでしょう，家族のなかで，お父さんも含めて，息子も安心していられるような，お父さんを信頼できるような，関係を築いていく，行くことも，いまは必要かなって，思いますねぇ

2-3-2. 分析【2】聞き手との直接的な語り B さんの結果・考察

　表 5-21 に示した B さんのライフストーリーに表れていた「聞き手との直接的な語り」は，語り手と聞き手との社会的な関係性がライフストーリーに写し出されている例である。聞き手との直接的な語りとして，B さんは聞き手を「遺伝カウンセラー」と見なした発話が見られた。

表 5-21　ストーリー 5 と 9 における聞き手との直接的な語り
（網掛部（■）が「聞き手との直接的な語り」）

1) （後日通院した際に）「先生，この子長生きしないって言いましたけど，大きくなって，結婚して，子どもが生まれたら，その子どもは，やっぱり障害なんですか」みたいなことを聞いたような気がするの，はっきりは覚えてないんですど。そうした

ら,「なに言ってるんですか？」みたいな感じで言われたんです。わかんないじゃないですか？（中略）説明もないし,調べようもないし,本当にわかんなかったんですよ。（中略）「ダウン症みたいに染色体異常だったら,生まれた子も染色体異常なんでしょうか」って言ったんですね。そうしたら,「なに言ってるんですか,偏見があるなぁ」みたいに,すごい吐き捨てるように言ったんですよ。でもまあ,そういうことがあったの。そこが一番,私,今回,（研究者に対して）あなたにお会いして,そこに遺伝カウンセラーっていう方のおっきなこと（役割）があるんじゃないかってことを,あの話したかったんですね。だって,その時,なにもわかんないですよ,親は。（告知後）もう,どうやって運転して帰ってたか覚えてないですよ。

2）そんな感じでね。とにかくね,生まれて三か月くらいまでの間はね,いやーー,ちょっときつかったですね。あの告知の,あの言葉がね・・もう,どうしても。だから,そのときに,あなたのような,遺伝カウンセラーの方がいらっしゃったらって。先生はとにかく診断を下し,命を救う。命を救うことは,本当に一生懸命してくださいましたよ。ひとつ一つのね,症状に対する治療はしてくださいましたけど,トータルの「この子」っていう風なのが,今でもたぶんないと思うんですけど,お医者さんではね。ひとつ一つなんですよね,眼科,整形,遺伝科なんでも,もう,ひとつ一つ。だから,それをトータルに,この子をじゃあどういう風に,親としてね,見通しをたてて,育てていったらいいのかってことを教えてくださるところが,どこもなかったですよね。

　表5-21に挙げた発話からは,Bさんが遺伝カウンセラーを遺伝医学的な情報についての説明,告知の際の心理的支援を行う職業として捉えていることがわかる。遺伝カウンセラーに求める役割は人により異なるが,Bさんの場合,分析【1】の結果より「娘の疾患,どう育てばいいのかなどがとにかく分からなかった」,「娘に関わる人の影響はとても大きい」ということが語り手により構成される解釈として読み取れている。そのため,Bさんにとっては,わからない状況を解消してくれる専門職への期待が大きいといえるだろう。

2-3-3. 分析【2】聞き手との直接的な語り C さんの結果・考察

I. ストーリー 18 における聞き手との直接的な語り

前節 2-2-3. で考察したように，ストーリー 18 には，聞き手と語り手との相互作用が活発に表れている。そのなかには，次の表 5-22 に示した発話が表れている。

表 5-22 ストーリー 18 における聞き手との直接的な語り

きれいごとは言いたくないけど，でもやっぱり，もう（娘には）いてくれないと困る。なくてはならない（存在）になってる。

「きれいごとは言いたくないけど」という語句は，「2-3-1. 分析【2】聞き手との直接的な語り A さんの結果・考察 ストーリー 4 における聞き手との直接的な語り」でも表れていたものである。「障害児がいるということは大変なことに違いない」という聞き手からの反応を予測しての発話である。語り手の発話から，語り手が，他者との間で普段どのような会話を交わしているのかを照射する手掛かりとなる。

II. ストーリー 21 から 32 における聞き手との直接的な語り

C さんのライフストーリーのストーリー 21-32 は，一旦ライフストーリーの総括を終えた後（ストーリー 18）も続けられた部分である。聞き手側からの質問に答える形式で語りが進行している。一つのストーリーが終了した後，聞き手側は，1 分程度の沈黙を挟み，語り手側からの自発的展開を待っているが，語り手側からの新たな話題提示がなされなかったため，質問を投げかけている。

図 5-13 は C さんの分析指標【1】に該当する発話数の推移を示したものであり，図 5-26 は，C さんの分析指標【2】に該当する発話数の推移を示したものである。どちらの表も，四角でかこった部分が，ストーリー 21-32 の部

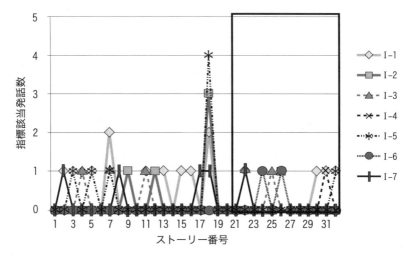

図 5-13　Cさんの分析指標【1】該当発話数（再出）

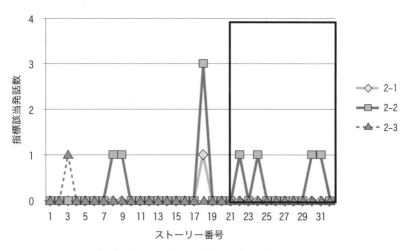

図 5-26　Cさんの分析指標【2】該当発話数

分である。図 5-26 からは，ストーリー 21-32 の部分で聞き手との相互作用を示す指標である「2-2」が，他の部分より多く表れていることがわかる。これは，聞き手の問いに語り手が答えるという形式によるものであった。図 5-13 から，ストーリー 21-32 の部分には分析指標【1】に該当する発話は存在するものの，ピークが表れていないことから総括の構成には至っていないことがわかる。語り手が聞き手からの質疑応答形式の発話によってライフストーリーを進行させた場合，語り手は「質問に答える」という受け身の姿勢を取ることになる。この状態では，聞き手との対話に意識が集中してしまい，ライフストーリーを語りつつ省察を深める「自己との対話」が阻害されてしまうことが考えられた。

2-3-4. 分析【2】聞き手との直接的な語り 総合考察

聞き手との直接的な語りには，語り手が聞き手を何者と見なしているかが表れていた。B さんのライフストーリーのストーリー 5 と 9 では，語り手が聞き手を「遺伝カウンセラー」と見なし，「遺伝カウンセラー」に求めることの発話がなされていた。B さんが遺伝カウンセラーを遺伝医学的な情報についての説明，告知の際の心理的支援を行う職業として捉えていた。B さんの場合，分析【1】の結果より「娘の疾患，どう育ててばいいのかなどが，とにかく分からなかった」，「娘に関わる人の影響はとても大きい」ということが語り手により構成される解釈として読み取れている。そのため，B さんにとっては，わからない状況を解消してくれる専門職への期待が大きいと考えられた。

また，聞き手は，単なる個人ではなく社会や他の他者を代表するものでもあった。語り手が，A さんのストーリー 4，C さんのストーリー 18 には「きれいごとではないが」という表現が表れていた。これは，語り手が日々の生活において「障害児がいるということは大変なことに違いない」という他者からの反応を受けてきたことによると考えられる。これらの特徴は，第 2 章

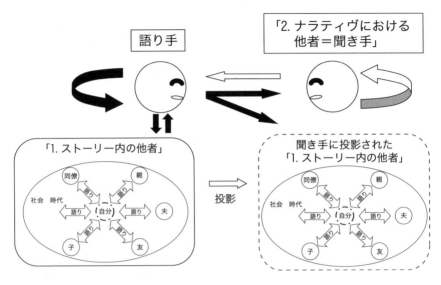

図 2-4　対話の多重性：ストーリー内の他者と，ナラティヴにおける他者（再出）

で論じた対話の多重性を示すものであると考えられる。図 2-4 に示したように，聞き手との直接的な語りの中には，聞き手に他の他者や社会（ストーリー内の他者）を投影させている語りも表れるのである。

　遺伝カウンセラーを聞き手とし，状況説明に終始したり，反論されることを身構えずに済む状況下でライフストーリーを語ることは，これまでの日常生活で経験している語りとは異なったヴァージョンのライフストーリーを構成する機会となるだろう。そのような例の一つとして，A さんのストーリー 16 における聞き手との相互作用が挙げられる。ストーリー 16 では，聞き手側が，語り手が繰り返し語るテーマを提示したことをきっかけとして，省察が深まり，総括が構成されていた。語り手により構成された解釈を，聞き手側が言葉で表現することは，語り手に対して「この人はわかってくれている」という感覚を与える働きがあることが示唆された。「聞き手も了承している」という条件が満たされない状況では，語り手の語りの目的は，聞き手にわか

ってもらうこととなる。語り手に対して，聞き手が「わかっている」というサインを送ることは，語り手が物事の説明を離れ，より抽象度の高い解釈を生み出すため基盤となるのかもしれない。さらに，Cさんのストーリー21-32からは，語り手の解釈が構成されるためには，聞き手主導の質疑応答形式によらない，語り手の自主的なライフストーリーの進行が重要であることが示唆された。

2-4. ライフストーリーにおける「相づち」

ここまで，「分析指標【2】ライフナラティヴ：ライフストーリー構築プロセス」に該当する発話から，語り手がライフストーリーを構築していく際の解釈構成プロセスについて検討を行ってきた。本節では，第4章Aさんのライフストーリーによるプレ分析から指摘していた，分析【2】の検討項目である「聞き手と語り手とのやり取りの分析における「相づち」の在りようと役割についての検討」を行う。分析指標【2】について示した，表4-20を再度提示しておく。

表4-20より抜粋
分析指標【2】ライフナラティヴ：ライフストーリー構築プロセス

指標番号	指標となる発話内容
2-1	解釈の過程（言葉を探す，沈黙，「なんでだったんだろう」，「こういうことだったのかな」，「○○のような気がする」）
2-2	聞き手との相互的反応による変化：聞き手側の反応や働きかけによって，語りの流れに変化が生じている箇所
2-3	聞き手への直接的な語り
分析【2】検討項目	
1. 聞き手と語り手とのやり取りの分析における「相づち」の在りようと役割についての検討	

第4章Aさんのライフストーリーによるプレ分析から，日本語によるライフストーリーでは，「相づち」が頻出する可能性を指摘した。第5章において，Bさん，Cさんのライフストーリーを分析した結果，Aさんのライフストーリーに表れていたのと同様に，聞き手からの「相づち」が非常に頻回になされていることがわかった。

「第5章1. 分析【1】語り手により構成される解釈の結果と考察」において，分析指標【1】，【2】に該当する箇所を抽出しているが，聞き手による相づちは，すべてのライフストーリーで頻回に打たれており，そのすべてを表記すると内容が読み取りにくくなった。そのため，「第5章1. 分析【1】語り手により構成される解釈の結果と考察」では，聞き手側の反応を「語り手と聞き手との相互作用が生じている箇所もしくは，インタビューの発話を省略すると意味が捉えられない箇所については，インタビュアーの発話（イ：）を表記する」と定めた。しかし，実際には，Aさんのライフストーリーのプレ分析と同様に，聞き手は，各ライフストーリー内の全ストーリーを通じて相づちを打っている。それは，次ページ表5-23のうち，Bさん，Cさんの「② 実際のトランスクリプトにおけるやり取り」に示したように，文節ごとに近い頻度とタイミングで行われていた。

表5-23　聞き手と語り手とのやり取りにおける「相づち」発話例

Bさん

ストーリー番号35：明るい娘も，環境によって笑わなくなり，頻尿になる。うるさがられても親は子を守るために周りに言っていかないといけない。周りに感謝を忘れずにね

① 分析【1】，【2】における抽出例の表記

((ストーリー34の内容。娘は明るくて，毎日笑いが絶えない))でも，そういう子が，顔の表情が，こうなんていうのかしら，暗くなって，言葉数も少なくなって，笑わないで，おしっこばっかり漏らすようになっちゃうわけですよ。簡単に。ちょっとした環境の原因でね。だから，それを親も，こう早めに？早めに。「なんかおかしいぞ」って思

ったら，作業所なり行って，よく話を聞いて，解決していってやらないと．なかなか回復もね，時間かかるんですよね．深くなっちゃうとね．やっぱりこう褒めてやって，自分に自信つけてやるとうまくいきますね． まあ普通の人でもそうですけどね．（イ：でもまあ，特にやっぱり顕著にわかる）わかります！うちは本当に，そういう意味ではわかりやすいですね．おしっこにすぐ（表れる）．

② 実際のトランスクリプトにおけるやり取り
((エピソード 34 の内容．娘は明るくて，毎日笑いが絶えない)) でも，そういう子が，顔の表情が，こうなんていうのかしら，暗ーくなって，（イ：うん） うん，言葉数も少なくなって，（イ：うん） 笑わないで，おしっこばっかり漏らすようになっちゃうわけですよ．簡単に．（イ：うんうん） ちょっとした環境の（イ：うん）原因でね．（イ：うんうん）．ねぇ．だから，それを親も，こう早めに？（イ：そう，ですよねぇ） 早めに，「なんかおかしいぞ」って（イ：うんうん）思ったら，作業所なり（イ：うんうん）行って，よく話を聞いて，（イ：うん）解決していってやらないと．なかなか回復もね，（イ：うん）時間かかるんですよね．（イ：うん，深くなっちゃうと）深くなっちゃうとね．（イ：んー）．やっぱりこう（イ：うん）褒めてやって，（イ：うん）自分に自信つけてやると，うまくいきますね． まあ普通の人でもそうですけどねぇ．（イ：でもまあ，特にやっぱり顕著に，わかる）わかりますっ．うちは本当に，そういう意味ではわかりやすいですね．（イ：んー）おしっこにすぐ（表れる）．

C さん
ストーリー番号 18：娘を失うかもしれない経験をして

① 分析【1】,【2】における抽出例の表記
((娘は 1 歳の頃に脳腫瘍かもしれないと言われ)) 悪性だったら，たった一年間の命だと思って，すごくショックだったんだけど，だけどなんか‥十何歳になってから，十何年間，生活してきて言われたときのショックと，たぶん全然違った．なんだろう，種類も違うけど，全然違うものだなって．悲しさとか，本当に失ってしまう怖さとか，なにか，そういう（ことを）想像したときの，なんかそういう思いが，全然違うなっていうの（を）つくづく思って． やっぱり十何年一緒に暮らしてきて‥んーー‥なんだろう・失え，失えない，感が．（生まれて）一年でもやっぱり死んじゃったら悲しいとかいう事はあるけど，十何年暮らしてきて，いろんなことがあって，それで明日がないかもって言われた時のキツさは，やっぱり全然違うから．暮らしてきた意味っていうとあれだけど，なんかこうね，なんていったら言んだろうな，価値っていうと変だけど，重みっていうかね，うーん，（それ）は，あるなって．

③　実際のトランスクリプトにおけるやり取り
((娘は1歳の頃に脳腫瘍かもしれないと言われ))悪性だったら（イ：はい)，たった一年間の命だと思って，すごくショックだったんだけど（イ：うんうん)，だけどなんか‥十何歳になってから，十何年間，生活してきて言われたときのショックと（イ：はい)，全然たぶん違う（イ：うんうん)。なんだろう，種類も違うけど（イ：はい)，全然違うものだなって（イ：うんうん)。悲しさとか（イ：うん)，本当にに失ってしまう怖さとか（イ：うんうん)，なにか，そういう（ことを）想像したときの（イ：うん)，なんかそういう思いが，全然違うなっていうの（を）つくづく思って。やっぱり十何年一緒に暮らしてきて（イ：はいはい)・・んーー・・なんだろう・失え，失えない，感が（生まれて）（イ：うん)，一年でもやっぱり死んじゃったら悲しいとかいうのあるけど（イ：うんうん)，十何年暮らしてきて，いろんなことがあって（イ：うん)，それで明日がないかもって言われた時の（イ：うん)，キツさは，やっぱり全然違うから（イ：うんうん)。暮らしてきた意味っていうとあれだけど，なんかこうね，なんていったら言いんだろうな，価値っていうと変だけど，重みっていうかね（イ：はい)，うーん（それ）は，あるなって。

　第4章のAさんのライフストーリーによるプレ分析では，「相づち」が日本語談話の特性を示している可能性を，語用論（pragmatics）から得られた知見に依拠し論じた。第5章で行った分析の結果，「相づち」が全ての語り手のライフストーリー全般に頻回に表れていたことから，「相づち」には，個人のライフストーリーの特性を超えた日本語によるライフストーリーとしての特性があるといえるだろう。

　第4章でも論じたように，他の言語においても，相づちに相当するものとして，語り手の発話に呼応する形で表れる短い発話（例："un huh", "yeah", 「啊」など）が存在することが知られている。それらは，"back-channel (Yngve, 1970)," "continuers (Schegloff, 1982)", "reactive tokens (Clancy et al., 1996)" などと呼称されている。これらの短い発話は，発話権の移動を伴わない聞き手からの反応である。Clancyら（Clancy et al., 1996）は，英語，中国語（北京語)，日本語での会話に表れるreactive tokensの種類，頻度，タイミング等について詳細な検討を行っている。その結果として，相づちの打たれる頻度は，日

本語が最も高く，次いで中国語（北京語），英語の順となっていた。そして，相づちが打たれるタイミングにも違いがみられた。英語，中国語（北京語）では，相づちが文末に打たれるのに対し，日本語の「相づち」は，文の途中で打たれる傾向が示された。水谷（水谷，1988）は，相づちが打たれるタイミングの違いを，日本語と，英語や中国語，フランス語など他の言語での話し合いとの性質の違いから説明している。他の言語では，その多くが，互いがそれぞれの考えを述べ，問いを発し，問いに答える形式をもつことを指摘している。図 5-27 に水谷（水谷，1988，1993）による英語・中国語での対話構造と，日本語での対話構造図を参考とした模式図を示す。A と B という二人の話はそれぞれに別の流れをもつため，その対話は，二本の線で表すことができる。それに対して，日本語の個人的な話し合いでは，A の話の途中に B の相づちが重なり，B が話し始めると A の相づちが重なるので一本の線のようになる。相づちは点線で示してある。

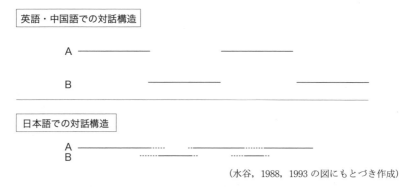

（水谷，1988，1993 の図にもとづき作成）

図 5-27　英語・中国語における対話構造と日本語における対話構造との比較

英語，中国語（北京語）では，相手の主張を最後まで聞いてから発言するということが礼に適う行為と捉えられている。文末に打たれる「相づち」は相手の主張や評価に同意していることを表す手段であり，文の途中の「相づち」は，語り手に「中断された」という感覚をもたらすことが知られている。英

語，中国語（北京語）では，肯定的な関係性は，相手の主張や評価に同意することで形成されると考えられている。一方，日本語の対話では，文の途中で頻繁に相づちを打ち，相手の言ったことを確認し，補強し，時には相手の文を完成しながら，話を聞くという聞き方が，積極的な聞き方として歓迎される。肯定的な関係性は，相手の主張や評価に同意することよりも，むしろ相づちや反応を返しながら，語り手の語りに協働的に参加することで形成されると考えられている（水谷，1993, Clancy et al., 1996, Kita & Ide, 2007）。

本研究においても，表5-23に示したような，語り手に単純な音声で反応を返す（例：「うんうん」，「ふうん」，「はい」，「ほー」，「ええ」，「ああ」など）相づちの他にも，語り手の発話の中で，聞き手が語り手が話した単語を繰り返す型（例：「語り手：情緒が安定（聞き手：安定）していて」），語り手の言葉を先回りする型（例：「語り手：だって，今まで泊まりだとかなんとか，いっぱいやってきたわけじゃないですか（聞き手：そうですね）。（聞き手：旅行も行って）旅行もやってきたし，いろんなとこやってきたじゃないですか（聞き手：ええ，ええ）」）などが表れていた。

日本語の対話に見られるこのような特徴は「共話」と定義されている（水谷，1988）。日本人の場合，特に個人的な会話では，聞き手から相づちや頷き，相の手が得られない時，自らの主張を最後まで述べることができずに尻つぼみとなってしまう。このことは，日常的に体験するものである。日本語の話し方として，常にだれかに相づちを打ってもらいながら話を続けていく形は，意識できぬほど深く根づいていると考えられる。水谷（水谷，1993）は，日本語では，語り手が文の後半を省略したり，文節の語尾を上げることによって聞き手が相づちを打つ隙を作ることで，聞き手と語り手が一つの文を協調しながら完成させていく形式が広く存在していることを指摘している。例えば，客が辞去する時，自分の言うべきことは全て言うものであると考える対話型の言語では，「もう時間が遅くなりましたから，わたしは家へ帰らなければなりません」と述べる。ここではすべてが言いつくされていて，聞き手が入る

余地はない。しかし，日本語による「共話」では，「もうだいぶ遅くなりましたのでこのへんで・・・」と言って，「失礼します」という文の後半部は省略することが多々ある。これは，省略した部分を口に出さなくても，相手がそれを理解し，文を完成することを期待するからである。Kita & Ide (Kita & Ide, 2007) は，聞き手の反応を見つつ，相手に発話完結の機会を投げかける日本語での対話は，自己を他者との関係性の中において定義する日本の文化的背景を反映するものであると述べている。

関係性の中での自己とは，「分析指標【2】ライフナラティヴ：ライフストーリー構築プロセス」の主軸となる概念である。次節では，「第5章2-2. 繰り返されるストーリー」，「第5章2-3. 聞き手との直接的な語り」の考察から得られた知見に，「聞き手からの相づち」の検討で明らかとなった日本語談話の特徴を重ね合わせることで，日本語でのライフストーリーにおける聞き手と語り手との関係性と文化的背景について総合的に考察する。

2-5. 分析【2】の総合考察

ここまで，分析【2】「ライフナラティヴ：ライフストーリー構築プロセス」について，「第5章2-2. 繰り返されるストーリー」，「第5章2-3. 聞き手との直接的な語り」，「第5章2-4. ライフストーリーにおける相づち」で挙げた3つの特徴から考察を行ってきた。分析【2】は，人生の意味づけや解釈がいかにして生じるのか，その過程についての知見が得ることと同時に，解釈の構築過程における聞き手と語り手との相互行為を明らかにすること目的とした。聞き手と語り手との相互行為を把握することを通じて，解釈の過程における聞き手の役割や，語り手と聞き手との間に共有される「語り」の文化的枠組みを照射しうると考えられた。

3名のライフストーリーから分析指標【2】により抽出された発話の内容を分析した結果，語り手により構成される解釈構成プロセスは特徴的な2つの構造に分類することができた（表5-6）。

表 5-6　語り手の解釈が構成されるプロセスの分類と特徴 (再出)

	語り手の解釈が構成されるプロセスの分類と特徴	特徴	該当指標
1	繰り返されるストーリー	ある出来事について，複数回語り直しを行っている。インタビューの場で語り手が考えながら，ライフストーリーを構成している部分。カウンセリング的な聞き手と語り手の相互作用が起きている場合もある。	分析指標【2】2-1 解釈の過程，2-2 聞き手との相互作用による変化
2	聞き手との直接的な語り	聞き手と語り手とのやり取りが表れている部分。聞き手の反応によるカウンセリング的な要素や，聞き手─語り手の社会的背景が示唆される。	分析指標【2】2-2 聞き手との相互作用による変化，2-3 聞き手への直接的な語り

　各プロセスについて，Aさん，Bさん，Cさんのライフストーリーから考察を行った。

　「第5章2-2. 繰り返されるストーリー」では，語り手は，同じストーリーを複数回繰り返すことで省察を深め，出来事への意味付を生成していくことが見出された。出来事の意味づけを生成するには，聞き手主導の質疑応答形式ではない，語り手主導の語りが重要であることが示唆された。ストーリーの繰り返しでは，語り手は，自身にとって重要なストーリーをあらかじめ仄めかし，聞き手の反応を確認してからストーリーの内容を語っていた。また，ストーリーを繰り返す中で，語り手からの働きかけによって，出来事への解釈に変更が起きていた。また，聞き手からの質問の抽象度に合わせる形で，出来事の具体的な説明から，その時の感情の省察，その出来事がライフストーリー全般にもつ意味へと解釈が構成されていった。

　「第5章2-3. 聞き手との直接的な語り」には，語り手が日常的に他者と間で交わしている対話や通常他者から返される反応など，語り手が他者との間

で経験している社会が投影されていた。また，聞き手が，語り手のライフストーリーに表れた特徴的なテーマを投げ返すことにより，語り手が出来事の詳細を述べる位相から，出来事への意味づけを行う位相へと省察を深めることが見出された。

「第5章2-2. 繰り返されるストーリー」，「第5章2-3. 聞き手との直接的な語り」の考察から，出来事の意味づけを生成するためには，語り手主導の語りを聞き手がサポートする形式の対話が有用であることが示唆された。日本語の語りにおける聞き手からのサポートの重要性は「第5章2-4. ライフストーリーにおける相づち」で明らかとなった。日本語での対話は，語り手が，聞き手からの相づちなどの反応を確かめつつ，聞き手とともに話を構成していく「共話」である。これは，自己を他者との関係性の中において定義する日本の文化的背景を反映するものであるとして理解することができる。前述した「第5章1-4. 分析【1】の総合考察」から，ライフストーリーは，出来事や人生の意味づけを生成する上で有用であることが示唆されていた。しかし，日本語がもつこのような協働構築性を鑑みれば，語り手が一人で長いライフストーリーを展開し，保持し，完結させることは困難であることがわかる。このことは，日本語談話は，一人で自身の主張を完結させる型の対話ではからこそ，日本語談話によりライフストーリーが構築されるためには，その語りを支える聞き手の存在が欠かせないと言い換えることもできるだろう。また，日本語によるライフストーリーは，英語や中国語などの他の言語と比較して高い対話的構築性をもつということができる。

本研究においても，ライフストーリー全般を通じて，聞き手は頻回に相づちを打ち，相の手を入れ，語り手が語りを継続することを補佐している。そして，これらの協働的な過程を経ることが，ライフストーリーにおいて語り手が出来事や人生への意味づけの生成を促していた。「第5章2-2. 繰り返されるストーリー」では，ストーリーの繰り返し語ることが意味づけの生成に有用であることが示されたが，このような語り直しは，相づちや頷きなどの

聞き手からの反応によって支えられている。聞き手のいない一人語りでは，語り直しが起こりにくいと考えられるのである。

このように，語り手と聞き手とのメタコミュニケーションの基盤は相づちにより形成されているが，「第5章2-2. 繰り返されるストーリー」，「第5章2-3. 聞き手との直接的な語り」からは，語り手と聞き手の関係性について更なる知見を得ることができる。

次ページ表5-24に示した箇所では，聞き手からの介入によって，語り手が構築する解釈の生成が促進されていた。これらの部分には2つの特徴がある。第1に，そのほとんどがライフストーリーの後半部に表れていること。第2に，聞き手からの介入は，語り手のストーリーの流れに沿った「相の手」の発展型となっていることである。「第5章2-2. 繰り返されるストーリー」の総合考察でも既に述べたが，Aさんのストーリー21では，語り手が迷いながらも提示した自らの考えを聞き手が支持したことにより出来事への意味づけが生成されていった。また，Aさんのストーリー23では，出来事に対して複数の意味づけが提示されているライフストーリーの分岐点において，聞き手が分岐点のうちのどれかに重みづけをすることを通じて，語り手が生成する解釈の変更が可能であることが示された。また，ストーリー16では，聞き手が語り手の提示するテーマを投げ返すことで，省察が深まり，意味づけの生成が起こることが見出された。Cさんのストーリー7, 8, 9, 18におけるストーリーの繰り返しでは，聞き手からの質問を契機として，ある出来事に関するストーリーが，出来事の説明→感情の省察→語り手により構成される解釈へと，より総括的な次元へとライフストーリーが構成されていく様子が表れていた。これらの聞き手からの介入は，そのいずれもが，語り手の構築しているストーリーの中で，ストーリーの流れを遮ることのない質問によって行われている。日本文化は，ともに一つの語りを作ることに重要性が認められる共話的文化である。だからこそ，このように，聞き手側の反応が語り手の解釈に影響を及ぼしやすいと推測される。一方，Cさ

んのライフストーリーの「I. ストーリー21から32における聞き手との直接的な語り」において行った考察からは，聞き手が主体となって質問をした場合には，語りが出来事の省察に留まり，出来事の意味づけが生じるレベルまで深まらないことが示唆された。これらの事から，出来事の意味づけの生成を促進させるための聞き手の介入は，語り手の語りの流れの中でなされる「相の手」が発展した形態をとることが適切であることが考えられた。

表5-24 聞き手からの介入により，解釈の生成が促進された箇所

語り手	語り手の解釈が構成されるプロセスの分類	該当箇所	内容
Aさん	繰り返されるストーリーIII	ストーリー23	「今，息子は，何が楽しいのか。楽しめているのか」
Aさん	繰り返されるストーリーIV	ストーリー21	「息子を施設に入所させることについて」
Cさん	繰り返されるストーリーIII	ストーリー7，8，9，18	「娘が生きるか死ぬかの状態になった出来事への意味づけの生成」
Aさん	聞き手との直接的な語りII	ストーリー16	「また，少しずつ状況を良くしていきたい」

以上の考察の結果から，分析指標【2】は，表5-25のように改良を行うことが出来る。

表5-25
最終版分析指標【2】ライフナラティヴ：ライフストーリー構築プロセス

指標番号	指標となる発話内容
II-1	聞き手と語り手とのやり取りの分析における「相づち」
II-2	繰り返されるストーリー（ある出来事について，複数回語り直しを行っている箇所。解釈の過程，聞き手と語り手の相互作用が表れる）
II-3	聞き手との直接的な語り（聞き手と語り手とのやり取りが表れている部分。聞き手の反応によるカウンセリング的な要素や，聞き手ー語り手の社会的背景が示唆される。）

以上，分析【2】についての総合考察を行ってきた。そこからは，遺伝カウンセリングにおける一つのカウンセラー像が浮かび上がってくる。「傾聴」は，カウンセラーの基本となる態度であるが，分析【2】から導かれるカウンセラー像とは，「黙って注意深く話を聴くカウンセラー」ではなく，「頷き，相づちを打ち，語り手の話の流れに沿って相の手のように介入を行うカウンセラー」である。語ることは，ある秩序をもった社会的行為であり，文化や価値観を反映している。分析【1】からは，ライフストーリーにも，物事を時系列的に述べた後にまとめや教訓を述べる日本語談話の特徴的な形式が表れることが明らかとなった。そして，分析【2】により，日本語談話における聞き手と語り手との高い協働構築性と，聞き手が及ぼす影響が浮かび上がってきた。日本文化では，他者との関係性を重視する傾向が強いことから，続く分析【3】では，語り手が経験している社会・他者との関係についてストーリーの内容から考察していく。

3. 分析【3】ストーリー内の他者の結果と考察

　これまでに，分析【1】，分析【2】を行ってきた。分析【1】において，ライフストーリーから語り手が解釈を構成する部分を抽出する指標を開発し，語り手が構成した解釈の内容と，ライフストーリーに特徴的な語りの構造を明らかにした。また，分析【2】では，語り手により構成される解釈が生み出されるプロセスを把握し，そのプロセスにおける聞き手との関係性つまりナラティヴの観点からみた他者との関係性をについて考察した。その結果，分析【1】からは，ライフストーリーにも，出来事を時系列的に述べた後にまとめや教訓を述べる日本語談話の特徴的な形式が表れることが明らかとなった。そして，分析【2】により，日本語談話における聞き手と語り手との高い協働構築性と，聞き手が及ぼす影響が浮かび上がってきた。これらの事から，日本文化では，他者との関係性を重視する傾向が強いことが予測される。その

第 5 章　結果と考察　249

ため，続く分析【3】では，語り手が経験している社会・他者との関係についてストーリーの内容から考察していく。

本節で行う「分析【3】ストーリー内の他者」の理論的背景は，第 5 章 6-3-4「ストーリーにおける他者との関係」において詳細な検討を行った。ここでは，その内容を簡潔に振り返った後，実際のライフストーリーの分析に進むこととする。第 2 章 2. ライフストーリーにおける他者の存在 ―ストーリー内の他者とナラティヴにおける他者― において考察したように，ライフストーリーは，他者との相互関係によって構成される性質をもっている。そして，ライフストーリーは，他者には，「ストーリー」の中における他者・社会と，ストーリーが物語られる際の聞き手，つまり「ナラティヴ」における他者・社会とが存在している（図 2-4）。

分析指標【2】によって，ナラティヴにおける他者との関係性については抽出することができるが，ストーリーに織り込まれている他者については網羅

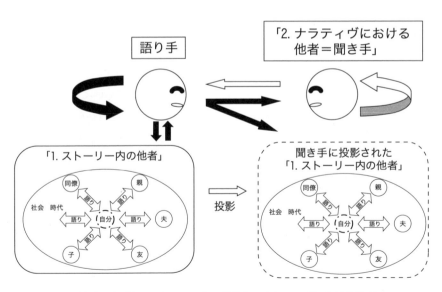

図 2-4　対話の多重性：ストーリー内の他者と，ナラティヴにおける他者（再出）

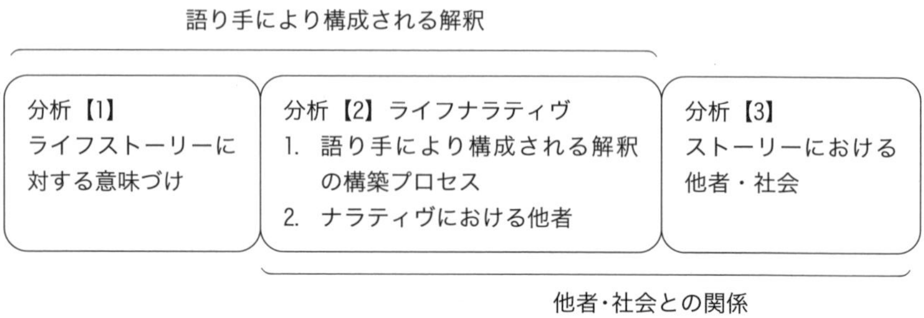

```
         ┌──────── 語り手により構成される解釈 ────────┐
┌──────────────┐ ┌──────────────────────┐ ┌──────────────┐
│ 分析【1】     │ │ 分析【2】ライフナラティヴ      │ │ 分析【3】     │
│ ライフストーリーに │ │ 1. 語り手により構成される解釈   │ │ ストーリーにおける │
│ 対する意味づけ  │ │   の構築プロセス         │ │ 他者・社会    │
│          │ │ 2. ナラティヴにおける他者     │ │          │
└──────────────┘ └──────────────────────┘ └──────────────┘
           └──────────── 他者・社会との関係 ─┘
```

図 4-2　3 つの分析の関係性（再出）

できていない。ストーリー内の他者と，語り手との関係性を把握するために，本節において，ストーリーにおける他者についての分析を行う必要があるといえる。図 4-2 に示した様に，分析【1】，分析【2】，分析【3】の 3 つの分析を設けることにより，語り手自身が人生に対して行っている人生への意味づけ，それが生じるプロセスとそのプロセスにおける聞き手の役割，語り手が経験している他者や社会との関係を包括的に捉えることができると考えられる。

　ストーリーに内在する他者としては，個人だけでなく，学校・施設・作業所・近隣の住人等のより幅広い社会集団も対象となる。本研究では，語り手にとっての他者を，「家族」と「社会」とに大別し考察していくこととする。

　分析【1】，【2】は，語り手が構成するライフストーリーの骨格構造であることからナラティヴ分析による検討を行ったが，分析【3】は個々のストーリーの内容を拾い上げる部分であるため，その分析は意味内容から行った。具体的には，ライフストーリーから，語り手が他者もしくは社会について直接的に言及している部分を抽出した。

3-1. 分析【3】Aさんの結果・考察

　分析【3】の定義を確認したところで，実際のライフストーリーの分析に入る。Aさんのライフストーリーに登場する他者を，家族と社会に分けて考察

していく。

3-1-1. 家族との関わり

分析【1】1-1. や分析【2】2-2-1. で分析されたように，Aさんにとって夫との関係は，ライフストーリーの中核的な要素となっていた。もっとも象徴的な発話は，ストーリー12に表れた次のものである。

> 「(息子さんの調子が崩れて) 日々の生活で，家族としてどんなやり方でやったらいいか，私自身が模索してるから。知ってもらいたいってことがありますし，日々のことを話したいなぁって思いがありますでしょ？それが出来ない。それが，一番つらかった」。

夫と円滑なコミュニケーションが図れなかったこと，息子が調子を崩したときに協力してしてもらえなかったことが問題の中心となっていた。ストーリー12群で幾度も語り直しをしているように，夫との関係は，いまだ現在進行形で問題とされる部分も孕んでいる。しかし，「息子の状態も良くなってきた。夫の気持ちもいい方向にいって，今まで協力してくれなかったが，これからは夫も含めた家族の関係を築いて行きたい」，「家族再生。今いろんなモンモンをエネルギーに変えてる。光のある方向に自分を持って行きたい。あきらめなければ，夫も変わっていく」という発話に示されるように，最もつらい時期を越えて，徐々に夫との関係も改善していることがわかる。一方，二人の娘との関係は良好であり，語り手の力となっていることが，次ページに示した表5-26に示す語りから読み取れた。

表 5-26 娘との関係性

1) きょうだいも息子のこと大事にしてくれてたから，あんまり私は気をつかうようなことはなかったですね。

2) 大学卒業してからいなかった長女が一昨年に帰ってきて，近くに住んでるんです。長女がくれば，息子も嬉しいし，お父さんもホクホクで。長女は，お父さんを非難するとかまったくなくて，全部受け入れてます。下の子の方が（お父さんより）はるかに成長してます。「大人になっちゃったねー」って私が言ったら，下の子は，「そうだねぇ」って。

3) 定期的な習い事っていうのはできないけど，娘平日休みだから，ランチ食べに行こうかとか誘ってくれて。娘が帰ってきたらすごくラク。

4) （食器棚の戸が半開きになってたりすると）娘が，「お母さん，お母さん。はい，お父さん帰ってくるよー。全開全開閉めましょうって。」そういう風で笑いに変えてる。

以上の点より，Ａさんのライフストーリーにおける家族との関わりからは，夫との問題は引き続いているものの改善の方向に向かっていること，そして，娘はＡさんを物理的にも精神的にも支える存在と見なされていることが読み取れた。

次に，家庭の外での他者との関わりについて考察していく。

3-1-2. 社会との関わり

Ａさんのライフストーリーに表れる社会との関わりは，「1. 他者から得られた支援への感謝」と，「2. 知的障害をもつ子どもが成長し，成人期を迎えたときの社会的問題」の2つの側面が表れていた。それぞれについて考察していく。

1. 他者から得られた支援への感謝

表 5-27 に示したように，ストーリー 3, 5, 6 では，他者から得られた支援への感謝が述べられていた。ストーリー 3 では，他の母親らの姿を見て，息

子の疾患を受け入れることができたことが語られており，ストーリー5,6では，地域に密着した活動や生活が送れたことへの感謝が述べられていた。これらのストーリーからは，Aさんが，身近な他者との関わりのなかで支えられてきたと感じていることが理解できる。

表5-27　他者から得られた支援への感謝

ストーリー3：てんかん発作で入院中のこと
ルビンシュタインってことが分かって，でも，(それって)何なのって感じですよね。でも，私，その時に，今でもよく覚えてるけど，すごく悲しいとか，そういう気持ちは不思議となかったの。育ててやろうって思った。なんでかって言うとね，こども病院だから，色んな難病の赤ちゃんいらっしゃるじゃないですか，そういう色んな，大変な合併症抱えた人たちの中に，この子も入ったわけですよ。「うちなんか全国に一人しかいないよ，こういう病名なのよ」って言うお母さん達が，ものすごく明るくって，(私は)「あら，これなにかしらって」(って思いました)。「肺炎なんて病気じゃないよ，治る病気は病気じゃないよ」って。この子，酸素入れられたこともあったし，でも，周りのお母さんから，元気をもらえたのかもしれない。すごくショックっていうのがなかった。
ストーリー5：地域訓練会での活動
2歳くらいからは，地域の知的障害者の親の会に入ってました。でも，訓練するとかじゃなく，いろんな体験させてあげるっていう事と，親の精神的なものの解消。その会には(息子の調子が)崩れるまでずっと入ってましたね。(年齢別になっていて)中学生なら中学生ができるような体験があるんですよね。((中略))ボランティアさんとおやつ作ったり，お出かけしたり，毎週毎週リズムをつけて。夏休みはどっか旅行行ったり，春休みはどっか行ったり，行事があるたんびに，地域のイベントに参加したり。高校生くらいになると，その親の会のボランティアさんたちが，自分たちも楽しむから，一緒に，青年が青年らしく日々を送れるようにって，映画だったり，ボーリングだったり，それもやってました。だから，そういう意味では本当に恵まれてましたよね，((中略))旅行でも，親から離れてとかいっぱいしてきましたね
ストーリー6：学校(作業所)への通学方法
小学校は，きょうだいと同じ学校で，きょうだいも息子のこと大事にしてくれてたから，あんまり私は気をつかうようなことはなかったですね。お姉ちゃんの友達が声をかけてくれたり，だから，地域のなかで，育ってきましたねぇ。((中略))中学も，とても先生たちに恵まれて。高校は養護学校にバスに乗って(行っていました)，帰りは体力ないから，「バス停で昼寝してたよ」って電話かけてもらったりしてねぇ

2. 知的障害をもつ子どもが成長し，成人期を迎えたときの社会的問題

息子さんは，成人期になってから心身の調子を崩されていた。このことから，Aさんのライフストーリーには，知的障害をもつ子どもが成人期になったときに経験する問題が多く語られていた。

2-1. 息子との外出

Aさんのストーリー8，18には，表5-28に示したように，知的障害をもつ成人になった子どもが外出をする際に表れる問題が表れている。ストーリー8では，息子がおばあさんを押し倒して怪我をさせてしまった出来事が述べられ，この出来事が精神科に受診することを決めた最大の要因であったことが語られている。そして，後に語られたストーリー18では，ストーリー8の出来事が知的障害をもつ少年が起こした事件と関連づけられて語られていた。知的障害をもつ子どもが年長になり，体つきも大きく，力も強くなるにつれて，親は子どもに「他者に重篤な危害を与えてしまう可能性をもつ存在」としての側面があることに気づかされる。このことは，青年期・成人期になり表れる新たな問題であるといえるだろう。幼少期の問題の多くが，ケアし，保護しなければならない存在としての問題であることと比較的である。子どもの成長にしたがって，親が直面する問題の方向性が変わっていくということに留意し，その年齢に合わせた支援が必要であることが伺える。

表5-28 息子との外出時の問題

ストーリー8：精神科受診のきっかけ。息子がバス停で人を押し倒した
「一番決定的だったのはね，もう精神科いかなきゃと思ったのは，駅のバス停のそばにコンビニがあって，作業所の帰りにそこに寄って挨拶してたんですよ。そこのカウンターをバシバシって蹴ったから，（私が）注意したら，それでなんかこう，顔がこわばって，勢いが（ついて），サッサッサッて（コンビニを出て），そこのところ（バスを待つ人の列）に突進して，押したんですよ。おばあさんみたいな方を。私，後から追いかけて。その方が転んで膝をすりむいちゃったんです。これは大変と思って。そうしたらその方が，すごい大声で，「なにをするんですかー!!」みたいなことになっちゃって。

> **ストーリー18：発達障害児が留置された事件を新聞で読んで。不安を感じる**
> ((発達遅滞の少年が留置された新聞記事，パソコンのインターネットのページを開きつつ))　確かに発達障害って，ねぇ，全部が犯罪に関わるとは限らないけど，ちょっと確かにこの，ケースはね，難しいですよね。最近多いですよね，発達障害の（事件）。((中略))　いやー，だから‥‥Tくん((息子の名前))‥‥‥‥‥‥‥‥‥‥‥‥‥‥やっぱり，あの，人を殺めたっていう，決定的なことがあった場合にね，なかなか本当に，障害があるからって，「ごめんなさい！」で済まない。だから，すごく注意を払ってないといけないってのは，私も，息子の，教訓にありますよ。((中略))　一回，そういうことがあると，一緒に行くときに）気をつけなきゃと思います。今までないことだから，やっぱり頭の片隅には，置いてますね。

2-2. 社会的生活の重要性：決まった時間に行く，参加する

　幼児期から高校生くらいまでの間は，地域訓練会で活発に活動し，充実した生活であった。地域訓練会での活動の様子は詳しく語られており，分析【1】により抽出されたストーリーにも表れているように，この地域訓練会でのストーリーは，語り手にとって「順調だった過去」を代表するものとなっている。一方，学校での生活は，総括して「みなさん良くしてくださいましたね」と表現されるに留まり，特に問題もなく，語りたいという動機にも乏しいものであったと推測される。息子さんが成人期になってから精神的に不安定になり，ネフローゼや脳梗塞で体調を崩して，会の活動に参加できなくなったことが分析【1】による「崩れてしまった現在」を象徴しているものとなっている（例：「だから，それ（地域訓練会での活動）をやっておいて，今はよかったなぁって思いますよ。だって，崩れたら，もうどこにもね，前のようにはね・・・行きたいって言わなくなって・・・」）。一旦は，作業所に行くこともできなくなった息子さんだったが，現在は，徐々に作業所に通えるようになっている。参加できなくなっていた行事にも最近ようやく参加の申し込みをしたというストーリーは，分析【1】による「良くなってきている現在」を表すものである。

　（例：「今年はね，夕涼みがあるんです。（今まで施設の行事はなんにも参加できなか

ったけど）今年はやらせてみたいんですって言ったら，もう，名前入れてくれてました（中略）ひとつ行事が参加できれば，そしたらまた旅行も，一泊とかもできるようにね。体調整えて，週三回を四回に増やしていただいて，ほんと時間はかかります。ゆっくり，ゆっくり，でも確実にいきたいから。早くやっちゃうとね，結局また後戻りしちゃうんですよ。｣）

　語り手にとって，社会活動，特にレクリエーションの集まりに参加できているかどうかということが持つ意味は大きい。一般には，学校や作業所が社会生活の中心とされ，レクリエーションは「楽しみのためにある余暇の活動」と認識されることが多いが，Aさんのライフストーリーは，知的障害をもつ子の家族にとっては，レクリエーションの活動が生活構成する上で中心的な役割を果たしていることを示す例であるとも言えるだろう。

2–3．息子のことを伝える

　ストーリー19「親がしてあげられること」には，息子のこれまでの経過や現在の状況を医療者や施設の職員にいかに伝達する際の難しさが語られている。福祉と医療が繋がっていないために，新しい施設や病院に行くたびに，これまでの経過を親がまとめて伝達しなければならず，それには非常な労力を必要とすると話されていた。遺伝性疾患をもつ子の場合，複数の科をかけもちしており，しかも数十年に渡って管理が継続することから，その記録を整理しておくことが困難であろうことは想像に難しくない。近年，遺伝科の一つの役割として，これらの記録を一括して保持しつづける機能が挙げられている。遺伝科を窓口として，家族や本人がこれまでの経過を知ることができるようになれば，小児病院では対応できない年齢に達した患者が他院を受診する場合や作業所や入所施設から情報を求められた際の家族の負担は軽減されるかもしれない。

　また，病院の外来では，時間が区切られるため，伝えなければならないと思うことを優先させて話をしているという。そのため，語り手は「帰ってく

るたびに思いますね。なんか悪いことだけ話して帰ったみたいって。（まるで息子が，問題ばかりある）ものすごい子みたいじゃないって。いい面沢山あるんだけど伝えきれないなぁって。」と述べている。このことは，「語ることにより自己を構築する」という語りの機能を鑑みれば問題があると言える。病院や作業所に息子のことを伝えるとき，それは「ここが問題です」という語りにならざるを得ない。では，息子と経験した楽しいことや，順調に行っていることは話す場はどこにあるのだろうか。問題のないことは話す必要がないと思われがちだが，問題がないこと，楽しいこと，順調なことも，他者に話し，他者との間で共有することによって，語り手の中に定着していくのである。現在の医療現場においては，語り手の語りのうち問題についての語りのみが注目されている。しかし，遺伝カウンセラーが，問題があるという語りだけでなく，順調であることの語りにも十分に耳を傾け，その語りを反射することによって，語り手が自身の過去や現状への理解に肯定的な側面を見出すことを支援していくことができるのではないだろうか。

2-4. 作業所内での人間関係

　Aさんのライフストーリーでは，息子さんが精神的に不安定になった原因の一つとして，作業所内での人間関係が挙げられている。

　「「誰々さんがこわいこわいこわいこわい」って言いながらも（行ってた）。((中略))(不安があったのは) たぶん人間関係だとか（だと思う）。高校生の時までは，ある程度同じレベルだったりとか，同じ年まわりの子達だから，先生たちもうまく対応できるんだけど，年齢の幅が広いからね。症状もいろんな方がいらっしゃるでしょ？だから，なのかなって。そういう見るのも嫌なものもあったのかなって。大きな声出してたりとか，なんか，あの，お互い様ってのはあるんですけど，彼の中では，なんかうまく消化できないものがこう溜まっていったのかなぁって。」

　そして，新しい作業所見学に行った際のストーリーとして次のことが語ら

れていた。

「職員さんと話している間は良かったんだけど，じゃあ見学ってなったら，皆さん「知的の方」でしょう？見たとたんに「怖い」って，そこでもうパニック。玄関から出ちゃって，「帰る」って。だから，普通の方には安心するんだけど，障害もった方にすごく不安を思ってたんだなってことがわかって。」

この発話からは，作業所などの知的障害者施設での問題点が読み取れる。知的障害をもつという点では，共通しているものの，他者の存在をあまり気にかけないタイプの人もいれば，他者の言葉や動作，音などに鋭敏に反応するタイプの人もおり，その差は，健常者における個性の差以上のものがある。そのため，他者に対する意識の高い人ほど，そうではない人の影響を受け精神的にストレスを感じ，調子を崩すことがある。作業所の中には，利用者の性格に合わせて作業班を組むところも出てきているが，まだまだ一般的ではない。しかし，医療の進歩によって，多くの遺伝性疾患によって知的障害を有している人たちも，成人期を迎えるようになることが予想される。これらからは，知的障害があるという点で一括りとするのではなく，性格や特性に合わせた施設づくりが求められていくことになるだろう。

以上，Aさんのライフストーリーから社会的な側面についての考察を行ってきた。これらの問題のほかに，先の分析【1】において述べたように，成人期を迎えた遺伝性疾患をもつ子の全身管理をしてくれる病院がないという大きな問題も存在している。小児医療や学校教育の充実によって，青年期までの支援体制は整ってきている。しかし，小児病院や学校を「卒業」した後の健康管理・社会生活上の支援は，十分とは言い切れないのではないだろうか。本研究においては，この問題の存在を指摘するに留めるが，早急に実態の解明と対策の検討が必要であると考えられる。

3-2. 分析【3】 Bさんの結果・考察

3-2-1. 家族との関わり

表 5-29 に示すように，Bさんのライフストーリーにおいて，夫や息子に関する発話は少なく，与えられていた位置も「Bさんを助けてくれるもの」として安定していた。これは，Aさんのライフストーリーとの大きな違いである。

表 5-29 語り手と家族との関わり

他者	発話
息子さん	上の子が，娘のことでいじめにあったり，すごく嫌だと思ったりとか，あんまりなかったようにも思うんです。特に問題なく育ってくれて。親が，娘のことを「困ったな」とか思わないで，娘は娘だし，おもしろいしね，手はかかるけど，娘の存在をいい風に思ってると，ほかのきょうだいも，そういう風に見てくれてきたんじゃないかなぁって，親はいい方には，解釈してるんですけどね。((中略))息子が小学校とか中学校のときは，「僕の妹は，こんなにおもしろいって」言って，お友達を連れてきて自慢してるから，「へーっ」て（思いました）。（息子が）大きくなってからは，私が娘のことで，おしっこばっかり漏らされたり，言うこときかなかったり，イライラして「あーっ！」とかなってると「お母さん，そんなに怒ったって，しょうがないしょ」とかって，そんな風に言ってくれるようになったしね。
夫（息子さん）	1. 夫婦も，娘を中心に話を交わしてるって感じ。よく（よその家で）「夫婦の会話がない」とか言うけど，うちはまあ，お陰様で，夫婦の会話ないわけにいかないしね。 2. ((昨年，Bさんが子宮筋腫の摘出手術で二週間入院することになり))二週間まるまる，お父さん会社を休んで，主夫やったんです。大変だったみたいですけど！でも，娘もそれだから，なんとか乗り切れたんですよ。あのときまだ（うちに），息子もいたので息子も戦力になって，送り迎えしてくれたり，洗い物してくれたりとか。男二人でがんばって，助かりましたよね。

Bさんのライフストーリーでは，家族の問題ではなく，家庭の外の他者との関わりが中心的な位置を占めていることから，続いて社会との関わりについて詳細に検討する。

3-2-2. 社会との関わり

　Bさんのライフストーリーでは，表5-30に示したように，社会との関わりについての発話が多く見られた。これは，先に考察した「家族との関わり」に関する発話が少ないことと比較的である。

表5-30　語り手と他者との関わり

他者	発話
ルビンシュタイン・テイビ症候群の告知をしたZ医師	1. （告知された際の）あの時の先生の言葉がねぇ，絶対におかしい！その病気は，どういうことなんですかって（聞いたんです），わかんないじゃないですか。そうしたら，Z先生っていう人が，「これは長生きしませんって！」ただ，その言葉だけですよ。何の説明もないんですよ。 2. （後日通院した際に）「先生，この子長生きしないって言いましたけど，大きくなって，結婚して，子どもが生まれたら，その子どもは，やっぱり障害なんですか」みたいなことを聞いたような気がするの，はっきりは覚えてないんですけど。そうしたら，「なに言ってるんですか？」みたいな感じで言われたんです。わかんないじゃないですか？（中略）説明もないし，調べようもないし，本当にわかんなかったんですよ。（中略）「ダウン症みたいに染色体異常だったら，生まれた子も染色体異常なんでしょうか」って言ったんですね。そうしたら，「なに言ってるんですか，偏見があるなぁ」みたいに，すごい吐き捨てるように言ったんですよ。
生後3か月時二度目の入院時の主治医のY医師	1. Y先生，いい先生！病気（ルビンシュタイン・テイビ症候群）に関しては，将来どうなるかってことは，一切なかったですけど「敗血症は治るから，（面会日でなくても）僕が特別に許可しますから，お母さんもなるべく毎日きて関わって，少しでも安心させてあげるようにしてください」って，もう，優しいですよね，全面的に尊敬しましたね。救われましたよ，あの先生に。（中略）その入院のと

	きは,すごく精神的には良かったです,前向きな気持ち。あの先生がいてくれたら大丈夫みたいな感じになるんですよね。
生後3か月時二度目の入院時の看護師	1. ミルク飲まないからって,すごく長い時間（ミルクの時間が）空いてたんですよ,四時間も五時間も。（面会に）行ったら,見るからに,もう何でもいいから吸いたいみたいな,ものすごくお腹空いてるってわかるんですよ。「看護婦さん,すいません,なんかお腹すいてるみたいなんですけど」って言ったら,「ミルクの時間,後だから」とか言われて,だけど,お願いしますよって。（ミルクを）くれたら,キューって,あのミルク飲む力が弱い子が,飲んだんですね。それ,すっごく覚えてますよね。でも,（看護師さんに）うるさい親が言ったみたいにいわれて,いやでした！でも,まあ,とにかく看護師さん忙しい。あの当時,今もそうだと思うけど,走り回ってるでしょう！だから,ミルクのこと言ったのがいけなかったのかなぁなんて,思ってね。
児童相談所の職員	1. 娘が三歳になったときに,私はこの子の世界を広げてやりたいし,刺激を与えてやりたいと思って,知的障害児の通園施設に通わせたいって児童相談所に行ったわけですよ。そのときの担当者の言葉がね,「娘さんは三歳ですけども,知能は一歳です,お母さん,考えてみてください,一歳の子が幼稚園行きますか。」っていうんですよ。「えーっ!!」て（思いました）。じゃあ,いつになったら行けるんですかって感じでしょう？だって,一歳って言ったって,この子たちは知的障害なんだから,三歳の知能とか四歳の知能とかなんて,なりませんよ。今から思えばね。その言葉も,すごくショックでしたよ。「一歳の子が,毎日出かけてね,電車に乗ってね,そんなとこ行きますか。」って,言うんです。もう,ガックリですよ。でも,「そうかもしれませんけど,うちは,そういう風にしたいので,お願いします。」って。「このおっ」て思ったけど,抑えてね。
中学校三年時の担任	1. （その先生になったら）朝の会もね（今までの,今日の授業の予定ではなく）,「朝ごはん何食べましたか？」になっちゃったんです。娘は大得意ですよ,その分野。「牛乳とパンと,トマトとぉ」とかって言い出すでしょ,そしたら,「わーっ,そんなにいっぱい食べて,だから元気に来れたのね,すごいわぁ」とかって,そういう風に褒めるんですよ。そうしたら,他の子も,「ワーッ,すごい,すごい」ってなるんですよ。（中略）言ってみたら,ひとりひとりをえこひ

	いきみたいなかたちで。皆が，認め合うようになったら，急に仲良くなっちゃって。そうしたら，もう，親同士も仲良くなっちゃって。 2. 夏休みに。宿題なにかありますかって聞いたら，「いやぁ，もう，娘さんは，そのまんまで良いです！もう，何もしなくても，そのまんまで，良いです。」っておっしゃって下さって。そんなに安心なことないですよ，親として。そうしたら逆に，余裕ができたの，親の気持ちに。「バスの下校，一人で出来るかな，やってみようかな」っていう気になるんですね。そしたら出来たんです！ 3. 子どもも，親も，本当にね，学校行くのが楽しくて楽しくて。そりゃそうですよね。認めてくれるんですから。娘も，寝る時もベッド入って，「明日も学校いこうねとか」って言って。かわいいでしょう？親としても，こんなに嬉しいことはなかったですね。褒めて，褒めて，褒めてくれてねぇ。
高校一・二年時の 担任	1. ((先生は，娘は授業にもクラスの話し合いにもついて行けていないし，半日トイレで過ごしていることも知っていた。もう少し配慮してほしいとBさんは，さんざん言ってきた))年が明けて（高一の）三学期ですよ。そこで唖然としたのがね（先生が）「毎日朝の会で，交替で読んだ新聞記事を発表しましょう」って。私が小出しに言ってきたことを，全然，先生わかってないし，娘の今現在の症状も，全く気にしてないんだなってことが分かったんで，これはもう，やっぱり言わなきゃいけないって。 2. 三学期の最後の保護者会があって，順番に（感想を）言うときに，私，涙がぼろぼろ出て何も言えないんですよ。胸がいっぱいで。みんなは楽しかったとか，中学のときはつらかったけど，いい友達に恵まれて，すごく楽しかったとかいう人も多いわけでしょ。先生もそこで，やっと，ハッと気がついたみたいで，帰ろうと思ったら，先生が飛んできて，「どうしたんですか」って。わからないみたいなんですよ。 3. 校長先生とお話しさせてもらえませんかって言ったら，すぐ設定してくれて，夫にも来てもらって，はじめてそこで，全部，高校入ってから，一年間の（ことを話しました）。中三の時はこうだった，こんなに学校が大好きだった，ところが今は，こうだっていう話を，なんていうか冷静にね。そうしたら，「よく話してくださいました」って言ってくれて。（中略）担任の先生が，「親に対して，本当に申し訳なかった，もう一回チャンスをください」と言ってくれたので，

		二年目も，同じ先生でいったんですけど，人間そうそう変われるもんじゃないんですよ。(中略) でもまあ，娘も，学校行かないとかは言わなくなりましたけど，お漏らしの方は，完璧にはなかなか治らなかったです。
作業所の職員	1.	(作業所) 三年くらいから，(娘が) ちょっと行きたくないって言って。すごく疲れてるし，おしっこも漏らすようになったんです。それで相談したんですね，作業所の方に。「私たちも心配しています。お母さんと一緒に解決したいから，見に来てください。」といってくださったので行ったんですよ。そしたらね，「これは，ちょっとね」っていうのがわかって ((中略)) 作業を見たら，細かいビーズを絵にはめていくので，こうやって ((前かがみになって，机に顔を近づける)) 一番苦手だし，手先不器用だし。でも，やらなきゃ気がすまないの。やりたいんじゃなくて。やりだしたら一枚仕上げないと気が済まない。それで，「終わりました」って言うと，すぐサッと次が出てくるんですよ ((中略)) 今は，完結しないと我慢できないわけですから，まあ，自閉症的っていうかね。途中で切り替えられないんです。それなのに，「これだけやったらおしまい」っていうのが本人に見えないわけですよ。それはつらいですよ。疲れますよ。だから少なめに設定して，いくら時間が余っても，「ここまでやったら今日はおしまい」っていう風にさせてくださいって言って話し合いました。((作業所のパイプイスが原因でヘルニアになり，作業所の職員に話してイスを代えてもらった)) そしたら，ほどなく腰も治って，作業もそうやってやってくれたら (おしっこを漏らすのも) 治りました。

　Bさんのライフストーリーにおいては，医療関係者や教育関係者が中心として「良かった人」，「悪かった人」が代わるがわる現れ，ストーリーの内容が詳しく語られていた。これらの人びととの関わりを総括的に表した結果が，Bさん自身のライフストーリーへの解釈として第5章 分析【1】1-2 に示された。それは，「娘の体調や精神的な健康は，娘を取り巻く環境により影響を受ける。実際に娘に関わってくれる人の対応によるところが大きい。親は娘の変化を逃さず，周囲と協力しながらよい環境を作ることで娘を守っていくこ

とが大切」という教訓の形式を取っていた。Bさんにとって，他者は，娘さんの状態，そしてそれに付随するBさんの状態を直接的に左右する強い影響をもつものとして捉えられていた。

3-3. 分析【3】Cさんの結果・考察

3-3-1. 家族との関わり

表5-31に示すように，Cさんのライフストーリーにおける家族との関わりでは，きょうだいに対する発話が多いことが特徴的であり，主体的に構成されたライフストーリー部（ストーリー1-20）にも複数現れていた。一方，夫については，聞き手からの質問によってはじめてストーリーが語られた。語り手にとって，きょうだいの存在は大きく，信頼を寄せていることが読み取れた。また，夫に対しては，「私にまかせきりで手伝ってくれない」という思いを抱いてきたが，最近になって，「いてくれること，（娘を）受け入れてくれたこと」が良いところだとの捉え直しが起きたことが言及されていた。

表5-31　家族との関わり

他者	発話
きょうだい	1. （きょうだいは）なかなか，良い感じに関わってくれた。あんまりベタベタ世話するタイプではないけれど，私がやらないかったり，大変だなって思うとき，ヒョッと（助けてくれる） 2. （（娘が迷子になったとき））私が「どこいっちゃったの！」となっていると，きょうだいが「いたよー」とかって連れてきてくれていた 3. （きょうだいにチックがでて）自分がちゃんと見てみてあげてないから，こんなの（（チック））がでちゃうのかなとか，きょうだいに対しても悪いなっていう（気持ちがあった）。でも，甘やかせすぎてもいけないし，そうしたら甘やかせ過ぎない感じになっちゃった。 4. なんだかんだと言っても，よく育ってくれた。きょうだいもグレることなく，常識をわきまえて。子どもとしては100点かもしれない。反抗するところも含めて。全部がいい子だったら100点はあげられないけ

	ど，逆らってくれたりね・・そして私は「老いてゆく」かな
夫	1.（夫は育児について）全部私に任しておけばいいだった。それがすごく不安だったりする時もあるが，広い意味で，旦那さんがいるというのは心の支えだったのかな。なんにもしてくれないなと思ってても，旦那さんがいるってだけで世間の目も違うし，障害ある子が生まれて別れちゃってとか，そういう方だって結構いらっしゃるから。そういう点では，「あっ，こういう（障害をもっている）子だ」っていってすぐ受け入れられた，（夫の）あの素直さは，いいかなって，最近思えるようになった。

3-3-2. 社会との関わり

Cさんのライフストーリーに表れていた医療者に対する語りは，娘が生きるか死ぬかの状態になったことにいてのストーリー群 ストーリー7-9, 18 において語られていた。表5-32に示したように，娘が生きるか死ぬかの状態になった際に，医師から言われた言葉が忘れられないという発話が表れている。

表5-32 ストーリー7より抜粋 医療者への語り

私ね，根が能天気というか，能天気を目指してるところもあるから，（色々なこと）嫌だなって思うんだけど，あんまり深く考えないようにしてる。本当に嫌だって思うんけど，すぐ忘れちゃう。((中略))それが最近のここ何年のつらかったことは，それこそ五年前の死ぬか生きるかって時に脳外科の先生にね「明日の朝，冷たくなってってても，おかしくないような状態です」って言われた時，「もうちょっと言い方ないのかな」って。思いだすとまた悲しくてちょっと涙でてきちゃうんだけど。(その時)うちに帰っても，本当に娘と別れた瞬間から，もう振り返ったら死んじゃうかもしれないとか，そういうのがあって。(((中略)))帰る道の途中でも，電話（が）入りはしないかとか，家に帰ってからも，夜中に電話かかって来ないかとか，次の日に会いに行くまで，「生きてるのかな，死んでるのかな」っていう位，すごい心配が一か月ぐらい続いたから。，あの時の事を思うとね・・思い返せば仕方ないことなんですけどね，本当に大変っていうか，難しい手術だったし，状態としては，その通りだったのかもしれないんだけど，あれ（あの言い方）はないよと思っちゃいました。((中略))こういう手術になりますとは言われたんだけど，言われてるそばに救いがないような気がして，「あっ，もうだ

めかも」みたいな，「十何年しか生きられなかったのね」っ思ったりして．それが，だから，最近のあれだねショックな（こと）．世間の人に色々言われるのは，多少はあったり（するけど）これは生死を分けることだから，忘れられない

　Cさんは自らの性格を「嫌なことでも忘れてしまう性質」と表現しつつも，表5-32の件については「これは忘れられない」と明言している．この例からは，語り手が重大な出来事やなんらかの転機にある際に，他者が示した対応は，語り手の人生の解釈に織り込まれ，数年から数十年の単位で，語り手に影響の与える可能性があることが示唆される．医師や看護師，遺伝カウンセラーも含め医療の現場に関わる者は，患者やその家族の重大事に立ち会うことが多い．そのため，医療の現場に関わる者は，自らが今行った対応や発した言葉が，患者や家族の中で数十年もの間生き続け，その対応や言葉が患者・家族の人生に網の目のように影響を及ぼすものになる可能性のあることを理解しておくべきであろう．

　病院に関する語りとしては，表5-33に示した発話が見られた．Aさんの語りでも言及されていたように，遺伝性疾患をもつ子どもは，複数の科を受診しており，また精神発達遅滞をもつ場合も多いため，小児病院で受け入れてもらえない状況になってからの受け皿がないという現状が浮き彫りとなっていた．

表5-33　年長児には入院できる病院がない

だんだん，入院されても，通うのがきつくなってきてる．五年前はね，本当によく通ってたよね（（中略））もう18歳だから，「こども」から段々離れていっちゃう．(C病院に)「いつまで入院させてくれますか」って聞いたら，「いつまでとは言えないけど，今くらいの体型と状態ならしばらくは受け入れられると思います．」と言われたので，そのあいまいな部分に期待してます．

　Cさんのライフストーリーでは，社会との関わりの特徴的な発話として，表5-34に示したような「他者を気にする，他者を気遣う」ことに関する発話

が各所に見受けられた。車イスであることに対しての気おくれや引け目にも言及されていた。

表 5-34 社会との関わり

ストーリー番号	発話
5	1. (奇形があるから) 手とか見えるところがベビーカーから見えるのが, 恥ずかしいっていうとなんだけどね,「なんか見られてるな」っていうのがやっぱりね。「結構, 世間の視線痛いな」みたいなのはあったけどね。
11	1. (中学校には, 車イスを使っている生徒はいなかった為) みんな手伝ってくれるんだけど, こっちはずっと手伝ってもらう, してもらうばっかりでなにも返せないのがすごく心苦しかった。みんなが車イスっていう高校に行ったら, 親としてもすごく安心して「みんな一緒みたい」な感じ (がした)
22	1. 障害のある子を連れて歩くのはキツイことだけど, でも, 物理的に邪魔っていうことをなにか「申し訳ないな」(とか),「邪魔だと思ってるんだろうな, 私だったら邪魔だと思うもんな」とか思ったりする。ちょっと心の引け目みたいなのが 2. 知的障害の子を乗り越えて, それはそれで良しとしたところへ, 体もなっちゃったから。だから, その部分の不便さっていうか, なにか「えっ!どうなの?」っていうのは, 結構ここ四・五年 (感じる) ((中略))・・・ただ, いいっていうと何だけど・・いい意味で同情されるから, 車イスだからね。ただ知的の子を連れてるってだけだと, かなり痛い視線っていうのもあったかもしれないのが, それでなおかつ, 車イスっていうので, なんかちょっと同情っぽい感じで「あら, 気の毒」っていうのがプラスするから, 視線がね, ちょっと優しい感じに, 私の気持ちの持ちようなのかもしれないけど,「どうぞ」とか (言ってもらえるの) はあるのかなって。

「申し訳ない」,「世間」,「みんな」,「視線」といった言葉が繰り返し表れ, 他者の視点に立って自分や娘を見ている様子が伺われる。これまでに行ってきた分析【1】, 分析【2】についての考察から, 日本語談話によるライフスト

ーリーには日本の文化が色濃く反映されていることが示唆されていた。Cさんの発話に見る，社会と自己との関係性にもまた，他者を気遣い，他者の中で自分の立ち位置を確認するという日本社会の文化的特徴を読み取ることができるだろう。

3-4. 分析【3】の総合考察

　分析【3】からは，語り手が他者と関わる際の傾向，語り手を取り囲む社会的状況，家族関係が抽出された。分析【3】からは，日常の生活において，語り手が他者をどのように捉え，経験しているか具体的な内容が見えてくる。ストーリーにおける他者を「家族」と「社会」とに大別したことで，それぞれの語り手を取り巻く状況の違いが明らかとなっていた。

　Bさんのように「社会」に属する他者が数多く登場するストーリーをもつ人と，Aさんのストーリーように「家族」が頻出する人とでは，当然ながら，「医療現場にいる他者」への重み付けも大きく異なっていることが予測される。また，Cさんにように「世間」に対しての意識が高い人にとっては，「遺伝科に行く」など医療への関わり自体についてみても「世間の目」というものが影響を与える時期があるかもしれない。他者との関わりの傾向は，今後，遺伝カウンセラーが実際にひとりひとりと関わっていく上で，語り手からの視点を知るために役立つだろう。また，家族関係は，遺伝カウンセリングにおいて欠くことのできない要素であるため，ライフストーリー内における家族関係を把握する必要がある。最後に，遺伝カウンセリングに関わる疾患の多くは，根治が難しいものであるため，福祉や時勢など語り手を取り囲む社会的状況を考慮することなく適切な対応をすることはできない。遺伝性疾患を抱える患者と家族を中心として，他業種が連携していくことは今後の課題である。分析【3】によって把握される内容を，医師のみならず，ケースワーカーや看護師，教育者，施設職員，行政等，多くの業種と共有することは，包括的な支援の提供に繋がるものであると考えられる。

第 5 章　結果と考察　269

　これらの知見を受けて本研究の成果の一つとして，表 5-35 において，最終版分析指標【3】を提唱する。

表 5-35　最終版分析指標【3】ストーリー内の他者

ライフストーリーから，語り手が他者もしくは社会について直接的に言及している部分を発話内容から抽出する	
他者の分類	具体例
家族	語り手が「家族」と認識しているメンバーとの経験についての語り 夫・妻・子・親など
特定の他者	特定し得る他者についての語り 医師，看護師，友人，教師など
世間・社会	不特定多数の他者についての語り 交通機関で乗り合わせた人，すれ違う人，個人を特定しない集団としての他者

　ここまで，分析【1】からは，ライフストーリーにも，物事を時系列的に述べた後にまとめや教訓を述べる日本語談話の特徴的な形式が表れることが明らかとなった。分析【2】により，日本語談話における聞き手と語り手との高い協働構築性と，聞き手が及ぼす影響が浮かび上がってきた。そして，分析【3】により，語りの経験が他者・社会の影響を強く受けながら構築されていく様が照射された。これは，分析【1】，分析【2】により見出された，日本文化における他者との関係性の特徴と同一の源をもつものである。

次節では，本研究で開発した最終的な分析指標を示すとともに，分析【1】，【2】，【3】から得られたライフストーリー構築モデルを提示する。

4. 本研究から開発されたライフストーリーの最終版分析指標と，見出されたライフストーリー構築モデルの提示

　第 4 章で述べたように，本研究の具体的な目的は，以下のものであった。

| 目的1 | 患者・家族のライフストーリーを分析する手法の開発 |
| 目的2 | ライフストーリーから遺伝カウンセリングを行う上で患者・家族の支援に役立つ知見を明らかにする |

ここまで，第4章，第5章を通じて，目的1のライフストーリーを分析するための指標を検討してきた。その結果，開発された最終版分析指標を表5-36に示す。

表5-36 最終版分析指標一覧

最終版分析指標【1】ライフストーリーに対する意味づけ

解釈の次元	改良版の指標番号	改良版指標で抽出する発話内容
中心指標	I-1	ストーリー間の比較による体験の意味づけ
	I-2	経験による学び・教訓
補佐指標	I-3	自分の性格に関連づけて行動や出来事を説明する
	I-4	出来事や自己の体験を一般化する
	I-5	メタファーを用いた出来事の総括や自己の表現
	I-6	過去から現在までの省察の結果としての将来への言及
中間指標	I-7	出来事の比較による省察

最終版分析指標【2】ライフナラティヴ：ライフストーリー構築プロセス

指標番号	指標となる発話内容
II-1	聞き手と語り手とのやり取りの分析における「相づち」
II-2	繰り返されるストーリー（ある出来事について，複数回語り直しを行っている箇所。解釈の過程，聞き手と語り手の相互作用が表れる）
II-3	聞き手との直接的な語り（聞き手と語り手とのやり取りが表れている部分。聞き手の反応によるカウンセリング的な要素や，聞き手ー語り手の社会的背景が示唆される）

最終版分析指標【3】ストーリー内の他者

ライフストーリーから，語り手が他者もしくは社会について直接的に言及している部分を発話内容から抽出する	

他者の分類	具体例
家族	語り手が「家族」と認識しているメンバーとの経験についての語り 夫・妻・子・親など
他者	特定し得る他者についての語り 医師，看護師，友人，教師など
世間・社会	不特定多数の他者についての語り 交通機関で乗り合わせた人，すれ違う人，個人を特定しない集団としての他者

　次に，分析【1】，【2】，【3】から得られたライフストーリー構築モデルを図5-28に提示する。図5-28に示したように，ライフストーリーは，複数のストーリーから成り立っており，各ストーリーがインタビューの時間経過とともに進行していく。この際，ライフストーリーの進行は，語り手と聞き手との間に存在する協働構築性を基盤としている。

　各ストーリーの内部において，他者・社会との関わりが語られる（分析【3】）。そして，語り手はストーリーから離れた位置から複数のストーリーを俯瞰しており，各ストーリー間の関係性を鑑みて解釈を構築する（分析【2】）。語り手の視点が低い時，視野に入るストーリーの数は少なく，この時に生み出される解釈は省察である。語り手の視点が高い時，ライフストーリー全体の流れが視野に入り，この時に「経験による学び・教訓」などの総括的解釈が生まれる。この解釈構築プロセスには聞き手も関与する。構築プロセスを経て，提示された解釈が分析【1】として抽出される。

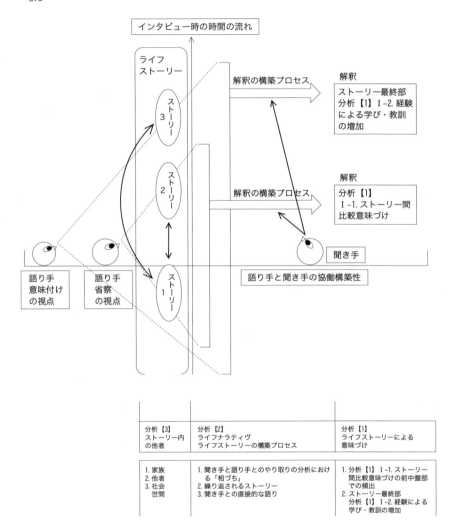

図 5-28　本研究により見出されたライフストーリー構築モデル

第 5 章 結果と考察 273

5.「語りの構造からみる人生の意味づけ―ルビンシュタイン・テイビ症候群をもつ子の母親らのライフストーリーから―」から得られた知見の遺伝カウンセリングへの応用

前節では，第 5 章で本研究の目的として掲げた以下の 2 つの目的のうち目的 1 について示した。ここでは，目的 2 について提示する。

目的

| 目的 1 | 患者・家族のライフストーリーを分析する手法の開発 |
| 目的 2 | ライフストーリーから遺伝カウンセリングを行う上で患者・家族の支援に役立つ知見を明らかにする |

　本研究による分析の結果から，実際の遺伝カウンセリングを行う上で有用な知見が複数呈された。
　分析【1】から，ライフストーリーの構造には，語り手が人生の意味づけや解釈を生み出すことを容易にする機能があることが示唆された。ライフストーリーを語る時，語り手はこれまでの経験を省察し，それらがストーリーとして成り立つように一貫性を付与することが求められることになる。この，ひとつひとつの経験を繋ぎ合わせる作業を通じて，意味づけや解釈は生み出されるのである。また，ライフストーリーは，過去のある時点からはじまり，ストーリー内の時間軸が現時点と重なった時，終わりを迎える構造をもっている。このことは，一般のカウンセリングとの大きな相違点であろう。一般のカウンセリングには明確な終わりはなく，現在問題とされる話題が次々と現れては消えていく。しかし，ライフストーリーには終わりがあり，過去から現在までのストーリーを語り終えなければならないとき，語り手は話を締めくくる必要性に迫られる。日本語談話のもつ特徴から，ライフストーリーの

終盤部では，語り手は自らが語ってきたライフストーリーを参照し，経験から学んだことや教訓をもって物語を意味づけることが生じるのである。

　通常のカウンセリングにおいては，語り手が自らの人生を省察し，それに意味づけることを導くためには，カウンセラーの高い技能が必要とされる。その点，ライフストーリーを応用したカウンセリングでは，初心者であっても語り手が人生の解釈を行うことを実現することが可能であると考えられる。また，クライエント側にとってもライフストーリーを応用したカウンセリングでは，出来事を時系列的に物語ることからはじめればよい。これは，日本語を用いた日常生活における談話構造を踏襲した形式であることから，自身の気持ちに向き合うことになじみのないクライエントにとっても取り組みやすいカウンセリングの形体であることが予想される。

　ライフストーリーを遺伝カウンセリングに適用することは，遺伝カウンセラーが，遺伝性疾患を抱える患者や家族が自身の人生をいかに意味づけているのか，それを知るための有効な方略であると同時に，語り手が自身の人生や考え方を省察し，人生の捉え方を再構築する機会としても意義深いものであると考えられる。

　さらに，分析【2】からは，ストーリーが繰り返されることの意味，聞き手の反応が語り手の人生の解釈に及ぼす影響など，人生の解釈を構成するプロセスについても有意義な情報が得られた。このことは，実際のカウンセリング場面におけるカウンセラーの対応に示唆を与えるものであるといえる。ライフストーリーにおいて，語り手が自らの解釈を構築していくためには，語り手自身が主となり，聞き手からの補佐を得つつ協動的に語りを展開していくことが重要であることが示唆された。先にも述べたように，意味づけは経験を繋ぐことによって生み出される。聞き手が主導権を握っている質疑応答形式の語りでは，語り手は聞き手の質問に答えるのみであり，ストーリー同士を繋ぎ合わせる必要がない。しかし，聞き手がカウンセラーとして，語り手の語りをサポートする姿勢を示した場合，聞き手は自らの言葉で経験を繋

いで行くことができ，出来事への意味づけや解釈が構築されていくのである。語り手の語りをサポートする姿勢の具体例としては，以下のようなものが見出された。

　解釈を構成するプロセスでは，ストーリーを繰り返し語ることの機能と重要性が示唆された。このことから，カウンセリングにおいて，語り手が自身の考え方を定め，それをライフストーリー全般へと織り込んでいく際には，語りなおしを支持することが重要であるといえる。「同じ話はいいから結論を述べよ」と要求されてしまいがちな医療現場において，遺伝カウンセラーが語りなおすプロセス自体に意味があるという視点をもって語り手の語りに臨むことは，語り手が語りを構築していくことを支援する具体的な方略であろう。また，ストーリーの語り直しの際には，聞き手の介入による解釈の変更が起こりやすいことも見出されたが，このことは，遺伝カウンセリングにおいて，語り手の解釈への介入を考える際に有用な情報といえるだろう。ライフストーリー内において，語り手が何度も語るテーマを把握し，それを聞き手側が言語化することには，語り手の省察を深める作用があることが示唆された。語り手が，聞き手に対して「この人はわかってくれている」という感覚もつとき，「出来事の説明」を離れた，より俯瞰的な内容へと展開が可能になることが示唆された。この事は，質疑応答形式の語りでは，「省察・意味づけ」といった自己への語りよりも，「聞き手に理解してもらうため」の他者への語りが多くなることと表裏一体の事象といえる。語り手は聞き手の反応を見ながら語りを構成していく。そのため，ライフストーリー内で中核的な出来事の語りは，何度かそれがほのめかされた後に語られることが見出された。ほのめかしがされた段階で，聞き手側が否定的な反応を示さないことが，中核的な出来事が語られる下地となっていると考えられた。これらの知見を総括すると，ライフストーリーによって語り手の解釈を引き出し，その解釈に何らかの変更を生じさせる上で必要なのは，聞き手側が聴く姿勢に徹することであった。

語用学から得られた知見によれば，日本語は術部が最後に位置し，かつ「相づち」を打てるタイミングがあるなど，聞き手側が語りに参加することを可能とするような言語学的構造をもっている。実際の語りも，語り手と聞き手が協働的に一つの語りを構築していく「共話」であることが知られ，語りの推進には，常に聞き手による「相づち」や「相いの手」といった補佐が必要とされると指摘されている。これは，他者からの反応なしに，自らの主張を完結しうる英語や中国語とは大きく異なる点である。「傾聴」は，カウンセラーの基本となる態度であるが，本研究から導かれるカウンセラー像とは，「黙って注意深く話を聴くカウンセラー」ではなく，「頷き，相づちを打ち，語り手の話の流れに沿って相の手のように介入を行うカウンセラー」である。本研究は，実際の発話に沿った詳細な分析によって，ライフストーリーにおける聞き手の対応が語り手に及ぼす効果を明らかにした点でも意義深いものであるといえる。

　これらの結果から，聞き手の存在は語り手が語りを構築していく上で重要な役割を果たしていることが示唆されたが，遺伝カウンセラーが聞き手を務めることには，次のような利点があることが考えられる。はじめに，遺伝カウンセラーが聞き手である場合には，語り手は，遺伝，障害，不妊など専門的な医療に関わり，かつ社会的に語りの場の少ない事柄をもち内包したライフストーリーを構築しうる。このように，語りの場を提供した後に，遺伝カウンセラーは，遺伝や疾患，医療についての背景知識にもとづき，語り手が状況説明を越えた省察的語りを通じ，人生への解釈を構築することを支援できると考えられる。そして，遺伝カウンセラーが語り手のライフストーリーを通じて，一人ひとりの中核的な価値観を理解することによって，より個別性を反映した支援の提供が可能となるといえるだろう。本研究で得られた知見は，クライエント中心型の遺伝カウンセリングさらなる発展に貢献しうると考えられる。

　分析【3】からは，日常の生活において，語り手が他者をどのように捉え，

経験しているか具体的な内容が見えてくる。ストーリーにおける他者を「家族」と「社会」とに大別したことで，それぞれの語り手を取り巻く状況の違いが明らかとなっていた。

「社会」に属する他者が数多く登場するストーリーをもつ人と，「家族」が頻出する人とでは，当然ながら，「医療現場にいる他者」への重み付けも大きく異なっていることが予測される。他者との関わりの傾向は，今後，遺伝カウンセラーが実際にひとりひとりと関わっていく上で，語り手からの視点を知るために役立つだろう。

最後に，本研究により開発された分析枠組みと，分析指標を用いて得られた語り手がもつ人生の解釈を，医師や看護師，ケースワーカー等の他業種と共有し，チーム医療に生かしていくことで，語り手の抱える多面的な問題に対して，語り手の視座に立った「より適切な」支援が可能となると考えられる。

補足資料　Aさん，Bさん，Cさんのライフストーリーの概要

ここまで，分析指標に従ってライフストーリーの構造について詳細な分析を行ってきた。ここでは，補足資料として，Aさん，Bさん，Cさんのライフストーリーの概要を把握するための手引きとして，研究者が主観的に作成した概要文を掲載しておく（表5-37，5-38，5-39）。

表5-37　Aさんのライフストーリーの概要

| 1〈出生―高校生〉 | 妊娠中，出産時は問題なし。母指趾に奇形があるも，産院ではそれ以上特に何も言われなかった。体重の増えが悪いことからミルクを飲ませるようにと指導され，必死に飲ませていた。生後3か月でけいれん発作とチアノーゼを起こし，O病院に入院。そこで，ルビンシュタイン・テイビ症候群の確定診断を受けた。病棟で出会った母親らの姿が印象的だった。1歳までは，夜中でも服を着たまま寝るなど気を張っ |

	た日々だったが，その後は，息子さんの体力もついてきて，情緒が安定した子どもであったことから順調に子育ては進んでいった。息子さんとともに2歳から，社会人になって調子を崩すまで，地域の知的障害者の会に入っており，この会では毎週の集まりや長期休みの旅行，地域のイベントなどさまざまな活動をしてきた。息子さんは小学校・中学校は地域の普通学校の特殊学級。高校は養護学校まで自力で，バスで通っていた。社会人になってからは，自力で，作業所まで電車通勤していた。
2〈社会人―調子が崩れた状態について〉	息子さんは，社会人になってしばらくしてから，バス停で叫び声をあげたり，言葉遣いが乱暴になったり，作業所の帰り道に自動車を蹴ることがあったため，Aさんも通勤に同行することになった。作業所が近づくにつれ，息子さんの顔や背中，肩が急激に強張り，異常を感じたが，決定的なことがわからなかった。ある日，帰宅途中にAさんから注意をうけたのをきっかけとして，息子さんはバス停に並んでいる人の列に突進し，おばあさんを押してけがをさせてしまった。これが決定打となり精神科を受診することになった。勤め先の作業所を退所し，3カ月後に次の作業所に見学にいったが，作業の部屋に入るまでに1年半かかるなど，環境等の変化に敏感になっている。
3〈息子の調子が崩れた際のAさんと夫との関わり〉	それまで，夫は育児にほとんど関わっていなかったが，Aさんは，息子に起きた変化をわかって欲しい，話し合いたいと思い協力を求めた。しかし，夫は，話に耳を傾けようとはしなかった。息子さんが調子を崩したことについて，Aさんや息子さん本人を責めるときもあり，休日も一日，外に行ったきりだった。これまでも，Aさんや娘さんたちは，夫に対して話が通じない感覚が感じていた。子どもたちの状態が安定していたときには，なにかあっても，夫にはあまり相談することはなく，長年過ごしていたのだが，息子さんの変化をきっかけにして，問題が浮上してきた。
4〈回復しつつある現在〉	感情面の意思疎通が図れず，なぜこんなにも分かり合えないのかと悩んだが，息子さんが夫の目の前で，脳梗塞で倒れたこと，Aさんが，夫の性格の特徴について理解する視点を得たこと，海外に行っていた長女さんが，自宅近くに住むようになったことなどを受け事態は，徐々に好転していった。最近は，夫は息子さんの車イスをもち，Aさんと息子さんとともに散歩に出かけるようになった。Aさんに用事のあるときは，日曜日に留守番も引き受けてくれる。夫の，息子さんへの口

	調も和らぎ，うちの中の緊張感がとれていった。息子さんも徐々に安定してきた。「お父さんを含めた家族の関係」を築いていこうとしている。
5〈将来への不安とプラン〉	息子は中学・高校生頃と比べると興味の範囲が狭くなり意欲もない。とても疲れやすく，変化に過敏になっている。本人が楽しめているのか，どうしてあげたらいいのか，Aさん自身よくわからない。脳梗塞を起こして入院した際には，画像上から実際にはすでに複数回の脳梗塞を起こしていたことが告げられた。また，息子さんは加齢が人より早いのかもしれないといわれた。息子がけがをさせてしまったことはショックなことであったし，発達障害者が留置される事件などもあり，誤解を生む行動のないよう気をつけている。親が元気なうちはいいが将来，入所施設に託さなければならないかもしれないが割り切れない。
4〈回復しつつある現在・結び〉	一か月前から，スムーズに通所施設に通う時間を30分早めることができた。前回，時間を早めたときにはパニックになり大変だった。行事も参加できなくなっていたが，今年の夏は夕涼みに参加する予定。少しずつ焦らずに，息子の生活のリズムを立て直して行きたい。あきらめなければ，夫も変わっていくことに少しずつ確信がもてるようになった。息子が不調になったからこそ，いろいろな繋がりのなかで，そう思えるようになったのだと思う。

表5-38　Bさんのライフストーリーの概要

1〈出生後から生後三カ月頃〉	前児に比べ胎動が弱いことから，大丈夫なのだろうかと感じていた。娘さんは満期正常体重で誕生し，すぐにN病院のNICUに搬送された。夫から，娘は手足に少し奇形があると聞かされたが，N病院でも腑に落ちる説明はもらえず，「わからない」という思いが募った。誤嚥性肺炎や壊死性腸炎，多血症等の合併症治療を行い，一カ月後に退院した。その後一か月間は自宅にいたものの，顔や腕の皮膚に触ると「ズルッ」と剥ける症状が表れ，近医を複数受診するも原因がわからなかった。N病院で，ブドウ球菌性熱傷様皮膚炎と敗血症と診断され，一か月間の再入院を経て退院。その後は，N病院に週一回通院した。Z医師からルビンシュタイン・テイビ症候群の確定診断を受けるも，その際には「長生きしません」としか言われず，この事には現在も強い憤りを感じている。どう育てればよいか，将来どうなるのかわからない思い

		ばかりだったが，とにかく育てていかなければと必死だった。通院と育児で，「ものすごく」疲れていた。
2	〈生後三か月頃―三歳まで〉	一歳前から，ダウン症の赤ちゃん体操教室とPT（理学療法）に通うようになり，先生方など支えてくれる人がいることがわかってありがたかった。一方，娘はいつまでたっても「赤ちゃん」で，精神的にも物理的にも親の負担は大きかった。三歳から通所施設のS学園に行きたいと児童相談所に行ったが，IQが一歳児相当であるとしていい顔をされなかった。
3	〈三歳から四歳〉	どうしても通わせたいとの思いで，S学園に通い始めたところ，娘さんは歌やプールが大好きになった。Bさんは，はじめて気を許して話せるお母さんたちと出会った。
4	〈五歳〉	普通小学校への進学は無理だろうとの思いから，就学前の一年間は，健常児とともに保育園に通った。娘さんは，はじめ緊張して固まっていたが，言葉を話しはじめたり，著しい成長をみせた。
5	〈小学校―中学二年〉	小学六年生のときに，原因不明の「お漏らし」が一時期あったものの，全体的に順調だった。中学部に進学した際には，それまでひらがなばかりだった板書が急にすべて漢字になり，娘さんが授業に参加することが難しくなったが，クラス担任が，より注意して対応してくれたことにより改善した。
6	〈中学三年〉	すばらしいクラス担任との出会い。それまで，「できないことを出来るようにする」ことを求められ続けていたが，はじめてありのままの娘を褒めてくれる教師だった。娘を褒め，クラスメイト全員を褒め，クラスの子どもたちも親たちも仲良くなり，このクラスでの親交は現在も続いている。
7	〈高校三年間〉	障害者手帳も持っていないような軽度の知的障害の生徒が編入し，クラスの半数を占めた。授業内容は，パソコンでの情報検索や新聞記事の発表など高度なものとなり，ひらがなをゆっくり読める状態の娘さんにとっては，ついていけないものとなった。クラス内の話し合いも参加することが難しかった。高等部進学後一か月頃から「お漏らし」がはじまり，特に給食後は下校時間までトイレに座ったままの状態が一年間続いた。学校側と話し合い，専任の教師もつけてもらったが，娘さんの状態は改善しきらず，Bさんにとっても娘さんにとっても，つらい三年間だった。

8.〈作業所1.2年目〉	親子三人で作業所を複数見学し，娘が「スッとなじんだ」R作業所にきめた。重度の知的障害者の方が多いところでもあり，職員さんの対応も親切ではじめの一年間は，「パラダイス」のようだった。「お漏らし」もなくなった。
9〈作業所3.4年目〉	再び「お漏らし」の症状がではじめる。作業所にも協力してもらい原因を探ったところ，ビーズを下絵にはめる作業を途中でやめることが難しいことがわかった。一枚仕上げなければ自分としてやめることができず，一枚仕上げるとすぐに次がでてくるので，終わりが見えないで疲れきってしまっていた。切り替えができない性格の特徴にあわせて対応してもらい，娘さんの状態は改善した。
10〈作業所5年目から現在（作業所6年目）まで〉	「山あり谷あり」で過ごしてきたが，現在，娘さんの状態は落ち着いており，日々の生活は笑いの絶えないものである。しかし，興味が食べ物に集中してきたことや，物を順番通りに並べたり，切り替えがうまくいかない特徴が顕著になってきている。小さなことでもすぐに調子を崩してしまうため，注意深くなる必要がある。Bさんは，うるさい親だと思われるかもしれないが，娘を守るため環境を整えてあげることが親の役目と述べている。

表5-39 Cさんのライフストーリーの概要

1.〈妊娠中—生後一か月〉	（第二子である娘がルビンシュタイ・テイビ症候群をもつ）第二子を妊娠中，羊水過多は指摘されていた。出生直後にC病院に搬送され，そのまま約一ヵ月間入院していた。Cさんは，出産後2・3日で退院し，C病院に通った。入院している娘を見ても可愛いとは思えず，退院する際にも我が子という感覚がもてなかった。
1.〈生後一か月—生後二か月前後〉	その後，1・2か月の間，実家で生活した。実家の母親（祖母）にあやされて，はじめて娘は笑った。ミルクも飲むようになり，娘のことがどんどん可愛く思えてきた。しかし，娘はとにかく泣いていることが多く，何が原因なのかわからなかった。生後5日目でルビンシュタインの診断はついたが，手本も情報もなかった。ごちゃごちゃと考えずに済んだので，C病院で「普通のお子さんと同じように育ててください」としか言われなかったのは，良かったのかもしれないと後に振り返っている。

2.〈生後二か月前後—2歳前後〉	実家からうちに戻ったが，娘は手足に奇形があるため，他人の視線が気になった。近所の子どもたちや親たちへの「説明の日々」だった。その後，知的障害児の通園施設であるS園に2年ほど通った。	
3.〈13歳〉	問題があっても解決すると忘れてしまう性質なので，あまり昔のことを覚えていない。しかし，娘が13歳の時に環軸関節不安定性による脊髄の圧迫で生きるか死ぬかの状態になった。トイレで転んでから急に歩けなくなったのでおかしいと思ったが，その時はわからなかった。脊髄が圧迫されて命が危ない状態にいることを知らず，学校に通わせていたことが後から考えると恐ろしい。入院した際に医師から状況を説明されたが，救いがまるでない言葉だった。この事は今でも思い出す。娘が，数か月の入院を経て自宅に戻ってから，Cさんは「元気でいてくれればいい」と感じ，それまでトイレの失敗などでイライラしていたことも気にならなくなった。	
4.〈15歳—高校生〉	中学校三年生から，通常の時間割で学校に通えるようになった。だが，知的障害児が中心の学校だったため，車イスを使うことになった娘は常に周囲の協力が必要となった。気にしなくていいと言われたが，助けて貰うばかりが心苦しかった。高校からは，肢体不自由児が中心の学校に進学した。そこでは「みんなが車イス」だったので，気兼ねなく過ごせ，クラスにもすぐに馴染んで楽しく過ごせている。	
5.〈高校生三年生＝現在〉	実習先の作業所の先生らから「娘さん，よくここまで育てられましたね」，「色々なことできていますよ」と褒められた。これまでは気づかなかったが，娘にできていたことに改めて気づくことができた。他の人の目線で見てみると発見がある。	
6.〈幼児期—中学生〉	小学校前までは，風邪をひきやすかったり大変だったが，その後は順調だった。6歳くらいの時から外出先でトイレに行けるようになった。10歳の時にてんかん発作を起こしたが，それも一度だけだった。小学生くらいのときは，スーパーやデパートでよく迷子になり，そのたびに上の子と一緒に必死になって探した。上の子は，Cさんが困っているときよく助けてくれた。	
7.〈13歳—現在〉	1歳のときにも脳腫瘍が疑われ，命が危ぶまれたが，13歳の時に死んでしまうかもしれないと思ったときのショックの方がずっと大きかった。10数年の日々の積み重ねがあったからだと思う。お風呂に入れてあげたり，毎日の生活で世話をしてあげられることに幸せを感じる。	

	ここ3年ほど，夏場になると股関節炎を起こし，入院することもあるので，日常のありがたみが薄れることがない。13歳以降，車イスを使うようになったので，交通機関などを利用するとき「邪魔かな」と引け目を感じることがある。でも，知的障害だけでなく身体障害もあるから，周囲の目が優しいという気もする。成長とともに，徐々に小児病院に入院を受け入れてもらうのが難しくなっている。最近，実習先で娘を褒められたことで，これまで気づかなかった「娘ができていたこと」ことに気づくことができ，他の人の視点も大切だと思った。あきらめずに，でも教育ママになってしまわないように様子を見ながら進んでいきたい。
8.〈幼児期―現在〉	夫は，育児をCさんに任せきりだった。Cさんは，それを不安に思ったこともあったが，夫の「深く考え込まずに受け入れるところ」は良いと最近思うようになってきた。むすめの障害は，母親のせいでも父親のせいでもないということを知ったのが，娘がS学園に通っていた5,6歳のころだった。もっと早くにそのことを知りたかった。やはり，生んだのは自分という責任は感じてしまう。きょうだいが幼いころチックを起こしたことがあり，親の気遣いが足りないのではないかとも思ったが，ほどなくチックはおさまり，また親の育児が問題ではなく体質の場合もあるということを知り気が楽になった。きょうだいも，よく育ってくれたと思う。

第6章　総括的討論

1では総括として，ここまでの議論の概要をまとめ，得られた知見を俯瞰する。2では，本研究が遺伝カウンセリングおよび語りの研究に対して持ちうる意義について述べる。最後に，3において，本研究に残された課題を明らかにする。

1. 本研究の総括的討論

第1章では，遺伝カウンセリングについて概説するとともに，遺伝カウンセリングに訪れるクライエントの経験・価値観を理解するための知見を得るための研究法として，ナラティヴ/ストーリーに着目した論拠を示した。遺伝カウンセリングに関わる疾患のほとんどは，遺伝性疾患であり，根治が難しい。そのため，クライエントは疾患もしくは罹患する可能性とともに何年または何十年にわたって人生を送っていくことになる。また，クライエントが情報を理解する際には，事実そのもののよりも，クライエントの感情的・心理学的な反応に起因する影響が大きいことが知られている。アメリカの遺伝カウンセラーであるDjurdjinovicは，クライエントを力づけ，彼らが状況に適応していくことを支援するために，遺伝カウンセリング担当者には，次のことが求められると述べている。それは，クライエントが情報を理解したかどうかを確認するだけではなく，その情報がクライエントにとって，どんな意味をもつものなのかを知ることである。そして，このことは，クライエントを取り巻く社会，文化の様相，経済的状態，情報が喚起した感情，クライエントのこれまでの経験を知ることなしには理解できないと指摘している。クライエントにとって，その状況やそれにまつわる情報がもつ意味は，感情

的な側面と社会な側面の両方の枠組みに編み込まれているのである（Djurdjinovic, 2009）。遺伝カウンセラーには，クライエントが疾患やそれに関するリスクを理解することだけでなく状況に適応してゆけるように支援することが求められているが，そのような支援を実現するためには，クライエントの経験・価値観を理解することが必要である。次に，遺伝カウンセリングに訪れるクライエントの経験・価値観を理解するための知見を得るための研究法として，ナラティヴ / ストーリーに着目した論拠を示した。遺伝カウンセリングが対象とする各遺伝性疾患は，その発生頻度が数万か数十万人に一人と低いものが多数を占める。患者の絶対数が少ないことに加えて，同一疾患であっても対象者の表現型には多様性があることから，量的研究において年齢や身体的状況を揃えた統計学的に有意なデータを取ることが難しい。また，状況への適応というプロセスは，クライエントひとりひとりについて，詳細な調査を行うことによってこそ把握しうるものであると考えた。そのため，医療関連分野における質的研究法について検討した。医療関連分野において行われている研究は，集団としての疾患や障害をもつ人々のありようを把握することを目的としているものが主流であった。しかし，遺伝カウンセリングにおいて求められるのは，集団としての疾患や障害をもつ人々のありようを把握することではなく，疾患や障害に関わるひとりひとりが，生起した状況を理解し，受けとめ，それとともに生活していくことを手助けすることである。そのため，ひとりひとりの個別性を損なうことなく，かつ患者・家族が状況に適応していくことを支援するために，「病いの語り」（Kleinman, 1988=1996, p.iii）の概念に着目した。

　これまで疾患や障害とは，生物学的な構造や機能におけるひとつの変化であり，また，変化に伴う痛みなどの身体的感覚としてのみ考えられてきた。しかし，医療人類学者であるクラインマンは，生活世界（life world）の中で経験される疾患や障害とは，患者や家族，より広い社会ネットワークの人びとが，どのように病状や能力低下（disability）を認識し，それとともに生活し，

それらに反応するのかを示すものであるとしている。彼は，疾患や障害を抱えて生きることの総体的な経験を「病い（illness）」と定義した。そして，病いとは，家族やネットワークのなかの個々人のあいだで語り直されることを通じて，経験され続けるものであると述べている。患者は，自分自身や他人に語ることで，症状の意味を理解し，患うことに特徴的なできごとや，その長期にわたる経過を首尾一貫したものにする。これが「病いの語り」である（Kleinman, 1988=1996）。

　第2章では，第1章において見出した研究の方向をさらに具体化させるべく，ライフストーリーについての知見を整理し，考察した。「病いの語り」は，社会学・心理学・哲学の領域で見いだされた，ストーリーそしてナラティヴに関する知見を基盤としている。

　言語化には，事象や事物についての私たちの認識に秩序をもたらす機能があることが知られている。経験を物語として言語化することで，経験は反省（reflection）され，脈絡づけられていくが（内田，1996, p.2），この過程を経ることによって，経験に明瞭な意味が付与されていくのである。ストーリーとは，「自分の経験を枠づける意味のまとまり」(Epston & White 1992=1997, p.142) であり，「現在に意味を与え，私たちが現在を過去と未来との関連のなかに位置づけることを可能とする」(Bruner E. M., 1986, p.153) ものである。個々の出来事の記憶は，その物語を語る語り手によって連ねられ，解釈されることで物語化されていく。そして，物語化を通して，私たちは経験した出来事の意味を見いだしていく。このような視座から言葉をとらえなおしたとき，自己を規定するものもまた変化していく。精神分析家であるドナルド・スペンスは，私たちのアイデンティティの中核とは，自分の人生に意味を与えるナラティヴの糸のことであり，自分という感覚は，時間のなかを行き来することのできる私という存在，私とは誰か，どうやってこの道を辿り，何処へ行くのかについてのストーリーを紡ぐによって成り立っていると述べている（Spence, 1983）。人びとの自己概念とは，ライフストーリーによって構築されていると

捉えることができるのである。

　当初，ライフストーリーとは，語り手のみにより構築されるものであると考えられてきた。しかし，社会哲学における「個人主義的な自己」から「関係性の中の自己」への転換（Mead, 1934=1973, Blumer, 1969=1991, Vygotsky, 1981, Gergen, 1999=2004）を受けて，ライフストーリーにも新たな視座が付与された。それは，ライフストーリーにおける他者の存在である。ライフストーリーには，2通り「他者」が存在している。一方は，「ストーリーの中における他者」，他方は，「ナラティヴにおける他者」である。ここで言うストーリーとは，ライフストーリーの内容そのものの事であり，ナラティヴとは，ストーリーを物語るという動的な行為を指している。私たちは，通常社会的生活を送っていることから，ライフストーリーのほとんどは，他者との間で経験された事柄であったり，他者の集合体である社会の中で経験されたものである。「私」という存在とは，他から独立し，完結した一つのまとまりではなく，歴史，文化，環境，人々との関係，仕事，物理的環境などの中に深く織り込まれている（Gergen, 1999=2004, pp.182-183）。これらの知見によれば，語り手が語るライフストーリーも，文化的・社会的な要因を背景として，他者との関わりのなかで，生み出されるものであると言うことができる。そのため，ライフストーリーを分析し，考察していく上で「他者」への視点を加えることは，語り手が経験している社会や文化を理解する手掛かりを与えるものであり，また，語り手が他者をどのように自己概念に取り込むかを理解するために役立つと言える。

　もう一方の他者である「ナラティヴにおける他者」とは，ライフストーリーを物語るという行為を行う際の「聞き手」を指している。ストーリーを物語ること，つまりナラティヴとは，コミュニケーションの一形態であると考えられており，話し手は，聞き手の反応を受けながらストーリーを展開し，改良していくと指摘されている（Bruner E. M., 1986）。ライフストーリーの場合には，聞き手との相互作用によるストーリーの変化は，自己意識の変化に直

結している．聞き手の反応を受けて語りは変化し，これらの相互作用によって自己の捉え方が変更されたり明確になっていく．これらの議論から，ライフストーリーは，ストーリーの語り手が一人で作り出すものではなく，他者との相互関係のもとに作りだされる対話的構築物であることが浮かび上がってきたのである．

　この視座に依拠する具体的な研究法として，対話的構築主義に基づくライフストーリー研究法が存在している．ライフストーリー研究法は，インタビューにより得られたライフストーリーを中核データとして扱う研究法であり，本邦でも Domestic violence などのフェミニズム領域における研究や被差別部落の研究 (桜井, 2007)，薬害 HIV 感染被害問題の当事者への調査 (好井, 2008) など，問題の性質上，社会における母集団を把握することが難しく，これまでの量的研究では実態の掴みにくかったマイノリティーの経験を明らかにするために用いられている (桜井, 2002)．ライフストーリー研究法には，解釈的客観主義と対話的構築主義の二つの理論的立場があり，対話的構築主義に基づくライフストーリー法では，インタビューで得られた語りを，インタビューの場で語り手とインタビュアーの双方の関心から構築された対話的混合体であるとする (桜井, 2002, 2005)．そのため，対話的構築主義に基づいたライフストーリー法では，聞き手は語り手とともに語り手のストーリーに関与し，参加していくことのできる存在である．この視点によりライフストーリーを分析することは，遺伝カウンセラーが，病いや障害をもつ患者・家族の紡ぐ物語の構築に関わる際の有り様に示唆を与えるものであると考えられる．したがって，本研究では，対話的構築主義に基づいたライフストーリー・インタビュー法に従い，ライフストーリー・インタビューの手続きを行った．

　対話的構築主義に基づいたライフストーリー法では，ライフストーリーを〈物語世界：あの時，あの場で起きた筋道のある話〉と〈ストーリー領域：インタビューイーとインタビュアーとの今この場での会話，物語領域への評価や語りの動機〉という異なる位相により構成されるものと捉えている (桜井, 2002,

2005)。語り手が自身の人生に対して付与する意味づけや，経験の解釈，聞き手との相互行為によるライフストーリーの変更などは，〈ストーリー領域〉に表れてくる。

　遺伝カウンセリングを訪れるクライエントは，疾患や障害が生起した状況を受け入れていくことや，難しい判断をする機会に直面している。これらの状況を支援していくためには，クライエントひとりひとりがこれまでの人生をいかなるものとして解釈しているのか，そして，そこからどのような価値観を形成しているかを理解することが有効であると考えられる。さらに，語り手の自己概念は，語り手自身による人生の解釈によって築かれるという，先において述べた知見に依拠するならば，出来事を関連づけ，意味を見出し，テーマを構築するのは，研究者ではなく，あくまで語り手本人であるべきである。語りの位相の違いを利用することで，ライフストーリーのなかから，語り手が，いかに出来事を繋ぎ，意味づけをしたのかを抽出しうると考えられる。そのために，第3章では，〈ストーリー領域〉に着目した分析方法の更なる検討を行った。そして，これを通じて，ライフストーリーのなかから，語り手と聞き手との相互作用も含めたなかで，語り手が自身のライフストーリーの"意味"を見出す過程，そのプロセスを明らかにすることを目指した。

　第3章では，語りの位相について，ストーリーの構造とナラティヴの構造に関する先行研究から検討を行った。第2章で述べた〈ストーリー領域〉に着目することによって，語り手自身が構成する解釈とそのプロセスを明らかにできるのではないかとの視座を得た。〈ストーリー領域〉の概念は，社会言語学者であるラボフとワレツキーによるナラティヴ分析を源流としている。ラボフらは，語りには，「指示性」を担う部分と「評価」を担う部分とが存在していることを指摘した。「指示性」は，話の筋（プロット）を構成している機能であり，「評価」は，語り手が強調する話のポイントや重要性を示している。ラボフらは，「評価」を，語りを意味のあるものとする重要な要素とみなしており，聞き手に対して，ある体験がどのような意味をもっていたのかを

伝えるために存在していると述べている。そして，語句の強調，語句の繰り返し，メタファー，語りの筋に登場しない第三者である聞き手に，語りの全体像が語られる部分などを語りにおける「評価」部の指標として挙げている (Labov & Waletzky, 1997)。そして，対話的構築主義に基づいたライフストーリー法では，この「評価」が，〈ストーリー領域〉とされている。しかし，ラボフらの手法は，語りを1節ごとに分析する詳細なものであった。そのため，ラボフらの指標に変更を加えずに，数時間単位で語られる全ライフストーリーに適応することは困難であった。さらなる先行研究の検討の結果，Habermas & Bluck の物語の構造一貫性，Angus らの NPCS（The Narrative Processes Coding System）が，参考としうる指標を提唱していることが明らかとなった。Habermas & Bluck は，物語の構造一貫性には4つの要素が存在し，このうち因果的一貫性と主題的一貫性は，語り手が自身の人生を意味あるものとして構築するために欠くことのできない要素であり，語り手により構成される解釈を表すものであると指摘している。因果的一貫性を示す発話の指標としては，「自分の性格に関連づけて行動や出来事を説明する」・「過去の特定の状況や出来事，気づきを得たことによって，語り手の価値観や態度の変化が説明される」の2つの型に該当する発話としている。また，主題的一貫性を示す発話の指標としては，「語り手自身の自己の中心的メタファー」・「ストーリー間の比較することや，特定のストーリーをその他のストーリーと明確に区別すること」・「人生の軌道についての評価的コメント」の3つを例示している（Habermas & Bluck, 2000）。Angus らは，心理療法のセッションで得られたクライエントのナラティヴを分析するための手法（NPCS）を提案している。NPCS では，語りを外的ナラティヴ，内的ナラティヴ，内省的ナラティヴの3つに分類する。外的ナラティヴは，「何が起きたか」に対応する部分であり，出来事に対する描写から成っている。内的ナラティヴは，出来事に対する主観的・感情的・経験的な描写であり，「その時，何を感じたか」，「今，何を感じているか」といった質問に対応している。内省的ナラティヴは，外

的・内的ナラティヴを含め，状況を振り返って物事を分析し，解釈している部分であり，「それには，どんな意味があったのか」といった内容がこれに該当している。それぞれのナラティヴに対して，3から6種類の具体的な発話指標が作成されていた（Angus et al., 1999）。

　第4章から第5章にかけて，研究「語りの構造からみる人生の意味づけ—ルビンシュタイン・テイビ症候群をもつ子の母親らのライフストーリーから—」を行った。遺伝性疾患を抱えるひとりひとりの患者やその家族には，それぞれに固有の疾患や障害の経験があり，意味づけがあり，疾患や障害と共に生きている人生がある。患者や家族が，何らかの決断をしなければならない時や生起した状況に適応していかなければならないとき，遺伝カウンセラーが，彼らがもつ疾患や障害についての意味づけ，さらには人生をどのように解釈しているのかを把握し，さらにそのような意味づけがいかにして構成されてきたかを知ることは，患者・家族への支援を行う上で意義深いものであると考えられた。この目的を達するために，本研究では，次の2つを具体的な目標として設定した。

目的

目的1	患者・家族のライフストーリーを分析する手法の開発
目的2	ライフストーリーから遺伝カウンセリングを行う上で患者・家族の支援に役立つ知見を明らかにする

　はじめに目的1を達するため，ライフストーリーから語り手自身が自らの人生について構成している解釈と，聞き手との相互作用を含めた解釈の構成プロセスを抽出すること，そしてストーリーに表れる他者や社会のありようを把握する分析方法の開発を行った。第3章で見出した先行研究の指標を雛型としつつ，ライフストーリーから語り手の構成する解釈と，それが構成されるプロセスを抽出する為の指標の開発を行った。はじめに，ラボフらの

「評価」の指標，Habermas & Bluck 因果的一貫性と主題的一貫性についての指標，Angus らの指標の内省的ナラティヴについて比較検討を行った。「ライフストーリーから，語り手の解釈を抽出するための指標」としては，Habermas & Bluck による因果的一貫性と主題的一貫性を原型とすることが適当と考えられた。その理由は，Habermas & Bluck による因果的一貫性と主題的一貫性は，Angus らの内省的ナラティヴの省察部が複数個繋がり，解釈されたものになっており，複数のストーリーを繋ぎ合わせることで意味を生みだすライフストーリーの形式に合致するためである。しかし，Habermas & Bluck らの指標は，「過去」に対するものしか設定されておらず，ライフストーリーにおける「将来」を含有した省察や解釈は拾い上げることができない。Angus らの内省的ナラティヴの指標には，「将来」についての指標が存在していたため，これを参考とした。以上の検討により，分析指標【1】「ライフストーリーに対する意味づけ」を作成した。

「語り手が構成する解釈が生み出されるプロセス」を把握するための指標は，Angus らの内省的ナラティヴにある「自分自身への問いかけ」，Labov & Waletzky の「評価」における「聞き手への語り」をもとに設定した。これらは，メタコメントとして理解することができる。人は，聞き手にストーリーを語りながら，その内容を省察し，解釈を生みだす。その過程においては，自身の発話が自らが表現したいものに適合しているかをモニタリングし，コントロールしている。また，このモニタリング・コントロール機能は，他者とのやり取りにおいても見られる（丸野，2008）。対話の場の状況や他者の発言等を俯瞰し，自らが語るストーリーに改良を加えていくわけである。これらのモニタリング・コントロール機能は，メタ認知として知られている。自分自身への問いかける発話や，聞き手への直接的に話しかける発話，聞き手との相互作用が起きている発話は，メタ認知を表すメタコメントであり，これを抽出することによって，語り手が構成する解釈が生み出されるプロセスを把握しうると考えた。以上のことから，語り手が聞き手に向き直り，話の

ポイントや，その体験がどのような意味をもっていたのかを伝えている部分を把握するとともに，ライフストーリーを語るなかで省察を深めるプロセスを明らかにするために，分析指標【2】「ライフナラティヴ：ライフストーリー構築プロセス」を設定した。

　分析指標【1】によって，語り手が，自らの言葉で構成する出来事への解釈を明らかにすることができ，分析指標【2】によって，ライフストーリーが構築されるプロセス，そして聞き手との関係性つまりナラティヴの観点からみた他者との関係性を抽出することができると予想される。

　ここまで，語りの位相に注目して分析指標の設定を行ってきた。しかし，ライフストーリーを分析する上で，分析指標【1】，分析指標【2】以外にも更に一つ重要な視点がある。それは，「ストーリーの中の他者」である。第3章で指摘したように，ライフストーリーは，他者との相互関係によって構成される性質をもっている。そして，その他者には，「ストーリー」の中における他者・社会と，ストーリーが物語られる際の聞き手，つまり「ナラティヴ」における他者・社会とが存在している。分析指標【2】によって，ナラティヴにおける他者との関係性については抽出することができるが，ストーリーに織り込まれている他者との具体的経験については網羅できていない。ストーリー内の他者と，語り手との関係性を把握するために，分析【3】「ストーリー内の他者」を行った。分析【1】，【2】は，語り手が構成するライフストーリーの骨格構造であることからナラティヴ分析による検討を行ったが，分析【3】は個々のストーリーの内容を拾い上げる部分であるため，その分析は意味内容から行った。具体的には，ライフストーリーから，語り手が他者もしくは社会について直接的に言及している部分を抽出した。

　続いて，プレ分析として，1名のライフストーリーについて，分析指標【1】，分析指標【2】による分析を行った。このプレ分析の目的は，先行研究から作成した分析指標が，適切に日本語によるライフストーリーの分析に用いることができるかを確認し，改良を加えることにあった。なお，分析【3】は，

発話内容からの分析であり，日本語による差異を考慮する必要のないことからプレ分析の対象とはしていない。先行研究の検討を中心として作成した分析指標の一覧と，各分析間の関係性を 表 4-11，図 4-2 に示す。

　プレ分析の結果，先行研究から設定した分析指標【1】に改良を行った。プレ分析の対象としたライフストーリーでは，先行研究から設定した 5 つの分析指標【1】の項目のうち，次の 2 つの指標に該当するものが多く見られた。

表 4-11　先行研究の検討により本研究で設定した分析指標一覧（再出）

分析指標【1】ライフストーリーに対する意味づけ

指標番号	指標となる発話内容
1-1	自分の性格に関連づけて行動や出来事を説明する
1-2	経験による学び：過去の特定の状況や出来事，気づきを得たことによって，価値観や態度の変化が起きたことが説明される
1-3	複数のストーリーを比較して述べられる語り手の感情や評価
1-4	メタファーを用いた出来事の総括や自己の表現
1-5	過去から現在までの省察の結果としての将来への言及

分析指標【2】ライフナラティヴ：ライフストーリー構築プロセス

指標番号	指標となる発話内容
2-1	解釈の過程（言葉を探す，沈黙，「なんでだったんだろう」，「こういうことだったのかな」，「○○のような気がする」）
2-2	聞き手との相互的反応による変化：聞き手側の反応や働きかけによって，語りの流れに変化が生じている箇所
2-3	聞き手への直接的な語り

分析指標【3】ライフストーリー内の他者

分析【3】ストーリーから照射される他者・社会との関係
ライフストーリーから，語り手が他者もしくは社会について直接的に言及している部分を発話内容から抽出する

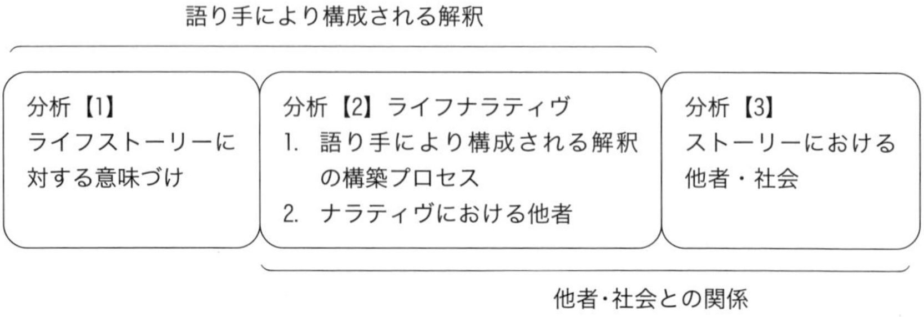

```
            語り手により構成される解釈
    ┌─────────────────────────────────────────┐
┌───────────┐ ┌─────────────────┐ ┌───────────┐
│ 分析【1】   │ │ 分析【2】ライフナラティヴ │ │ 分析【3】   │
│ ライフストーリーに│ │ 1. 語り手により構成される解釈│ │ ストーリーにおける│
│ 対する意味づけ │ │    の構築プロセス      │ │ 他者・社会   │
│           │ │ 2. ナラティヴにおける他者 │ │           │
└───────────┘ └─────────────────┘ └───────────┘
    └─────────────────────────────────────────┘
                            他者・社会との関係
```

図 4-2　3 つの分析の関係性 (再出)

それは，「1-2. 経験による学び：過去の特定の状況や出来事，気づきを得たことによって，価値観や態度の変化が起きたことが説明される」を示す項目と，「1-3. 複数のストーリーを比較して述べられる語り手の感情や評価」を示す項目であった。ライフストーリーの最終部において，分析指標【1】で設けた項目のうち「1-2. 経験による学び：過去の特定の状況や出来事，気づきを得たことによって，価値観や態度の変化が起きたことが説明される」の形式をもった語り手が構成する解釈が特異的に表れていた。また，「幼児期と青年期」などの時間軸上の異なる点を比較させている部分を示す指標である「1-3. 複数のストーリーを比較して述べられる語り手の感情や評価」に該当する発話は，ライフストーリーの前中盤部に頻出していた。出来事を時系列順に述べた後，最後に教訓や学びを示すことで物語を締めくくる形式は，日本語談話に特徴的なものである。プレ分析に表れていた分析指標【1】の項目の動向は，日本語談話の特徴を反映しているものであることが示唆された。この結果を受けて，「1-2. 経験による学び：過去の特定の状況や出来事，気づきを得たことによって，価値観や態度の変化が起きたことが説明される」は，日本語談話の特徴を反映させやすくするために，学びや教訓に重点を置くことを明確化したものとし，改良版分析指標【1】 I-2「経験による学び・教訓」と定めた。「1-3. 複数のストーリーを比較して述べられる語り手の感情や評価」には，ストーリーを比較させ省察を行っているものと，そのような省察を経て出来事

の意味づけを構成している部分とが混在していた。そのため，改良版指標では，それぞれを独立した項目として「I-7. 出来事の比較による省察」，「I-1. ストーリー間の比較による体験の意味づけ」へと分類した。

「1-2. 経験からの学び」と，「1-3. 複数のストーリーを比較して述べられる語り手の感情や評価」以外の3つの項目では，「1-2. 経験からの学び」と「1-3. 複数のストーリーを比較して述べられる語り手の感情や評価」の項目の文脈に組み込まれる形で表れている場合がほとんどであった。

これらの結果から，日本語談話において，語り手が構成する解釈の中心的な役割を果たしていることが予測される指標を中心指標とし，その他の指標を補佐指標とした。指標を分類することで，プレ指標で表れた特徴が他のライフストーリーにおいても同様の傾向を示すものであるか否かを判定できるようにした。

Aさんのライフストーリーからは，「親は・・・」という表現の箇所や，他者の事柄と重ね合わせて省察を行っている部分が見受けられた。日本人の場合，文化的な背景から，「私は」という表現よりも，「親は」，「みんな」といった表現を用いて省察や解釈を述べることが生じることが考えられた。また，他者の問題や意見と重ね合わせることで，自身の抱えている問題やなんらかの意見を，より一般化して語る箇所も表れていた。そのため，改良版指標の補佐指標として，出来事や自己の体験の一般化の指標を設ける事とした。

また，「I-7. 出来事の比較による省察」については，「I-1. ストーリー間の比較による体験の意味づけ」より解釈性の低いものであるため，仮に補佐指標と定めたが，この指標の性質がいかなるものであるかについてはさらなる検討が必要であった。これらのプレ分析の結果を踏まえて，分析指標【1】を表4-20へと改良した。

プレ分析の結果，先行研究から設定した分析指標【2】にも，さらなる検討を必要とする事項が認められた。それは，「聞き手からの相づち」である。プレ分析の対象としたライフストーリーでは，ライフストーリー内の全ストー

表 4-20　改良版分析指標一覧 (再出)

分析指標【1】ライフストーリーに対する意味づけ

指標の位置づけ	改良版の指標番号	改良版指標で抽出する発話内容
中心指標	I-1	ストーリー間の比較による体験の意味づけ
	I-2	経験による学び・教訓
補佐指標	I-3	自分の性格に関連づけて行動や出来事を説明する
	I-4	出来事や自己の体験を一般化する
	I-5	メタファーを用いた出来事の総括や自己の表現
	I-6	過去から現在までの省察の結果としての将来への言及
	I-7	出来事の比較による省察

分析【1】検討項目
1.「中心指標」と「補佐指標」の分類は，Aさん以外の語り手のライフストーリーにもあてはまるか

分析指標【2】ライフナラティヴ：ライフストーリー構築プロセス

指標番号	指標となる発話内容
2-1	解釈の過程（言葉を探す，沈黙，「なんでだったんだろう」，「こういうことだったのかな」，「〇〇のような気がする」）
2-2	聞き手との相互的反応による変化：聞き手側の反応や働きかけによって，語りの流れに変化が生じている箇所
2-3	聞き手への直接的な語り

分析【2】検討項目
1. 聞き手と語り手とのやり取りの分析における「相づち」の在りようと役割についての検討

分析指標【3】ライフストーリー内の他者

分析【3】ライフストーリー内の他者
ライフストーリーから，語り手が他者もしくは社会について直接的に言及している部分を発話内容から抽出する

リーを通じて，聞き手から頻回な相づちが打たれていた。語用論（pragmatics）における研究から，日本語談話では，相づちが頻回に打たれること，また，相づちを打ち，打たせることで，聞き手と語り手が協働的に語りを推進していくことが知られている。このことから，プレ分析で見出された聞き手による「相づち」は，日本語における対話の特徴を示している可能性が考えられた。そのため，表4-20に示したように，改良版指標における分析では，先行研究から設定した分析指標【2】の項目の他に，聞き手と語り手とのやり取りの分析における「相づち」についても検討を行うこととした。

第5章では，第4章で開発した分析手法を用いて，3名のルビンシュタイン・テイビ症候群をもつ子の母親のライフストーリーを聴取し分析した。行った分析は，分析【1】，分析【2】，分析【3】の計3種である。分析【1】「ライフストーリーに対する意味づけ」は，語り手自身が人生に意味づけをしている解釈部分を抽出するための分析である。分析【2】「ライフナラティヴ：ライフストーリー構築プロセス」は，語り手の解釈がいかなるプロセスを経て構成されるのかを，把握するために行った。ここでは，インタビュー過程における聞き手と語り手との相互作用も分析の対象とした。分析【3】「ストーリー内の他者」では，自己とは，他者との関わりのなかにこそ存在するとの自己概念の理論に依拠し，ライフストーリー内における他者との関わりについて分析した。それぞれの分析から得られた知見をまとめる。

分析【1】「ライフストーリーに対する意味づけ」では，本研究において開発した改良版分析指標【1】（表4-20）による分析を行った。その結果，3名の語り手によるライフストーリーから，主に次のことが見出された。全ての語り手のライフストーリーから，第4章で行ったAさんのプレ分析で得られた結果と同様の結果が見出された。つまり，全ての語り手のライフストーリーにおいて，「I-1 ストーリー間の比較により構成される経験の意味づけ」は，主にライフストーリーの前半部から中盤部にかけて表れていること，「I-2 経験による学び・教訓」は，ライフストーリーの中盤部から後半部にかけて現

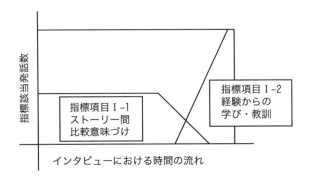

図 5-22　分析項目「I-1 ストーリー間の比較による体験の意味づけ」と
「I-2 経験による学び・教訓」の発話数の推移模式図（再出）

（日本遺伝カウンセリング学会誌第 30 巻 3 号 pp.175-187 を基に作成）

われ，特に最終ストーリーにおいてピークを形成していることが示された。そして，「I-1 ストーリー間の比較による体験の意味づけ」に入れ替わる様にして，「I-2 経験による学び・教訓」が増加する傾向が見出された（図 5-22）。

「I-1 ストーリー間の比較による体験の意味づけ」は，複数のストーリーを比較させることで，出来事の意味づけを構成している部分である。ライフストーリーは，基本的に時系列的に進行していく語りである。しかし，ストーリーを時系列的に述べながらも，語り手は，過去の出来事を他の時点で経験した出来事と重ね合わせ，比較し，推敲する操作を活発に行っている様子が明らかとなった。そして，過去の比較作業が終了することによって，ライフストーリーの最終部において全体の総括が構成されていった。

中心指標が全ての語り手のライフストーリーに共通した結果であった一方，補佐指標群には，そのような共通性は見られなかった。中心指標は，一般性の高い項目であり，補佐指標は個別性を表していることが示唆された。また，補佐指標群「I-3」，「I-4」，「I-5」，「I-6」に該当する発話のほぼ全てが，中心指標に該当する発話の文脈に入れ込まれる形で出現していた。これら結果から，補佐指標群「I-3」，「I-4」，「I-5」，「I-6」が，中心指標の補佐を行ってい

るとした第4章における予測は妥当であった。また，中心指標が語り手が構成する解釈の中心を形成していることが示唆された。

補佐指標「I-7」は，第4章 6-2-2 日本語談話に適した分析指標の改良により設けられた指標であった。「時間軸上の異なる点での出来事を比較し，省察を行っている部分。語り手により構成される解釈を構成していく過程としての発話」を示すものであり，中心項目「I-1」の構成途中の状態を表すことが予想された。「I-1. ストーリー間の比較による体験の意味づけ」より解釈性が低いものであるため補佐指標に分類したが，この指標の性質がいかなるものであるかについてはさらなる検討の必要性が指摘された項目であった。

3名のライフストーリーの分析の結果，指標「I-7」は，補佐指標「I-3」から「I-6」より，中心指標を伴わず単独で用いられる所が多かった。これは，既に指摘したように，指標「I-7」が，指標「I-1」に類する性質をもつためと考えられた。しかし，指標「I-7」では，中心指標の動向が示したような，全ライフストーリーに共通する傾向は見出されなかった。これらのことから，指標「I-7」は，中心指標と補佐指標との中間に位置するものであると定め，この知見を受けて本研究の成果の一つとして，最終版分析指標【1】を提唱し

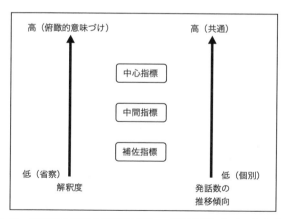

図 5-24　最終版改良版分析指標【1】の指標分類における解釈度と，
　　　　　指標該当発話数の推移傾向の違い（再出）

表 5-36　最終版分析指標一覧（再出）

最終版分析指標【1】ライフストーリーに対する意味づけ

解釈の次元	改良版の指標番号	改良版指標で抽出する発話内容
中心指標	I-1	ストーリー間の比較による体験の意味づけ
	I-2	経験による学び・教訓
補佐指標	I-3	自分の性格に関連づけて行動や出来事を説明する
	I-4	出来事や自己の体験を一般化する
	I-5	メタファーを用いた出来事の総括や自己の表現
	I-6	過去から現在までの省察の結果としての将来への言及
中間指標	I-7	出来事の比較による省察

最終版分析指標【2】ライフナラティヴ：ライフストーリー構築プロセス

指標番号	指標となる発話内容
II-1	聞き手と語り手とのやり取りの分析における「相づち」
II-2	繰り返されるストーリー（ある出来事について，複数回語り直しを行っている箇所。解釈の過程，聞き手と語り手の相互作用が表れる）
II-3	聞き手との直接的な語り（聞き手と語り手とのやり取りが表れている部分。聞き手の反応によるカウンセリング的な要素や，聞き手－語り手の社会的背景が示唆される）

最終版分析指標【3】ストーリー内の他者

ライフストーリーから，語り手が他者もしくは社会について直接的に言及している部分を発話内容から抽出する	
他者の分類	具体例
家族	語り手が「家族」と認識しているメンバーとの経験についての語り 夫・妻・子・親など
他者	特定し得る他者についての語り 医師，看護師，友人，教師など
世間・社会	不特定多数の他者についての語り 交通機関で乗り合わせた人，すれ違う人，個人を特定しない集団としての他者

た（表 5-36，図 5-24）。

　本研究において日本語談話の特徴が明確に表れ，語り手が構成する解釈が効果的に生成されたことには，ライフストーリー自体がもつ，次のような構造的特性の影響も大きいと考えられた。それは，ライフストーリーは，はじまりがあり，終わりのあるストーリーであるということである。語り手は過去から語りはじめるが，それはやがてインタビューを受けている現時点に限りなく近づいてくる。現時点から将来を照射して考察することはあるにせよ，基本的には，語りの中の時間軸が現時点に重なった時，そのインタビューにおいてのライフストーリーは終了を迎えなければならないわけである。このことは，一般のカウンセリングとの大きな相違点であろう。一般のカウンセリングには，明確な終わりはない。現在問題とされる話題が次々と現れては消えていく。しかし，ライフストーリーには終わりがあり，過去から現在までのストーリーを語り終えなければならないとき，語り手は話を締めくくる必要性に迫られるわけである。このとき，語り手は自らが語ってきたライフストーリーを参照して，何らかの解釈を行うことになる。これまでに行ってきた考察によって，次の事が示唆された。改良版分析指標【1】は，日本語談話におけるライフストーリーから，語り手が構成する解釈を抽出するために妥当である。また，それらの解釈は，複数のストーリーを比較させることで構成されてゆき，ライフストーリーの終盤部に学びや教訓の形式で表明される傾向があることが示唆された。

　分析【2】「ライフナラティヴ：ライフストーリー構築プロセス」では，本研究において開発した分析指標【2】による分析を行った。また，第4章で検討の必要を指摘した項目である「聞き手と語り手とのやり取りの分析における「相づち」の在りようと役割」についても考察を行った（表 5-20）。

　その結果，語り手により構成される解釈の構成プロセスは「繰り返されるストーリー」と「聞き手との直接的な語り」の特徴的な二つの構造に分類することができた。それぞれの構造について考察を行った結果，次のことが示

唆された。

　はじめに,「繰り返されるストーリー」について述べる。分析指標【2】により抽出された発話を考察した結果,全ての語り手のライフストーリーに,同一の出来事に対して複数回ストーリーが語られる特徴が認められた。あるストーリーを繰り返し語りなおすことによって,語り手は省察を深め,語り手により構成される解釈を構成・更新していることが示唆された。語り手が何度も語るストーリーとは,語り手自身の中で未消化なものであり,その意味やそのストーリーに対する自身の態度を決定する途上にあると表現できるだろう。また,ストーリーの繰り返しにおいては,聞き手がライフストーリーの構成に影響を及ぼすことが示唆された。聞き手からの質問を契機として,ある出来事に関するストーリーが, 出来事の説明 → 感情の省察 → 語り手により構成される解釈 へと,より総括的な次元へとライフストーリーが構成されていく様子が表れていた。また繰り返しの際の聞き手の反応や質問によって,語り手が構築する解釈が変更されることが生じた。これは,繰り返されるストーリーとは,語り手の中でまさに構築中のものであるため,聞き手側の反応の影響を受けやすいためであると考えられる。

　また,全ての対象者のライフストーリーに共通して,語り直しが起こる際にライフストーリーのインタビューの時系列から逸脱してストーリーが語られたり,ほのめかされた後にライフストーリーのインタビューの時系列が追いついてから繰り返されるという構造が見出された。このことは,単に最も語りたいストーリーが,時系列に関わりなく表れているだけでなく,そのストーリーをほのめかすことで,あらかじめ聞き手へ中核的ストーリーを聞く態勢を整えさせる働きがあることを示すものであると考えられる。自身にとって,中心的なストーリーを否定されることは,自己概念に大きな損傷を与えかねない。そのため,ストーリーが受け入れられるのか否かを確かめるとともに,聞き手にライフストーリーの今後の展開を示すのではないかと考えられる。聞き手からの質問をほとんど必要とせずライフストーリーを展開し

ていく語り手については，聞き手は頷きなどによる語りのサポートに徹することが，語り手がライフストーリーを構成することに役立つとともに，語り手が現実に付加する意味を不用意に否定することを避けることにもつながることが示唆された。

次に，「聞き手との直接的な語り」について述べる。聞き手との直接的な語りには，語り手が聞き手を何者と見なしているかが表れていた。語り手が聞き手を「遺伝カウンセラー」と見なし，「遺伝カウンセラー」に求めることの発話がなされていた。また，聞き手は，単なる個人ではなく社会や他の他者を代表するものでもあった。2名のライフストーリーには，「きれいごとではないが」という表現が表れていた。これは，語り手が日々の生活において「障害児がいるということは大変なことに違いない」という他者からの反応を受けてきたことによると考えられる。遺伝カウンセラーを聞き手とし，状況説明に終始したり，反論されることに身構えずに済む状況下でライフストーリーを語ることは，これまでの日常生活で経験している語りとは異なったヴァージョンのライフストーリーを構成する機会となるだろう。

聞き手との相互作用として，聞き手側が，語り手が繰り返し語るテーマを提示したことをきっかけとして，省察が深まり，総括が構成される様子も見受けられた。語り手により構成された解釈を，聞き手側が言葉で表現することは，語り手に対して「この人はわかってくれている」という感覚を与える働きがあることが示唆された。「聞き手も了承している」という条件が満たされない状況では，語り手の語りの目的は，聞き手にわかってもらうこととなる。語り手に対して，聞き手が「わかっている」というサインを送ることは，語り手が物事の説明を離れ，より抽象度の高い解釈を生み出すための基盤となるのかもしれない。

「聞き手と語り手とのやり取りの分析における「相づち」の在りようと役割」は，第4章のAさんのライフストーリーによるプレ分析から検討の必要性が指摘された項目である。第4章のプレ分析の結果から，「相づち」が日本語

談話の特性を示している可能性を，語用論（pragmatics）から得られた知見に依拠し論じた。第5章で行った分析の結果，「相づち」が全ての語り手のライフストーリー全般に頻回に表れていたことから，「相づち」には，個人のライフストーリーの特性を超えた日本語によるライフストーリーとしての特性があるといえる。英語，中国語（北京語）では，相づちが文末に打たれるのに対し，日本語の「相づち」は，文の途中で打たれる傾向があることが知られている（水谷，1988）。これは，日本語による対話と他の言語における対話の形式の違いを反映している。他の言語では，その多くが，互いがそれぞれの考えを述べ，問いを発し，問いに答える形式をもつ。一方，日本語の個人的な話し合いでは，Aの話の途中にBの相づちが重なり，Bが話し始めるとAの相づちが重なり，聞き手と語り手が一つの話を協働的に進行させていく。日本語の対話に見られるこのような特徴は「共話」と定義されている（水谷，1988）。他言語における「相づち」は相手の主張や評価に同意していることを表す手段である。そのため，肯定的な関係性は，相手の主張や評価に同意することで形成されると考えられており，文の途中の「相づち」は，語り手に「中断された」という感覚をもたらすことが知られている。それに対して日本語の対話では，文の途中で頻繁に相づちを打ち，相手の言ったことを確認し，補強し，時には相手の文を完成しながら，話を聞くという聞き方が，積極的な聞き方として歓迎される。肯定的な関係性は，相手の主張や評価に同意することよりも，むしろ相づちや反応を返しながら，語り手の語りに協働的に参加することで形成されると考えられている（水谷，1993，Clancy et al.，1996，Kita & Ide，2007）。Kita & Ide（Kita & Ide，2007）は，日本人の場合，特に個人的な会話では，聞き手から相づちや頷き，相の手が得られない時，自らの主張を最後まで述べることができずに尻つぼみとなってしまう。日本語の話し方として，常にだれかに相づちを打ってもらいながら話を続けていく形は，意識できぬほど深く根づいていると考えられると指摘している。そして，聞き手の反応を見つつ，相手に発話完結の機会を投げかける日本語での対話は，

自己を他者との関係性の中において定義する日本の文化的背景を反映するものであると述べている。

「繰り返されるストーリー」,「聞き手との直接的な語り」の考察から, 出来事の意味づけを生成するためには, 語り手主導の語りを聞き手がサポートする形式の対話が有用であることが示唆された。日本語の語りにおける聞き手からのサポートの重要性は「ライフストーリーにおける相づち」で明らかとなった。日本語での対話は, 語り手が, 聞き手からの相づちなどの反応を確かめつつ, 聞き手とともに話を構成していく「共話」である。これは, 自己を他者との関係性の中において定義する日本の文化的背景を反映するものであるとして理解することができる。分析【1】の結果から, ライフストーリーは, 出来事や人生の意味づけを生成する上で有用であることが示唆された。しかし, 日本語がもつこのような協働構築性を鑑みれば, 語り手が一人で長いライフストーリーを展開し, 保持し, 完結させることは困難であることがわかる。このことは, 日本語談話は, 一人で自身の主張を完結させる型の対話ではないからこそ, 日本語談話によりライフストーリーが構築されるためには, その語りを支える聞き手の存在が欠かせないと言い換えることもできるだろう。また, 日本語によるライフストーリーは, 英語や中国語などの他の言語と比較して高い対話的構築性をもつということができる。

本研究においても, ライフストーリー全般を通じて, 聞き手は頻回に相づちを打ち, 相の手を入れ, 語り手が語りを継続することを補佐している。そして, これらの協働的な過程を経ることが, ライフストーリーにおいて語り手が出来事や人生への意味づけの生成を促していた。「繰り返されるストーリー」では, ストーリーを繰り返し語ることが意味づけの生成に有用であることが示されたが, このような語り直しは, 相づちや頷きなどの聞き手からの反応によって支えられている。聞き手のいない一人語りでは, 語り直しが起こりにくいと考えられるのである。また,「繰り返されるストーリー」,「聞き手との直接的な語り」では, ともに聞き手が語り手の提示するテーマを投げ

返すことで，省察が深まり，意味づけの生成が起こることが見出された。ともに一つの語りを作ることに重要性が認められる共話的文化であるからこそ，聞き手が語りの中心的テーマを投げ返すことがもたらす意味と影響は大きいと考えられる。

以上，分析【2】から得られた知見に依拠し，表5-36に示した最終版分析指標【2】を開発した。

野村は，Habermas & Bluckの時間的・因果的・主題的一貫性と，自らが提唱した状況的一貫性の4つ一貫性の相互作用や優先については今後の研究課題であり，状況的一貫性が他の一貫性維持の前提となっているのではないかとの可能性が示唆されるに留まったと考察している（野村晴夫，2005）。本研究は，語りの位相から指標開発を行ったものであるが，分析【1】において，解釈の次元の違いにより中心となる指標を提唱できたこと，また分析【2】において一貫性とは異なる「ライフストーリー構築プロセス」の視点からから聞き手との関係性を解釈しえたことは，ナラティヴ分析に一つの知見を追加するものであると考えられる。

語ることは，ある秩序をもった社会的行為であり，文化や価値観を反映している。分析【1】からは，ライフストーリーにも，物事を時系列的に述べた後にまとめや教訓を述べる日本語談話の特徴的な形式が表れることが明らかとなった。そして，分析【2】により，日本語談話における聞き手と語り手との高い協働構築性と，聞き手が及ぼす影響が浮かび上がってきた。日本文化では，他者との関係性を重視する傾向が強いことから，続く分析【3】では，語り手が経験している社会・他者との関係についてストーリーの内容から考察した。

分析【3】「ストーリー内の他者」では，本研究において開発した分析基準【3】（表4-20）による分析を行った。分析【3】からは，語り手が他者と関わる際の傾向，語り手を取り囲む社会的状況，家族関係が抽出された。分析【3】からは，日常の生活において，語り手が他者をどのように捉え，経験し

第 6 章　総括的討論　309

ているか具体的な内容が見えてくる。ストーリーにおける他者を「家族」と「社会」とに大別したことで，それぞれの語り手を取り巻く状況の違いが明らかとなった。

　「社会」に属する他者が数多く登場するストーリーをもつ人と，「家族」が頻出する人とでは，当然ながら，「医療現場にいる他者」への重み付けも大きく異なっていることが予測される。また，「社会」に属する他者への語りでも，医療者や教育者といった直接的な関わりの深い他者を重視する人もあれば，「世間」と表現されるような不特定多数の人々からの視線や言葉に意識の高い人もあった。これらのことから，最終版分析指標【3】は，表 5-36 のように改良された。他者との関わりの傾向は，今後，遺伝カウンセラーが実際にひとりひとりと関わっていく上で，語り手からの視点を知るために役立つだろう。また，家族関係は，遺伝カウンセリングにおいて欠くことのできない要素であるため，ライフストーリー内における家族関係を把握する必要がある。最後に，遺伝カウンセリングに関わる疾患の多くは，根治が難しいものであるため，福祉や時勢など語り手を取り囲む社会的状況を考慮することなく，適切な対応をすることはできない。遺伝性疾患を抱える患者と家族を中心として，他業種が連携していくことは今後の課題である。分析【3】によって把握される内容を，医師のみならず，ケースワーカーや看護師，教育者，施設職員，行政等，多くの業種と共有することは，包括的な支援の提供に繋がるものであると考えられる。

　ここまで，分析【1】からは，ライフストーリーにも，物事を時系列的に述べた後にまとめや教訓を述べる日本語談話の特徴的な形式が表れることが明らかとなった。分析【2】により，日本語談話における聞き手と語り手との高い協働構築性と，聞き手が及ぼす影響が浮かび上がってきた。そして，分析【3】により，語りの経験が他者・社会の影響を強く受けながら構築されていく様が照射された。これは，分析【1】，分析【2】により見出された，日本文化における他者との関係性の特徴と同一の源をもつものである。次ページ図 5-28

に分析【1】,【2】,【3】から得られたライフストーリー構築モデルを提示する。
　本研究において得られた知見からは，下のようなモデルを構築することが

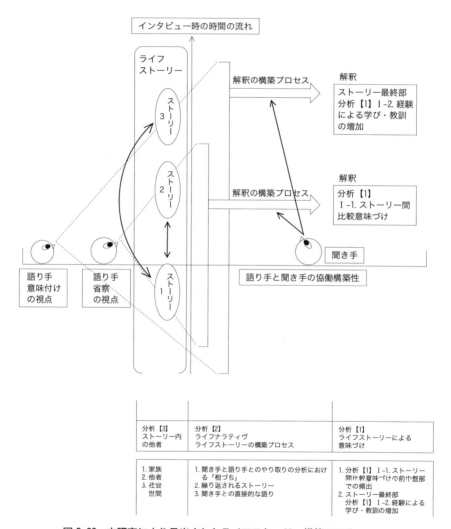

図 5-28　本研究により見出されたライフストーリー構築モデル（再出）

できる。

　図 5-28 本研究により見出されたライフストーリー構築モデルは次のことを表している。ライフストーリーは，複数のストーリーから成り立ち，各ストーリーの内部において，他者・社会との関わりが語られる（分析【3】）。語り手は，ストーリーから離れた位置から複数のストーリーを俯瞰しており，各ストーリー間の関係性を鑑みて，解釈を構築する（分析【2】）。語り手の視点が低い時，視野に入るストーリーの数は少ない。この時の解釈は，省察である。語り手の視点が高い時，ライフストーリー全体の流れが視野に入り，この時に「経験による学び・教訓」などの総括的解釈が生まれる。ライフストーリーの進行は，語り手と聞き手との協働構築性を基盤としている。聞き手は，ライフストーリーの進行を支えると同時に語り手による解釈構築プロセスに関与している。そして，聞き手との相互作用を経て，語り手により構成された解釈が分析【1】として抽出されるわけである。

　第 4 章 1. 研究目的と意義において本研究の目的として以下の 2 つを設定していた。

目的 1　患者・家族のライフストーリーを分析する手法の開発
目的 2　ライフストーリーから遺伝カウンセリングを行う上で患者・家族の支援に役立つ知見を明らかにする

　表 5-36 に示した最終版分析指標と図 5-28 に示したライフストーリー構築モデルによって目的 1 を達することができた。次に目的 2 について考察を行った。

　本研究による分析の結果から，実際の遺伝カウンセリングを行う上で有用な知見が複数呈された。

　分析【1】から，ライフストーリーの構造には，語り手が人生の意味づけや解釈を生み出すことを容易にする機能があることが示唆された。ライフスト

ーリーは話が現時点に到達した時点で「終わり」をむかえる構造を有している。日本語談話では，語りの終盤部に教訓や学びを述べることで語りの総括が行われる。そのため「終わり」のあるライフストーリーでは，その終盤部において，語り手は自らが語ってきたライフストーリーを参照して，経験から学んだことや教訓をもって物語を意味づけることが生じるのである。

　通常のカウンセリングにおいては，語り手が自らの人生を省察し，それに意味づけることを導くためには，カウンセラーの高い技能が必要とされる。その点，ライフストーリーを応用したカウンセリングでは，初心者であっても語り手が人生の解釈を行うことを実現することが可能であると考えられる。また，クライエント側にとってもライフストーリーを応用したカウンセリングでは，出来事を時系列的に物語ることからはじめればよい。これは，日本語を用いた日常生活における談話構造を踏襲した形式であることから，自身の気持ちに向き合うことになじみのないクライエントにとっても取り組みやすいカウンセリングの形体であることが予想される。ライフストーリーを遺伝カウンセリングに適用することは，遺伝カウンセラーが，遺伝性疾患を抱える患者や家族が自身の人生をいかに意味づけているのか，それを知るための有効な方略であると同時に，語り手が自身の人生や考え方を省察し，人生の捉え方を再構築する機会としても意義深いものであると考えられる。

　分析【2】からは，ストーリーが繰り返されることの意味，聞き手の反応が語り手の人生の解釈に及ぼす影響など，人生の解釈を構成するプロセスについても有意義な情報が得られた。このことは，実際のカウンセリング場面におけるカウンセラーの対応に示唆を与えるものであるといえる。

　さらに，ライフストーリーにおいて語り手が自らの解釈を構築していくためには，語り手自身が主となり，聞き手からの補佐を得つつ協動的に語りを展開していくことが重要であることが示唆された。先にも述べたように，意味づけは経験を繋ぐことによって生み出される。聞き手が主導権を握っている質疑応答形式の語りでは，語り手は聞き手の質問に答えるのみであり，ス

トーリー同士を繋ぎ合わせる必要がない。しかし，聞き手がカウンセラーとして，語り手の語りをサポートする姿勢を示した場合，語り手は自らの言葉で経験を繋いで行くことができ，出来事への意味づけや解釈が構築されていくのである。語り手の語りをサポートする姿勢の具体例としては，以下のようなものが見出された。

　解釈を構成するプロセスでは，ストーリーを繰り返し語ることの機能と重要性が示唆された。このことから，カウンセリングにおいて，語り手が自身の考え方を定め，それをライフストーリー全般へと織り込んでいく際には，語りなおしを支持することが重要であるといえる。「同じ話はいいから結論を述べよ」と要求されてしまいがちな医療現場において，遺伝カウンセラーが語りなおすプロセス自体に意味があるという視点をもって語り手の語りに臨むことは，語り手が語りを構築していくことを支援する具体的な方略であろう。また，ストーリーの語り直しの際には，聞き手の介入による解釈の変更が起こりやすいことも見出されたが，このことは，遺伝カウンセリングにおいて，語り手の解釈への介入を考える際に有用な情報といえるだろう。ライフストーリー内において，語り手が何度も語るテーマを把握し，それを聞き手側が言語化することには，語り手の省察を深める作用があることが示唆された。語り手が，聞き手に対して「この人はわかってくれている」という感覚をもつとき，「出来事の説明」を離れた，より俯瞰的な内容へと展開が可能になることが示唆された。この事は，質疑応答形式の語りでは，「省察・意味づけ」といった自己への語りよりも，「聞き手に理解してもらうため」の他者への語りが多くなることと表裏一体の事象といえる。語り手は聞き手の反応を見ながら語りを構成していく。そのため，ライフストーリー内で中核的な出来事の語りは，何度かそれがほのめかされた後に語られることが見出された。ほのめかしがされた段階で，聞き手側が否定的な反応を示さないことが，中核的な出来事が語られる下地となっていると考えられた。これらの知見を総括すると，ライフストーリーによって語り手の解釈を引き出し，その解釈

に何らかの変更を生じさせる上で必要なのは，聞き手側が聴く姿勢に徹することであった。

　語用学から得られた知見によれば，日本語は術部が最後に位置し，かつ「相づち」を打てるタイミングがあるなど，聞き手側が語りに参加することを可能とするような言語学的構造をもっている。実際の語りも，語り手と聞き手が協働的に一つの語りを構築していく「共話」であることが知られ，語りの推進には，常に聞き手による「相づち」や「相いの手」といった補佐が必要とされると指摘されている。これは，他者からの反応なしに，自らの主張を完結しうる英語や中国語とは大きく異なる点である。「傾聴」は，カウンセラーの基本となる態度であるが，本研究から導かれるカウンセラー像とは，「黙って注意深く話を聴くカウンセラー」ではなく，「頷き，相づちを打ち，語り手の話の流れに沿って相の手のように介入を行うカウンセラー」である。本研究は，実際の発話に沿った詳細な分析によって，ライフストーリーにおける聞き手の対応が語り手に及ぼす効果を明らかにした点でも意義深いものであるといえる。これらの結果から，聞き手の存在は語り手が語りを構築していく上で重要な役割を果たしていることが示唆されたが，遺伝カウンセラーが聞き手を務めることには，次のような利点があることが考えられる。はじめに，遺伝カウンセラーが聞き手である場合には，語り手は，遺伝，障害，不妊など専門的な医療に関わり，かつ社会的に語りの場の少ない事柄をもち内包したライフストーリーを構築しうる。このように，語りの場を提供した後に，遺伝カウンセラーは，遺伝や疾患，医療についての背景知識にもとづき，語り手が状況説明を越えた省察的語りを通じ，人生への解釈を構築することを支援できると考えられる。そして，遺伝カウンセラーが語り手のライフストーリーを通じて，一人ひとりの中核的な価値観を理解することによって，より個別性を反映した支援の提供が可能となるといえるだろう。本研究で得られた知見は，クライエント中心型の遺伝カウンセリングのさらなる発展に貢献しうると考えられる。

分析【3】からは，日常の生活において，語り手が他者をどのように捉え，経験しているか具体的な内容が見えてくる。本研究により開発した最終版分析指標【3】では，ストーリーにおける他者を「家族」，「特定の他者」，「世間・社会」とに大別した。このことにより，それぞれの語り手を取り巻く状況の違いがより明確に捉えられると考えられる。「特定の他者」がストーリーの中核を占める人，「世間」への意識が高い人，「家族」が頻出する人とでは，当然ながら，「医療現場にいる他者」への重み付けも大きく異なっていることが予測される。他者との関わりの傾向は，今後，遺伝カウンセラーが実際にひとりひとりと関わっていく上で，語り手からの視点を知るために役立つだろう。

最後に，本研究により開発された分析枠組みと，分析指標を用いて得られた語り手がもつ人生の解釈を，医師や看護師，ケースワーカー等の他業種と共有し，チーム医療に生かしていくことで，語り手の抱える多面的な問題に対して，語り手の視座に立った「より適切な」支援が可能となると考えられる。

2. 本研究の意義

本研究では，クライエントが経験している多面的な問題状況を把握しうる新たな研究法として，クライエントの語りに着目した研究法を考案した。従来の語りの研究では解釈の基準が明確ではなかったため，「その解釈は研究者の主観によるものなのではないか」との疑念に応ずることができなかった。特に，遺伝カウンセラーが活動の場とする医療の現場においては，論拠の曖昧なデータは「科学的ではない」と見なされることが多い。そのため本研究では，「語り手自身が構築した解釈」を抽出するための分析枠組みと分析指標を開発した。この分析枠組みと分析指標は，ナラティヴ分析と，対話的構築主義におけるライフストーリー研究法により得られた知見に依拠している。

分析指標の開発と導入により，「研究者の主観」のみに依らない語りの解釈が可能となったことは，語りの研究に対して，一般性を付与するものとして意義深いものである。

ライフストーリーを分析した結果，本研究で設定した分析枠組みと分析指標によって，ライフストーリーから「語り手自身が構築した解釈」とその解釈が構築されるプロセスを明らかにすることができた。また，ライフストーリーには，語り手が自分の人生やさまざまな出来事に対して意味づけを行うことを促進する働きがあること，聞き手の対応が語り手の解釈に及ぼす影響についても知見を得ることができた。さらに，日本語談話によるライフストーリーに共通する傾向を抽出することに成功した。これらのことから，本研究で設定した分析枠組みと分析指標は日本語談話によるライフストーリーの分析に適応する上で妥当であり，かつ汎用的なものであることが示唆された。実際のライフストーリー全体の発話に対して，これほど詳細な分析の検討を行った研究は例になく，また，事例検討に留まらないライフストーリーの分析モデルを構築し得たことは，本研究の大きな意義であるといえる。

そして，これらの分析結果から，クライエントの支援の為に，遺伝カウンセラーが取りうる具体的な対応についての知見を得ることができた。これは，今後，遺伝カウンセリングや医療における語りの実践を発展させる上で有意義な情報であるといえるだろう。

3. 課題と展望

本研究において，対象としたのは，同一の疾患をもつ子どもの母親であった。そのため，他疾患を対象とした場合や，罹患当事者の場合のライフストーリーにも本研究で開発した指標を適応し，さらなる分析指標の精緻化を進めることが求められる。

引用文献

Ad Hoc Committee on Genetic Counseling of the American Society of Human Genetics. (1975). Genetic Counseling. *American Journal of Human Genetics*, **27**, 240-242.

Angus, L., Levitt, H., Hardtke, K. (1999). The narrative processes coding system: Research applications and implications for psychotherapy practice. *Journal of Clinical Psychology*, **55** (10), 1255-1270.

Baerger, D. R. & McAdams D. P. (1999). Life story coherence and its relation to psychological well-being. *Narrative inquiry*, **9** (1), 69-96.

Bakhtin, M. M. (1988). ことば 対話 テキスト（ミハイル・バフチン著作集8）．新谷敬三郎・伊東一郎・佐々木寛（訳）東京：新時代社．

Bertaux, D. (1997). *Les Recit de Vie: Perspective ethnosociologigue*. 小林多寿子（訳）(2003)．ライフストーリー──エスノ社会学的パースペクティヴ．京都：ミネルヴァ書房．

Blumer, H. (1969). *Symbolic interactionism: Perspective and method*. 後藤将之（訳）(1991)．シンボリック相互作用論──パースペクティヴと方法．東京：勁草書房．

Bruner, E. M. (1986). Ethnography as narrative. In , V. W. Turner, & , E. M. Bruner (Eds.), *The Anthropology of experience* (pp.139-155). Chicago, CA: University of Illinois Press.

Bruner, J. (1986). *Actual minds, possible words*. England: Harvard University Press.

Clancy, P. M. (1982). Written and spoken style in Japanese narratives. In D. Tannen (Ed.), *Spoken and written language: Exploring orality and literacy* (pp.55-76). Norwood, NJ: ABLEX Publishing.

Clancy, P. M., Thompson, S. A, Suzuki, R., Tao, H., (1996). The conversational use of reactive tokens in English, Japanese, and Mandarin. *Journal of Pragmatics*, **26**, 355-387.

Donald, A. (1998). 第2章 世界としての物語り．In T. Greenhalgh, &, B. Hurwitz (Eds.), *Narrative based medicine dialogue and discourse in clinical practice*. 斎藤清二・山本和利・岸本寛史（訳）（2001）．ナラティブ・ベイスト・メディスン 臨床における物語りと対話 (pp.18-28). 東京：金剛出版．

Djurdjinovic, L. (2009). Psychosocial counseling. In W.R. Uhlmann, J. L. Schuette, & B. M. Yashar, (Eds.), *A guide to genetic counseling* 2nd ed. (pp.133-175). Hoboken, NJ: John Wiley & Sons.

Epston, D & White, M. (1992). 第5章 書きかえ療法──人生というストーリーの再著述．S. McNamee, &, K. J. Gergen (Eds.) *Therapy as social construction*. 野口祐二・野村直

樹（訳）（1997）．ナラティヴ・セラピー―社会構成主義の実践―（pp.139-182）．東京：金剛出版．

Fisher, P. & Goodley, D. (2007). The linear medical model of disability: Mothers of disabled babies resist with counter-narratives. *Sociology of Health & Illness*, **29** (1), 66-81.

藤原里佐（2006）．重度障害児家族の生活―ケアする母親とジェンダー―．東京：明石書店．

Glaser, B. G. & Strauss, A. L. (1967). *The discovery of grounded theory: Strategies for qualitative research.* 後藤隆・大出春江・水野節夫（訳）（1996）．データ対話型理論の発見―調査からいかに理論をうみだすか―：東京．新曜社．

Gergen, K. J. (1999). *An invitation to social construction.* 東村知子（訳）（2004）．あなたへの社会構成主義．京都：ナカニシヤ出版．

Habermas, T. & Bluck, S. (2000). Getting a life: The emergence of the life story in adolescence. *Psychological Bulletin*, **126** (5), 748-769.

Kita, S. & Ide, S. (2007). Nodding, aizuchi, and final particles in Japanese conversation: How conversarion reflects the ideology of communication and social relationships. *Journal of pragmatics*, **39**, 1242-1254.

Kleinman, A. (1988). *The illness narratives: Suffering, healing, and the human condition.* 江口重幸・五木田紳・上野豪志（訳）（1996）．病いの語り　慢性の病いをめぐる臨床人類学．東京：誠信書房．

小玉安恵・古川嘉子（2001）．ナラティブ分析によるビリーフ調査の試み―長期研修生への社会言語学的インタビューを通して―．日本語国際センター紀要, **10**, 17-32.

小林多寿子（1995）．インタビューからライフヒストリーへ ―語られた「人生」と構成された「人生」―．中野卓・桜井厚（編）ライフヒストリーの社会学（pp.43-70）．東京：弘文堂．

黒澤健司・今泉清・升野光雄・黒木良和（1993）．Rubinstein-Taybi症候群の自然歴．日本小児科学会雑誌, **97**(6), 1442-1448.

Labov, W. & Waletzky, J. (1997). Narrative analysis: Oral versions of personal experience. *Journal of Narrative and Life History*, **7** (1-4), 3-38. (This article was originally published in *Essays on the Verbal and Visual Arts: Proceedings of the 1996 Annual Spring Meeting of the American Ethnological Society* (pp.12-44), edited by June Helm, Seattle: University of Washington Press. Copyright 1967 by University of Washington Press. Reprinted with permission.)

Linde, C. (1993). *Life stories: The creation of coherence.* New York, NY: Oxford University

Press.

McAdams, D. P. (2008). Chapter 8 Personal narratives and the life story. In O. P. John, R. W. Robins, & L. A. Pervin (Eds.), Handbook of personality: Theory and research 3rd. (pp. 242-262). New York, NY: The Guilford Press.

Mandler, J. M., & Johnson, N. S. (1977). Remenbrance of things parsed: Story structure and recall. *Cognitive Psychological Review,* **95** (2), 163-182.

Mcleod, J. (1997). *Narrative and psychotherapy.* 下山晴彦（監訳），野村晴夫（訳）（2007）．物語りとしての心理療法―ナラティブセラピィーの魅力．東京：誠信書房．

Mead, G. H. (1934). *Mind, self, and society.* 稲葉三千男・滝澤正樹・中野収（訳）（1973）．精神・自我・社会．東京：青木書店．

Merriam, S. B. (1998). *Qualitative research and case study applications in education.* 堀薫夫・久保真人・成島美弥（訳）（2004）．質的調査法入門 教育における調査法とケース・スタディ．京都：ミネルヴァ書房．

丸野俊一（2008）．心を司る「内なる目」としてのメタ認知．現代のエスプリ，**497**，5-17．

三宅若菜・福島智子（2005）．自立学習を基盤とした個別対応型日本語授業に関する一考察―教師の役割を手掛かりに―．日本語教育論集，**21**，45-53．

水谷信子（1988）．あいづち論．日本語学，**12**(7)，4-11．

水谷信子（1993）．「共話」から「対話」へ．日本語学，**4**(12)，4-10．

National Society of Genetic Counselors' Definition Task Force (2006). A new definition of Genetic Counseling: National Society of Genetic Counselors' Task Force report. *Journal of Genetic Counseling*, 15 (2), 77-83.

中込さと子（2003）．女性にとって遺伝的特質を受け継ぎ，引き継ぐことの意味．聖路加看護大学博士論文．

中野卓（1995）．歴史的現実の再構成―個人史と社会史―．中野卓・桜井厚（編）ライフヒストリーの社会学（pp.191-218）．東京：弘文堂．

野村晴夫（2005）．構造一貫性に着目したナラティヴ分析：高齢者の人生転機の語りに基づく分析論的検討 発達心理学研究，**16**(2)，109-121．

野村直樹（2006）．1.ナラティヴとは何か．江口重幸・斎藤清二・野村直樹（編）ナラティヴと医療（pp.11-30）．東京：金剛出版．

Russell, R. & van den Broek, P. (1992). Changing narrative schemas in psychotherapy. *Psychotherapy*, **29**, 344-354.

Schegloff, E. A. (1982). Discourse as an interactional achievement: some use of 'uh huh' and other things that come between sentences. D. Tannen (Ed.) *Text and Talk* (Georgetown University Round Table on Language and Linguistics, 1981). Washington, DC: Georgetown University Press.

Spence, D. P. (1983). Narrative persuasion. *Psychoanalysis and Contemporary Thought*, **6** (3), 457-81.

Stein, N. L., & Glenn, C. G. (1979). An analysis of story comprehension in elementary school children. In R. O. Freedle (Ed.), *New direction in discourse processing, Vol. II*. Norwood, NJ: Ablex.

Stein, N. L. & Policastro, M. (1984). The concept of a story: A comparision between children's and teachers' viewpoints'. In H. Mandl, N.L. Stein, & T. Trabasso (Eds.), *Learning and Comprehension of Text* (pp.113-155). Hillsdale, NJ: Lawrence Erlbaum.

桜井厚（2002）．インタビューの社会学　ライフストーリーの聞き方．東京：せりか書房．

桜井厚（2005）．第1章　ライフストーリー・インタビューをはじめる．桜井厚・小林多寿子（編著）ライフストーリー・インタビュー　質的究入門．(pp.11-70)．東京：せりか書房．

桜井厚（2007）．被差別の伝承から経験的語りへ―被差別部落のライフストーリー研究から―．日本民俗学, **252**, 115-135.

田垣正晋（2004）．中途重度肢体障害者は障害をどのように意味づけるか―脊髄損傷者のライフストーリーより．社会心理学研究, **19**(3), 159-174.

田中美恵子（2000）．ある精神障害・当事者にとっての病いの意味―地域生活を送るNさんのライフヒストリーとその解釈．看護研究, **33**(1), 37-59.

内田伸子（1996）．子どものディスコースの発達―物語産出の基礎過程．東京：風間書房．

内田伸子（1999）．第二言語学習における成熟的制約―こどもの英語習得の過程．桐谷滋（編）ことばの獲得 (pp.195-228)．京都：ミネルヴァ書房．

内田伸子・大宮明子（2002）．幼児の説明の発達―理由付けシステムにおける領域知識と推論形式の関係．発達心理学研究, **13**(3), 232-242.

内田伸子（2007）．7章　女性と男性の会話―会話は"性差別を再生産する装置"か？．内田伸子・坂元章（編著）リスク社会を生き抜くコミュニケーション力 (pp.133-148)．東京：金子書房．

Vygotsky, L. (1981). The genesis of higher mental functions. In J. V. Wertsch (Ed.) *The concept of activity in Soviet pcychology*. New York, NY: Amoronk.

Walker, A. P. (2009). The practice of genetic counseling. In W.R. Uhlmann, J.L. Schuette, & B.M.Yashar, (Eds.), *A guide to genetic counseling* 2nd ed. (pp.1-35). Hoboken, NJ: John Wiley & Sons.

Watanabe, M. (1998). *Styles of reasoning in Japan and the United States: Logic of education in two cultures. Ph.D. thesis.* New York, NY: Columbia University.

Weil, J. (2000). *Psychosocial genetic counseling.* New York, NY: Oxford University Press.

和田仁孝（2006）．6.医療事故紛争のナラティヴ．江口重幸・斎藤清二・野村直樹（編）ナラティヴと医療（pp.93-106）．東京：金剛出版．

渡辺雅子（2001）．説明スタイルの日米比較―初等教育に見る異文化の意味―．社会学評論，**52**(2)，333-347.

渡辺雅子（2004）．納得の構造．東京：東洋館出版社．

Yngve, V. H. (1970). On getting a word in edgewise. In , M. A. Campbell (Ed.), *Papers from the Sixth Regional Meeting of Chicago Linguistic Society* (pp.567-577). Chicago, CA: Linguistic Society.

やまだようこ（2000）．人生を物語ることの意味―ライフストーリーの心理学．やまだようこ（編）人生を物語る―生成のライフストーリー．京都：ミネルヴァ書房．

やまだようこ（2008）．多声テクスト間の生成的対話とネットワークモデル―「対話的モデル生成法」の理論的基礎．質的心理学研究，**7**(7)，21-42.

山本佳世乃（2010）．遺伝カウンセリングにおけるライフストーリーの有用性についての検討．日本遺伝カウンセリング学会誌，**30**(3)，175-187.

好井裕明（編）（2008）．被害当事者・家族のライフヒストリーの社会学的研究―薬害HIV感染被害問題を中心に．平成17年度―平成19年度科学研究費補助金（基礎研究（B））研究成果報告書，課題番号：17330109.

要田洋江（1995）．障害者差別の社会学．東京：岩波書店．

引用データ

GeneReviews

http://www.ncbi.nlm.nih.gov/books/NBK1526/ ［Last Revision: August 20, 2009］

謝　辞

　本書の出版までに，多くの方々のご協力と援助をいただきました。

　本書の内容は，2008年度 お茶の水女子大学大学院人間文化研究科学位申請として提出した，「遺伝カウンセリング学の構築に関する一考察―遺伝カウンセリングの意義と語りの構造分析による新しい研究方法論―」のうち，【研究3】語りの構造からみる人生の意味づけ―ルビンシュタイン・テイビ症候群をもつ子の母親らのライフストーリーから―[1)]にもとづき加筆修正を行ったものです。

　学位審査委員は，内田伸子教授，千代豪昭教授，室伏きみ子教授，桜井厚教授，森田寛教授から構成されており，審査過程で貴重なご意見や示唆をいただきました。

　出会いを辿りながら御礼を申し上げます。はじめに，室伏きみ子先生が中心となって，お茶の水女子大学大学院遺伝カウンセリングコースを創設くださいました。全ては，先生との出会いからはじまったように感じております。学位論文の科学面における御指導を賜りましたと同時に，学生時代からお茶の水女子大学大学院での教員時代の間も大変お世話になりました。深く感謝申し上げます。遺伝カウンセリングコースにおいて，数多くの講義を御指導くだいました千代豪昭先生，田村智英子先生に感謝申し上げます。現在，遺伝カウンセラーとして職務を果たすことができますのも先生方のご指導の賜物です。特に千代豪昭先生には，学位論文の遺伝カウンセリング面における多くの御指導も賜りました。本当にありがとうございました。立教大学社会

---

1) この研究の一部は，山本佳世乃 (2010). 遺伝カウンセリングにおけるライフストーリーの有用性についての検討 として，日本遺伝カウンセリング学会誌，30 (3)，175-187 に掲載されている。

学部の桜井厚先生との出会いがなければ，ライフストーリー研究を行うことは不可能でした。大学も分野も異なる私を懐深く迎え入れてくださって本当にありがとうございました。方法論も分からず，熱意だけという状況からの出発でしたが，インタビューの方法，分析方法，結果の考察など，研究の中核は桜井先生の御指導によって形となることができました。「これはおもしろいね」と言っていただく度に，研究を進めていく元気と勇気をいただきました。心から感謝申し上げます。そして，内田伸子先生には研究全般を通じ，多大なる御指導を賜りました。先達のいない状況で，なにをどのようにすれば博士論文を完成できるのか見当もつかない状態にあった私を力強く励まし，道をお示しくださいました。特に，研究後半の数ヶ月間は，内田先生からの御指導なくしては，通り抜けることが叶わない道のりであったと感じております。心から感謝申し上げます。

　本研究に協力してくださった語り手の皆さまは，長時間のインタビューを快く受けてくださり，素晴らしい語りを聞かせてくださいました。皆様のご協力なくしては，本研究は成り立ちませんでした。心から深く感謝申し上げます。

　博士論文作成の過程を支えてくださった滝澤公子先生，遺伝カウンセリングコースの教員としての職務を遂行するにあたり，多くのご指導をくださいました川目裕教授，沼部博直教授，お茶の水女子大学大学院遺伝カウンセリングコースの皆様に感謝致します。

　学位を取得してから，本書の出版に至るまでは平坦な道程ではなく，研究の継続に困難を覚えることもありました。その都度，山内泰子先生，池上弥生さんはじめ多くの認定遺伝カウンセラーの皆様から励ましをいただきました。また，私を精神的・身体的・経済的に支えてくれた母に，辛抱強く長年にわたって私を導いてくれる方々に深く感謝しております。

　そして，豊かな臨床と研究の場をお与えくださった岩手医科大学福島明宗先生，臨床遺伝学科の皆様に感謝申し上げます。

本書の出版にあたっては，独立行政法人日本学術振興会平成 26 年度科学研究費助成事業（科学研究費補助金）（研究成果公開促進費）の交付を受けました。
　また，本書を出版する上で数々のご尽力をいただきました風間書房　風間敬子様に対しても深く感謝申し上げます。

2014 年 11 月

山本　佳世乃

略歴

山本佳世乃（やまもと　かよの）

豊橋技術科学大学エコロジー工学系卒業。お茶の水女子大学大学院前期課程生命体科学コース修了，修士（理学）。お茶の水女子大学大学院前期課程遺伝カウンセリングコース修了，修士（学術）。お茶の水女子大学大学院後期課程遺伝カウンセリングコース修了，博士（学術）。2007年認定遺伝カウンセラー資格を取得。2009年より2014年までお茶の水女子大学大学院前期課程遺伝カウンセリングコースにて助教として認定遺伝カウンセラーの教育にあたる。現在は，岩手医科大学医学部臨床遺伝学科助教として，臨床遺伝の現場で遺伝カウンセリングに従事するとともに，遺伝学・遺伝カウンセリングに関わる研究，教育の仕事に携わっている。

ライフストーリー分析指標の開発
―遺伝カウンセリングへの応用を目指して―

2015年1月15日　初版第1刷発行

著　者　　山本佳世乃

発行者　　風　間　敬　子

発行所　　株式会社　風　間　書　房
〒101-0051　東京都千代田区神田神保町1-34
電話 03(3291)5729　FAX 03(3291)5757
振替 00110-5-1853

印刷　堀江制作・平河工業社　　製本　高地製本所

©2015 Kayono Yamamoto　　　　　　　　　NDC分類：146.8
ISBN978-4-7599-2067-3　　Printed in Japan

JCOPY 〈(社)出版者著作権管理機構 委託出版物〉
本書の無断複写は，著作権法上での例外を除き禁じられています。複写される場合はそのつど事前に (社)出版者著作権管理機構（電話 03-3513-6969，FAX 03-3513-6979，e-mail: info@jcopy.or.jp）の許諾を得て下さい。